李俊来　主译
董宝玮　主审

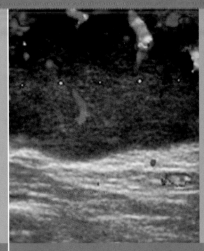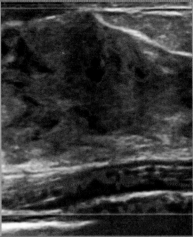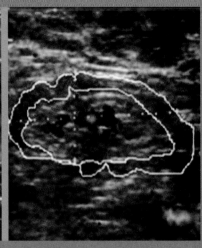

乳腺多模
超声诊断学

Atlas of Full Breast Ultrasonography

[罗马尼亚]阿里斯蒂达·科兰-乔治（Aristida Colan-Georges）　　著

科学技术文献出版社
SCIENTIFIC AND TECHNICAL DOCUMENTATION PRESS
·北京·

图书在版编目（CIP）数据

乳腺多模超声诊断学/（罗）阿里斯蒂达·科兰-乔治著；李俊来主译. —北京：科学技术文献出版社，2020.7
书名原文：Atlas of Full Breast Ultrasonography
ISBN 978-7-5189-6227-3

Ⅰ.①乳…　Ⅱ.①阿…②李…　Ⅲ.①乳房疾病—超声波诊断　Ⅳ.①R655.804

中国版本图书馆CIP数据核字（2019）第257489号

著作权合同登记号　图字：01-2019-6695
中文简体字版权专有权归科学技术文献出版社所有
Atlas of Full Breast Ultrasonography, by Aristida Colan-Georges.
Copyright © Springer International Publishing Switzerland, 2016.
This edition has been translated and published under licence from
Springer Nature Switzerland AG.

乳腺多模超声诊断学

策划编辑：张　蓉　责任编辑：张　蓉　张　波　责任校对：文　浩　责任出版：张志平

出　版　者	科学技术文献出版社
地　　　址	北京市复兴路15号　邮编 100038
编　务　部	（010）58882938，58882087（传真）
发　行　部	（010）58882868，58882870（传真）
邮　购　部	（010）58882873
官 方 网 址	www.stdp.com.cn
发　行　者	科学技术文献出版社发行　全国各地新华书店经销
印　刷　者	北京地大彩印有限公司
版　　　次	2020年7月第1版　2020年7月第1次印刷
开　　　本	889×1194　1/16
字　　　数	471千
印　　　张	24
书　　　号	ISBN 978-7-5189-6227-3
定　　　价	258.00元

内 容 简 介

　　本书提出和阐释了乳腺检查的新理念，即乳腺多模超声（full breast ultrasonography，FBU）。FBU是在Michel Teboul教授提出的导管超声的基础上，结合多普勒和弹性成像技术，适用于乳腺BI-RADS的分类评估的检查方法。

　　本书列举了大量不同种类的乳腺病例，通过与X线（钼靶）、超声和MRI检查进行对照，系统地说明了FBU在乳腺检查中的多种优势：改进了影像图与乳腺解剖的关系、提供了更好的总体准确性、适用于所有乳腺疾病。

　　本书提供的检查技术、诊断标准及各种病灶的图像特征，是对传统超声诊断的挑战。Aristida Colan-Georges教授认为：与传统常规超声不同，FBU是一种可获得标准化的技术，具有描绘乳腺良恶性征象的能力，可以作为乳腺检查和诊断的一线工具。

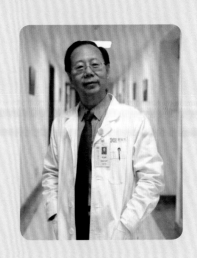

主 译 简 介

李俊来

中国人民解放军总医院第二医学中心超声科主任、主任医师、教授、博士研究生导师。

专业特长

在临床超声工作多年，主要从事腹部、浅表器官和外周血管的超声检查和诊断，积累了丰富的临床经验，得到了临床医师的高度认可。在超声诊疗过程中，通过与患者沟通、分析病情，构筑了良好的医患关系；通过不断的随访、总结，提升了对超声影像和临床病理之间的认识；通过经常性的请教和学习，加深了对疾病本质的理解，也悟到了影像诊断所需的临床和物理基础的必要性。

科研成就

近十五年来，主要致力于乳腺检查新技术的开发和应用，不仅完成了科技部和国家自然科学基金委员会的研究课题，还发表了多篇国内首次报道的应用性论文，其中部分文章有较高的引用率，部分机制性研究所得出的观点在国际上首次报道。

突出贡献

从2008年开始，作为我国最早一批承担国家"两癌筛查"乳腺超声技术培训的专家，不仅深刻了解到超声用于乳腺检查的普及性和技术优势，也发现了乳腺超声应用时的困惑和广泛规范化培训的重要性。

译 者 名 单

著	[罗马尼亚]阿里斯蒂达·科兰–乔治（Aristida Colan-Georges）
主 译	李俊来
主 审	董宝玮
副主译	曹晓林　张　艳　鲁媛媛　黄　炎　周一波
译 者	（按姓氏拼音排序）

安　宇　曹晓林　陈　敏　冯　卉　黄　炎　霍慧萍　贾晓花

李　娟　李　民　李昶田　李俊来　林　静　鲁媛媛　石雪娟

史宪全　宋丹绯　万文博　夏长虹　肖皓元　肖若秀　徐　梅

薛小伟　余美琴　张　程　张　艳　张更臣　张勇峰　赵　欣

赵晓慧　周一波

原 书 序 言

　　"传统影像技术遗漏乳腺结构的有机联系，有规则的成体系扫查才能与乳腺解剖一致。"这是我们在1995年对乳腺超声检查提出的新理念，并强调"在没有对乳腺导管-小叶结构进行仔细观察时，是不可能获得'对乳腺进行了适宜的扫查'这种评估意见的。"

michel teboul

　　我们不能依据常规超声来鉴别一个病灶是导管性的还是小叶性的，只能依靠导管超声。导管超声不仅诊断准确，可以对乳腺诊断"晓之以理""辩之服人"，而且还能改进病理意义上早期乳腺癌的检出途径，部分欧洲业内人士已经在临床上使用这项技术。导管超声不是操作者依赖性技术，仅仅是解剖依赖性方法。

Dominique Amy

我的家人相信我的梦想，

To my family who believed in my dreams,

我的老师帮助我实现梦想，

to my teachers who helped me accomplish them,

我的患者相信生命！

and to my patients who believed in Life.

序 言

　　随着超声诊断技术的不断进步、超声技能培训的不断投入及广大女性对乳腺健康理念的不断重视，超声对乳腺癌的检出和诊断能力不断得到提高。由于超声检查的非标准化和识图的主观性，仍然限制了超声价值的高效发挥。

　　乳腺超声明显依赖乳腺的解剖与病理，而导管–小叶是乳腺最重要的解剖结构，乳腺的常见疾病均与这一结构相关。这些形态结构上的彼连关系直接影响着超声图像的表现，而这一点恰恰被常规超声检查所忽视，因为我们通常使用横切面与纵切面的扫查。在乳腺解剖的基础上，乳腺多模超声通过导管超声获取的信息来解释乳腺疾病的病理现象，同时借助多普勒超声和弹性成像等现代超声新功能来对乳腺疾病的性质做出准确判断。所以，李俊来教授领衔的团队将这本书中涉及的新理念、新思路翻译出来，奉献给大家，希望从事乳腺超声的医师能够加深对乳腺疾病的理解和认识、提高超声检查的诊断能力。

　　李俊来教授是我国"两癌筛查"乳腺超声技能培训的主要专家之一。近十多年来，他投入大量精力开展新技术、新业务，在乳腺超声技能的教学上积累了丰富的经验。我们有理由相信，这本具有新意的翻译作品必将对从事乳腺超声的工作者产生重要影响和积极的推进作用。我非常乐意把这本书推荐给广大超声医师。

姜玉新

中华医学会超声医学分会主任委员

中国医学科学院北京协和医院教授

前　言

影像技术对于乳腺疾病的检出和诊断具有重要价值。国际上，以美国为代表的国家中，其医疗机构认为"X线（钼靶）检查是唯一能够筛查早期乳腺癌的影像工具"，这一观点长期占据乳腺检查的领地，也深刻影响着乳腺疾病的医疗流程和医疗方案，导致绝大多数（可达90%）乳腺疾病患者在超声检查前已经进行过X线（钼靶）检查。超声只是对X线（钼靶）、临床触诊、靶向性或非靶向性影像检查等过程中出现的异常进行检查，这大大降低了超声检查的作用和价值。美国放射学会（American College of Radiology，ACR）推荐的"乳腺影像报告和数据系统（breast imaging reporting and data system，BI-RADS）"也是根据X线（钼靶）BI-RADS分类的描述和构架所建立的指南性文件，尽管对规范描述、统一报告和医疗交流具有重要意义，但是明显弱化超声检查的独立性和潜在价值。究其原因是超声医师没有很好地利用乳腺的解剖结构进行检查、描述和诊断，也没有很好地挖掘多普勒、弹性成像等这些新技术。

Aristida Colan-Georges教授几十年来从X线（钼靶）、超声和MRI检查乳腺的临床工作中汲取经验并反复总结，在认真研究国际乳腺权威著作后，深刻领悟出提高乳腺超声诊断能力的必由之路，那就是按照乳腺本身结构进行有针对性的导管超声检查，并充分结合多普勒超声和弹性成像，即本书所说的乳腺多模超声（full breast ultrasonography，FBU）。

我们阅读完本书后，发现书中内容不仅具有深厚的解剖、生理和病理学基础，而且提出了乳腺超声工作的新理念和独到的学术见解。这本书不仅是乳腺超声启蒙的优异教科书，也是提高乳腺超声水平必备的经典著作。目前具备这样内容的乳腺超声书籍实在太少，所以，我们组织在乳腺超声方面颇有经验的医师将其翻译出来，以飨读者。

本书在翻译过程中，得到了著名超声医学专家、中国人民解放军总医院董宝玮教授的鼓励和支持，并为全书通审；得到了著名超声医学专家、中国医学科学院北京协和医院姜玉新教授的推允和教导，并为本书作序。在本书即将出版之际，我在此表达由衷的谢意！也非常感谢科学技术文献出版社的关注和信任！

因为我们所猎知识面有限，加上英文翻译经验不足，尽管几易译稿，但仍可能存在翻译不准甚至翻译有误之处，希望读者匡正！

中国人民解放军总医院

目　录

总论

总　论

乳腺癌现代影像诊断具有多样性的特点。医学影像技术的飞速发展，给乳腺影像诊断带来诸多可能性：一方面是计算机科学与技术的不断进步；另一方面是现有技术的诊断结果不能让检查者满意。当我们获得某种对所有患者都可行、对所有执业医师都开放、诊断准确度高及检查费用低的技术时，往往另一些技术将会被淘汰，如"被人遗忘的"乳房热成像技术。这种技术本来非常适用于乳腺疾病的诊断，但由于技术的进步，其已不被检查者使用。目前，检查者使用新的成像技术试图达到这一目标：尽早发现几乎所有的乳腺恶性肿瘤。这一目标依然不够完美，因为钼靶检查技术在发达国家应用四十年以来，乳腺癌的发病率依旧。即使检查者使用一些技术，如X线、计算机辅助诊断（computed-aided diagnosis，CAD）、磁共振成像（magnetic resonance imaging，MRI）、计算机断层扫描（computed tomography，CT）、超声（ultrasound，US）、多普勒、对比增强成像、自动三维采集和超声弹性成像（sonoelastography，SE），乳腺癌在未来的发病率仍将保持不变。乳腺癌的发病率与现在相似是因为这些技术无法准确地诊断究竟是正常的乳腺实质还是早期的乳腺癌前病变，但后者必须加以预防，从而降低乳腺癌的发病率。

这些成像技术在临床应用有限的另一个原因是对乳房解剖的错误评估。

正常乳腺具有特殊结构，即不同形状和大小的放射状乳腺腺叶，因此，准确地诊断必须首先能够描绘正常的乳腺分叶结构，进而在最早期准确地识别乳腺的异常结构。我们通过预防、早期诊断及治疗乳腺癌前病变来降低乳腺癌的发病率。乳腺多模超声（full breastultrasonography，FBU）因检查费用低、操作性强、可适用于所有乳腺疾病，所以被广泛用于乳腺癌的筛查。FBU包含由多普勒辅助完成的沿导管的放射状乳腺成像技术和可以对病灶进行评估的弹性成像技术。

下面，我们简要介绍几种检查乳腺癌的影像技术，通过了解其可行性和局限性，为FBU这一鲜为人知的检查方法提供基础知识。

第一节　乳腺钼靶

乳腺钼靶技术是最早和最常用的大规模筛查乳腺癌的方法之一。因为这种技术得到很多学者的赞同，并且欧美大多数学会，尤其是美国的学会推荐其作为乳腺癌筛查的首选方法，所以，我们不再刻意描述这种检查方法的优点。

在此，我们将讨论乳腺钼靶技术的局限性，以证明开发新技术和检查方法的必要。虽然，近年来在降低乳腺癌病死率方面取得了很大进展，但乳腺癌仍然是导致女性癌症死亡的第二大原因（仅次于肺癌）。

由于乳腺的解剖特征和乳腺钼靶的辐射风险，乳腺钼靶技术最重要的局限之一是不适用于所有人：儿童、年轻女性、男性和孕妇通常不被检查者推荐使用。总之，我们需要另一种适用于所有人的乳腺检查技术。

乳腺钼靶技术的其他局限性在于检查频率的限制。有研究证实：每8个使用乳腺钼靶筛查的患者中，同时会有1名患者死于在乳腺钼靶检查时X线辐射诱发的癌症。一项由美国放射学会（American College of Radiology，ACR）进行的大样本临床试验表明，即在对49 528名女性进行乳腺癌筛查时，比较全数字乳腺钼靶（full-field digital mammography，FFDM）和乳腺钼靶技术的辐射剂量 [1]。结果显示，乳腺钼靶技术每个视图的平均腺体剂量为2.37 mGy，FFDM的平均腺体剂量为1.86 mGy，后者比前者低21%。虽然，乳腺钼靶技术的辐射剂量也不是很高，但暴露风险因检查次数的增多和检查间隔的缩短而增加。总之，我们需要另一种不危险、随时可用及没有不良反应的检查方法。

乳腺钼靶技术的另一个非常重要的局限性是对致密型乳腺的诊断不准确。研究表明，乳腺钼靶检查可能会漏诊15%的乳腺癌。对于有致密型乳腺的女性患者，乳腺钼靶检查漏诊乳

腺癌的概率可高达25%。通常年轻女性的乳腺组织致密，并且患侵袭性乳腺癌的可能性更大。"终身风险"是预估在生命过程中得癌症的可能性，其取决于个人暴露于X线辐射中的年龄。据估计，50岁时暴露于X线辐射的患病风险是70岁时的2倍，而对于年轻女性来说，"终身风险"更大且难以评估。

老年女性在接受激素替代疗法后可能出现后天性致密型乳腺或乳房密度增加。乳腺钼靶技术在检查致密型乳腺时往往敏感性较差。另外，有研究证实，与脂肪型乳腺相比，致密型乳腺有较高的患癌风险。2007年，Boyd发表的一项关于"致密型乳腺风险的大型研究"表明，乳腺的高致密性是罹患乳腺癌的最大风险 [2]。有一项来自加拿大的3个巢式病例的对照研究，该研究在借助乳腺钼靶筛查的人群中进行。受试者是1 112名病理确诊的浸润性乳腺癌女性患者，并把这些受试者的乳腺密度分为6类：0、<10%、10%~25%、25%~50%、50%~75%和≥75%。研究发现，高乳腺密度（≥75%）的女性与低乳腺密度（<10%）的女性相比，患乳腺癌的概率增加了近5倍，而且，在乳腺钼靶检查结果为阴性后的12个月内，高乳腺密度（≥75%）的女性患乳腺癌的风险增加了17倍。因此，每年进行乳腺钼靶检查并不会增加乳腺癌的检出率。致密型乳腺与乳腺癌之间不仅有乳腺钼靶检查时的掩蔽效应，还有生物学联系。致密型乳腺可能包括正常的导管-小叶结构或异常的癌前病变（应借助另一种成像方法进行评估）。本研究增加了乳腺癌的检出率，我们建议采用另一种可替代的检查方法，如FFDM、US和MRI。

我们认为早期检测是不够的，但早期检测为所有不能将正常乳腺组织可视化的检查技术树立了一个目标。所以，我们需要另一种对致密型乳腺和脂肪型乳腺都敏感的检查方法。

我们通过钼靶技术筛查宫颈癌、前列腺癌及乳腺癌，与宫颈癌或前列腺癌相比，乳腺癌的发病率没有明显变化或更高。因为钼靶技术可以对宫颈癌和前列腺癌进行有效筛查，并对其癌前病变进行治疗[3]。

乳腺癌中最常见的是导管-小叶癌。实际上，乳腺钼靶技术既不能观察到正常的乳腺实质，也不能观察到4种最重要的乳腺良性癌前病变：导管扩张、无微钙化的乳头状瘤病、硬化性腺病及导管-小叶增生，其中导管-小叶增生被认为是可能发展为纤维腺瘤、囊肿或乳腺癌的最早的组织学异常改变[4]。因此，这些病变无法得到像用于宫颈上皮内瘤变或子宫内膜增生的系统性治疗。总之，我们需要另一种可以显示正常乳腺实质和良性病灶的成像方法，从非恶性病变中发现乳腺癌前病变，加强对乳腺癌的预防。

乳腺钼靶作为一种标准化的检查方法，也是乳腺疾病筛查的必要手段。欧洲指南规定，每次进行乳腺钼靶检查时，需要由2名放射科医师独立读片，在出现分歧的情况下，由第三人决定诊断结果。在过去的几年中，乳腺钼靶通常是双重读片诊断模式，由2名专家独立完成或由CAD协助专家完成。乳腺钼靶检查CAD系统对传统的模拟图像进行扫描、数字化处理和分析。CAD似乎提高了乳腺钼靶检出和诊断乳腺癌的概率。在实现数字化的过程中，乳腺钼靶的设计者将选择CR来解决。这一方

案介于X线摄影和数字放射成像技术（digital radiography，DR）之间，以FFDM技术为代表。因此，我们必须确保检查的设施有足够的数字存储容量，因为CR系统上一个乳房X线照片的文件平均大小可能高达200 MB，每天要进行20次筛查的医疗机构需要对每周高达20 G（1 G=1024 MB）的图像进行管理。

读片有特殊要求，包括500万像素显示器及一些专门的功能。因此，标准PACS工作站不能用于乳腺钼靶读片。多模式乳房成像工作站通过对所有乳腺成像进行读片来简化工作流程，包括CR、DR、US和MRI。这些工作站也可用于普通放射学检查，为众多医疗保健服务者创造了理想的平台。

数字诊断具有很多优点，如高分辨率的图像、灵活便携的CR成像设备及作为具有多个工作站软件的中心系统等。我们可以通过中心系统从多个站点访问患者数据库，还可以很便利地对该软件进行配置，以提取数据并进行工作流程分析、评估及管理。例如，参与比率、检出的癌症数量、肿瘤大小、肿瘤类型、假阳性及假阴性。实时网络会诊功能不仅有助于案例讨论，而且有利于多个放射科医师达成共识。影像信息系统（radiology information system，RIS）的钼靶技术具有新的双盲阅读功能、合理简化的工作流程及明显提高的工作效率。

尽管我们在技术方面取得了巨大的进步，但乳腺钼靶技术似乎仍存在一些不足，甚至在描述乳腺癌最重要的影像学征象方面存在一定的局限性。乳腺钼靶技术的优势是可以放大检查的图像，以避免额外的X线辐射。然而，有研究表明，借助数字接触式乳腺钼靶技术放大

的图像无法替代直接放大的数字乳腺钼靶技术，所以乳腺钼靶的结果并不令人满意[5]。

美国大多数乳腺钼靶筛查中心考虑在未来几年里将数字技术用于乳腺钼靶筛查。2008年的一项报告证实了RIS正在改进丹麦5个地区中3个地区的乳腺钼靶筛查管理。改进的算法和改善的工作流程能够进行更高效率的检测、能更早地筛查出乳腺癌及能得出更少的假阳性结果，但有些学者对此仍存在一定的争议。最近，CAD在诊断乳房疾病的准确性方面有不同的研究结果，所以CAD仍然是一个有争议的检查方法。由于乳腺钼靶技术自身的局限性，在一定程度上无法改善诊断结果。总之，除乳腺钼靶技术之外，我们需要另一种标准化的技术来进行后续检查和双重读片诊断，最终实现CAD诊断。

第二节　传统乳腺超声

超声具有很好的特异性，因其敏感性较低，所以没有成为乳腺检查中最有用的影像方法。但是，超声被推荐作为乳腺钼靶或MRI检查判断不清时的替补手段。造成超声价值被低估的原因是传统超声扫查手法标准化程度较低，通常是横切面、纵切面或随意扫查。另外，超声还有不能对乳腺异常表现的精准定位、超声报告的标准化程度不高及无法与乳腺径向解剖进行关联等局限性。

因此，传统乳腺超声仅仅是"发现"了病灶，而非"细看"整体乳腺。即便我们在横切面和纵切面扫查之后进行了常规超声推荐的放

射状和反放射状切面的检查，其所谓的放射状扫查也只是在乳头周围（使用普通短线阵探头时）或只针对病灶进行扫查，而非显示整个乳腺腺叶，所以，传统乳腺超声没有形成局部和整体的有机联系。即"只见树木，不见森林"。

总体来说，传统乳腺超声被普遍认为是一种对操作者高度依赖的检查方法，还要求有高质量的检查图像和先进的仪器设备等局限性。然而，目前导管超声克服了这一局限，其比MRI检查费用低且常用，在描述和评估病灶时更具多样性。为了体现患者的关注重点和便于医师的研究交流，传统乳腺超声的应用需要更为统一和清晰易懂的检查报告[6]。2003年，ACR发布了《乳腺影像报告和数据系统（BI-RADS）》[7]。这份文件是钼靶BI-RADS词典第三版的扩充版本，新增了US（ACR BI-RADS-US）和MRI（ACR BI-RADS-MRI）的内容。这些使病灶描述术语和超声报告标准化，故有利于患者的后续治疗、资料管理和随访，甚至有利于筛查应用的跟踪发展。本词典很实用，特别是在超声检查中，但对于传统乳腺超声来说还不够：一方面，无法对病灶与乳头、导管-小叶及乳腺腺叶之间进行准确定位；另一方面，无法探清整个乳腺（在乳腺凸形表面进行横向和/或纵向扫查时，超声探头短小且在探头滑动过程中，可能出现检查盲区）。

最初，传统乳腺超声主要作为一种相对便宜且有效的检查方法，可用来区分乳腺囊肿和乳腺实性肿块（在乳腺钼靶或临床检查中发现）。然而，我们还应该相信传统乳腺超声具有鉴别诊断病灶性质和其他乳腺病变的能力[8]。

超声检查最重要的优势之一是避免将患者

暴露于X线辐射下，这对处于孕期或者对电离辐射敏感的年轻患者特别重要。与超声相比，乳腺钼靶检查使患获得性和放射性肿瘤的风险轻度增加[9]。而且，年轻女性的乳房在钼靶检查时容易呈致密表现，导致钼靶检查的敏感性下降。另外，超声在评估乳腺脓肿、乳房假体、男性乳腺方面优于乳腺钼靶。在50岁以下有乳腺癌家族史的的女性患者中，乳腺钼靶检查的敏感性约为68.8%[10]。Buchberger等人发现，传统乳腺超声检查对致密型乳腺中隐匿性乳腺癌的检出可能有效[11]。在与钼靶共同检查、掌握适应证及技术使用得当的情况下，传统乳腺超声检查被证实可降低乳腺癌病死率和良性活检率。

传统乳腺超声常被用于程序引导，如囊肿的穿刺抽液、经皮乳腺活检、外科切除肿块、脓肿引流及肿瘤的射频消融或冷冻治疗等。超声无电离辐射，为经皮乳腺活检提供了有效引导。最初，我们使用特制的乳腺垫进行乳腺钼靶引导，该技术具有操作时间长、患者所受痛苦大、乳腺在图像采集和投影过程中易受压变形而影响诊断的准确性等特点。而超声是断面组合技术，可实时显示穿刺针与病灶的靶向关系，具有操作过程迅速、患者所受痛苦小、检查费用低、无须挤压患者乳房（患者常采用仰卧位而非坐立位，与钼靶引导时的操作程序一样）等优势。

一些学者的研究结果说明了术前超声联合钼靶对保乳术患者的益处[12]。传统超声可显示多中心癌以外的病灶，便于操作者对术前方案的制定（此项技术对操作者较为依赖）。与导管超声相比，传统乳腺超声存在病灶显示不全

的局限。

有学者对"超声在腋窝淋巴结评估肿瘤分期的作用"进行了研究。正常淋巴结的淋巴门有明显的脂肪回声，当淋巴门脂肪回声减少或者回声不均匀时，我们认为可疑肿瘤，建议行超声引导下异常淋巴结针吸细胞学检查（fine-needle aspiration biopsy，FNAB）。Krishnamurthy等人发现，腋窝淋巴结FNAB检查结果中有大约12%的假阴性率[13]。但是，弹性成像和多普勒超声在描述淋巴结恶性特征方面表现良好，有望降低淋巴结活检次数。

传统超声能为乳房假体的评估提供信息，也可对与乳房假体无关的乳腺肿块进行辅助评估。超声可显示"阶梯征象"，其包含假体腔内的多条平行的线状回声，可明显提示乳房假体塌陷或破裂。当假体包膜内或包膜外受破裂影响时，乳腺组织内回声可能增多，产生"暴风雪样"表现[9]。有学者认为，MRI在评估硅胶假体的完整性方面比超声更准确，因此，我们推荐超声作为初始评估。当我们在乳房假体内可发现较均匀的低回声区域时，此征象不能明确提示破裂。

在临床检查中，我们发现传统乳腺超声很难描述一些与术后改变或其他乳腺病理相关的异常表现，全景成像或者带水囊探头的导管超声在这方面具有优势。

由于多普勒超声特异性较低，良恶性病灶都可出现高速和低速血流（配备有动脉收缩期和舒张期速度计的定量多普勒，甚至速度指数都不常使用）。这种情况由多种因素决定，如肿瘤的大小、间质反应的程度及不同肿瘤细胞的病理。然而，多普勒超声可对血管数量和分

布进行定性评估，这对乳腺可疑病灶的诊断提供了很大帮助[14]。传统乳腺超声与多普勒超声相比，具有敏感性低、操作者依赖性强、重复性差、可能遗漏扫查区域、评估与周围结构特别是与导管–小叶实质的关系准确性差、常误诊小病灶等局限性。

多普勒超声在乳腺局部或者弥漫性感染的病例中会出现过度诊断，但这种情况比较少见。弹性成像被推荐作为鉴别诊断乳腺疾病的无创的检查方法。

弹性成像是在超声与MRI技术联合使用的背景下出现的新技术，特别是借助脂肪-病灶比率（fat-to-lesion ratio，FLR）的定量分析，对良恶性病灶的鉴别诊断有良好的效果。因为Stavros标准并不适用于所有病灶，如不伴有间质反应的乳腺癌表现为良性特征、纤维囊性增生的乳腺病灶表现为恶性特征却在弹性测量/量化中表现良好，因此，弹性成像可提高诊断的准确率。

据中国的一项研究显示：CAD乳腺超声检查可帮助医师发现直径<1 cm的病灶，1名判读者在CAD帮助下完成的结果与2名判读者完成的结果相当。此项研究肯定了CAD能提高对直径<1 cm病灶的诊断准确率。与不使用CAD相比，使用CAD的判读者的准确性提高了44%[15]。对于直径>1 cm的病灶，医师单独判读、医师+CAD判读、2名医师（不使用CAD）判读这三种判读方法的准确性无差异。

然而，因为超声医师对乳腺钼靶和超声图像的认识有困惑，目前有对CAD乳腺超声检查报道不一致的情况，如一项"对种族人群进行CAD乳腺超声的研究"显示，因亚洲女性乳腺密度较高而影响超声特征的提取，这不利于诊断乳腺疾病；前期研究显示，亚洲女性的乳腺致密，平均密度值整体抬高，这改变了CAD软件中的平均密度值，而CAD正是基于密度评价的手段。试想检测声影究竟是否有用：在北美洲国家的医疗机构中，声影被认为是重要的特征，但在亚洲国家的医疗机构中却不这样认为。因此，当软件没有跟亚洲国家的医疗数据库接轨时，Gruszauskas的结果可能更具有可比性[16]。

Lehman及其同事们开展了一项前瞻性研究，即通过乳腺癌的检出情况以确定高危乳腺癌女性患者。他们通过对召回率、活检率及（钼靶、MRI和超声检查的）阳性预测值分析显示，虽然活检率增加了，但MRI检出乳腺癌患者的数量也增加了。传统乳腺超声与乳腺钼靶、MRI相比，出现假阴性的概率最高。在高危乳腺癌女性患者中，仅有1/6的患者显示阳性。这是因为传统乳腺超声产生了检查盲区。部分学者通过传统乳腺超声对50岁以下致密型乳腺患者进行筛查，结果显示，41例乳腺癌患者中，乳腺钼靶仅发现21例（50%），而传统乳腺超声准确诊断33例（79%）[17]。这些结果说明：不管乳腺密度如何，年轻患者仅通过传统乳腺超声检查就可以筛查出乳腺癌。

三维超声因能客观显示三维空间中穿刺针的位置，所以靶向穿刺可减少穿刺次数及失误率。

新研发的软件可在乳腺穿刺过程中进行实时四维引导，在三个平面常规分析病灶和穿刺位置，使得空芯针沿着一个平面精准行进、穿刺到指定靶位[18, 19]。我们可以在准确定位的基础上进行一些介入治疗，如冷冻、针吸或者肿瘤内化疗。

保乳术要求：肿瘤切缘尽量小、病灶呈阴性表现（以达到最佳手术切除效果）。三维和四维超声可以实现保乳术的要求，而且对检测毛刺征也很有价值[20]。已证实：冠状面比另外2个切面（横状面、矢状面）更容易看到毛刺征，而且16%的良性和90%的恶性病例均可见到毛刺征[21]。

有学者推荐在累及乳头的湿疹样癌（又名Paget病）中使用三维超声检查[22]。现阶段高频的、高分辨率的线阵探头使乳腺导管的细节显示地更清楚，三维容积显像可在床旁超声设备上实现快速重建或进行计算机后处理。这样，乳头、导管及肿瘤的关系可以被清晰地显示。三维超声可直接指引观察导管，而且可与CAD技术融合。在三维超声的帮助下，CAD技术涉及的所有参数（准确度、灵敏度、特异度、阳性预测值、阴性预测值）都有所提高，且具有统计学意义；CAD技术可更好地鉴别良恶性肿瘤；CAD技术可对肿瘤进行再次评估。三维超声联合CAD技术有助于减少误诊[23]。

我们期待乳腺超声仪器的更新和计算机软件的发展[24]，但是乳腺疾病的诊断取决于超声医师。目前，超声医师队伍存在缺乏临床实践、自身功底薄弱及专业能力不足等问题。超声医师可通过稳固解剖基础、学习乳腺超声图像等方式来完善自身。

Wendie和Col.等人在2006年发表了一项"医师对乳腺病灶特征有依赖性"的研究。结果显示，大病灶（直径＞11 mm）的诊断一致性最高，而在平均直径＜5 mm或更小的病变

中，只有不到一半的病变能被确诊。传统乳腺超声对病灶大小、位置及重要特征的描述与钼靶、MRI检查基本一致，诊断结果中度一致。我们认为，病灶与导管-小叶的关系显示不清，传统乳腺超声在小病灶的检出方面有局限性，所以，传统乳腺超声仅能检查可观察到的肿块，而无法显示导管内的病变[25]。

我们在乳腺超声检查方面需要指南，但目前尚没有达成共识。传统乳腺超声存在一定的局限性，所以，其可作为一种辅助诊断方法，只在一些情形下才被推荐使用，如在可触及的乳腺肿块或钼靶筛查发现异常时，我们需要传统乳腺超声做进一步诊断评估[26]。因为传统乳腺超声的敏感性不高，所以我们不推荐用于良性病灶、主诉有疼痛、皮肤/乳头异常、有乳腺癌家族史患者的随访。相反，这些患者使用导管超声能够获得很好的诊断结果。在超声医师训练有素的情况下，传统乳腺超声诊断的敏感性几乎可达99%，多普勒超声和弹性成像的诊断特异性也可进一步提高，可超过95%。

根据另外一些研究[27]，在脂肪含量较少的乳房中，传统乳腺超声和MRI检查对浸润性乳腺癌的诊断敏感性均高于乳腺钼靶检查，但传统乳腺超声和MRI均存在高估肿瘤浸润范围的情况。乳腺钼靶、临床检查及MRI联合诊断的敏感性高于其他任何单项检查或者两两联合检查。传统乳腺超声对浸润性导管癌（invasive ductal carcinoma，IDC）、浸润性小叶癌（invasive lobular carcinoma，ILC）的诊断敏感性高于乳腺钼靶，分别是110例中检出104例（94%）、29例中检出25例（86%），P均＜0.01。超声对于浸润性癌的敏感性高于原位

癌，38例中检出18例（47%），P< 0.001。我们认为，导管/放射状超声扫查技术结合多普勒和弹性成像技术，即FBU检查方法。这种检查方法将提高直径为5 mm的恶性病灶的检出率，未来有望成为乳腺癌筛查的一线手段[27, 28]。

总之，我们需要具有标准化、敏感性高、适用于筛查小病灶、可行CAD分析、优越的存储性能、可网上传输数据的检查方法。当我们在多普勒导管超声下改变传统超声扫查方法，在同一台仪器上使用放射状和反放射状扫查全乳时，这个目标将会实现。弹性成像技术升级后，其诊断的准确性提高，且将成为所有非侵入性检查方法中最好的一种。与超声、断层融合或MRI相比，FBU诊断精准且检查费用便宜。

第三节　乳腺断层融合

乳腺钼靶给特殊群体提供了一项很好的癌症检查方法，特别是对于50岁以下绝经前、围绝经期、腺体致密或密度均匀的女性患者。美国乳腺癌致死率在1990—2000年下降了20%，2005年下降了25%[29]，但有高达20%的乳腺癌被漏诊[30]。乳腺钼靶的真实意义不在于常规应用，而是推动其他以钼靶显像为基础的乳腺成像技术的发展，如断层融合技术。

断层融合是乳腺诊断中最好的X线摄影技术，其借助数字平台采集一系列乳腺图像，然后将乳腺图像重建成三维图像。实际上，常规的模拟或数字钼靶技术使用的是二维显像，存在因组织重叠导致重点区域难以显像的不足。尽管断层融合技术在检查过程中有多次曝光，

但钼靶成像每次采集只需要正常辐射剂量的5%~10%。使用硒探测器时，断层融合技术使用的总辐射剂量与乳腺钼靶相当。

由于图像可分割且不需要增加辐射剂量，断层融合技术有望比乳腺钼靶更早发现乳腺癌。虽然，断层融合技术可能会提高乳腺癌的检出率，是一项有前景的检查方法，但是乳腺实质对X线的吸收低，断层融合技术对正常导管–小叶和癌前病变的检出能力依然有待提高。

除提高诊断准确性外，断层融合技术与乳腺钼靶相比，还具有探头所需压力小、患者所受痛苦小、与探测器平行的解剖结构变形不明显等优点。断层融合技术的局限性在于：不允许用于儿童、年轻患者或孕期女性。因断层融合技术的可行性没有大幅提高，所以不能被随意使用。另一个局限性是：对与其他检查方法同时发现的乳腺癌诊断敏感性低（为了鉴别多灶癌与多中心癌，还是主张采用 FBU进行检查）。再一个局限性是：与原位癌（这种癌可无微钙化，常呈现分支状态）的诊断有关。

尽管多数学者认同断层融合技术的优势，但是与其他检查方法相比，仍然有潜在的不足限制其应用和总体准确性。

- 操作者需要专业培训。

- 延长了放射学描述和放射科医师的培训时间。

- 由于组织加压不够及曝光时间延长，导致容易发生移动伪像。

- 尽管小钙化没有伪像，但对于通常被认为是良性的大钙化仍有明显的伪像[30]。

• 我们推荐在使用断层融合检查后，仍然需要用同样的检查方法进行随访。因为断层融合与乳腺钼靶采集到的二维图像很难对比[31]，所以不可能在同样的检查水平获得同样的断面，而使用不同的设备无法在连续的断层融合图像中对小病灶或者簇状微钙化进行比较。

• 射线管运动最佳角度范围、暴露最佳次数及重建切面最佳厚度均存在问题。

• 重建平面的局限性：现有的重建与探测器平行而忽略了乳腺的放射状解剖特点。断层融合技术比乳腺钼靶能更清晰地显示导管，但也只能观察到导管的节段性特征，而看不到导管与良恶性肿瘤之间的关系。

• 造影剂断面成像或增强三维超声成像比MRI检查费用低且有前景，但是与二维/三维超声相比，检查费用高且诊断准确性低。

第四节 乳腺磁共振成像

近二十年来，乳腺MRI技术取得了重要进展，乳腺MRI筛查及其引导穿刺活检在临床应用越来越广泛。2006年6月，美国临床肿瘤协会（American Society of Clinical Oncology，ASCO）的一份初期研究报告显示：乳腺癌根治术后和术前均进行了MRI检查的女性患者，其预期复发率为10%~15%，实际只有8%。ILC占乳腺癌的7%~15%，目前已被证实MRI能较好地对其进行术前评估，且比钼靶和传统超声都有优势。

操作者认可的乳腺MRI检查的10种情况如下。

1. 作为对首次诊断为乳腺癌的患者的检查方法：用以确定多灶性病变的范围、对侧是否存在异常及累及程度，有助于制订治疗方案和外科手术。然而，导管超声也容易发现多灶性病变，并且定位准确、可重复性好。

2. 作为对临床检查困难、40岁以下腺体致密的女性患者的补充检查手段。致密型乳腺仅在乳腺钼靶检查中受限制，而对于超声特别是导管超声来说，致密型乳腺比脂肪型乳腺更容易检查。

3. 作为对乳腺钼靶发现异常或有致密型腺体的患者的术前评估（如术前乳房缩减或者重建修复）。导管超声是显示乳腺解剖结构最好的检查方法，可显示导管-小叶正常与否、导管树与病灶间的关系，也可通过三维和四维超声采集以再现乳腺图像。

4. 作为对乳腺癌患者年度复查的检查方法。乳腺良性病灶与乳腺癌存在关联，良性无风险病灶、良性癌前病变、恶性病灶之间其实是一个连续的病理变化过程。乳腺MRI及活检都不能对这些病灶进行鉴别诊断，而导管超声却能在短期内重复检查。多普勒超声及弹性成像使得多发病灶之间的鉴别诊断更容易。

5. 作为对乳腺癌高风险患者的筛查方法，特别是对于怀疑或已证实有BRCA1和BRCA2突变的患者。乳腺MRI筛查由于检查费用高、筛查低效，而不适用于群体普查。FBU检查方便且费用低。

6. 对临床或影像结果可疑、经乳腺钼靶和传统乳腺超声检查后仍不能确定的病灶可行进一步评估。有限的病例提示：乳腺MRI可作为一种非侵入性补充检查手段。

7. 经美国食品药品管理局（Food and Drug Admistraton，FDA）推荐后，可作为对植入硅胶假体完整性的评估方法。我们认为，无论有无水囊探头，导管超声对乳房假体的评估都相对容易。导管超声能够清楚地显示乳房假体的轮廓、形状、内部回声及其周围组织的情况，包括胸肌、脂肪、腺体及与病理相关的导管树。

8. 可辅助乳腺钼靶检查含假体的乳腺癌女性患者。乳腺钼靶对于假体的诊断较差（假体与腺体组织之间的X线穿透性不同），乳腺MRI检查的特异性也较低。而配有水囊的导管超声检查安全、检查费用低，且不需要额外的补充检查。因此，导管超声可作为对同一位置乳腺的双重筛查方法。

9. 作为激素治疗和/或化疗的检测方法：导管超声是最好的短期检测手段。

10. 对于腋窝淋巴结有病变而原发灶不明确的患者，乳腺MRI可用于确定原发病变位置，可作为首选检查手段，特别是对于乳房体积较大和弥漫型的乳腺癌患者。

乳腺MRI已被公认是一种很有价值的诊断工具，特别是对于那些腺体致密和易发展为乳腺癌的女性患者。已被证实：乳腺MRI可以发现大量的偶发癌，而这些癌未被乳腺钼靶发现或者被传统超声漏诊[32]。

美国癌症协会（American Cancer Society，ACS）在2007年3月推荐乳腺MRI辅助钼靶进行年度筛查，特别推荐用于符合以下条件的患者。

- *BRCA1*或者*BRCA2*突变。

- 与*BRCA1*或者*BRCA2*突变一级相关。

- 乳腺癌易感基因风险预测模型（BRCA PRO）或其他与遗传病有关的模型，风险在20%~25%或以上。

- 年龄在10~30岁、有胸部辐射史的女性。

ACR BI-RADS词典为MRI检查提供了一致的描述。随着成像技术的进步、指南的更新及MRI兼容乳腺活检系统的应用，乳腺MRI在乳腺疾病诊断中风靡，甚至在目前的乳腺癌筛查中也受到青睐，但乳腺MRI筛查仍存在一些不足，这与临床实践中的技术问题有关，如磁场强度、乳腺线圈的合适度、脉冲序列、造影模式、造影剂量及动态扫查参数等。MRI BI-RADS词典在其他方面也做了很好地规定：术语标准化（如病灶形态：局限或局灶直径<5 mm，肿块、非肿块样增强，相关表现及动力学曲线评估）和报告标准化（评估和推荐）[33]。

下面，我们通过MRI BI-RADS报告，以证明呈给患者的是乳腺钼靶、MRI及超声结果一致的报告（见表1）。

表1 MRI BI-RADS报告

	评估	推荐
0	未完成	超声，钼靶
1	阴性	常规复查
2	良性	常规复查
3	良性可能性大	短期复查
4	不确定	活检
5	高度可疑恶性	活检
6	已有活检结果/已证实恶性	治疗

然而，乳腺MRI的临床适应证有相应的规定[34]，即MRI作为钼靶的辅助手段，只能作为影像学进一步研究的选择方法。有研究证实：乳腺钼靶准确度低，操作者对乳腺MRI的信心不足，我们不推荐乳腺MRI单独筛查。另外，乳腺钼靶有X线暴露的风险，乳腺MRI的检查费用较高（达1 000~1 500美元）。总之，我们需要一种诊断准确度高且检查费用低的方法来做筛查。

在以下几种情况中，乳腺MRI可用于乳腺诊断的次选方法。

- 对临床或影像结果可疑的再次评估，乳腺钼靶和超声检查后仍不能定性者。
- 有腋窝淋巴结病变和原发灶位置不确定时，乳腺MRI用以确定原发灶。
- 某些特殊病例。

诊断病变的特异性低是乳腺MRI的首要缺点。有研究报道，乳腺MRI检查会导致活检率增加。从技术上讲，乳腺MRI引导穿刺活检比较有挑战性，不一致率较高（原因是操作者缺乏经验，一旦用MRI引导，病灶则消失）。大部分研究证实，尽管我们使用增强曲线和MRI成像，乳腺MRI引导下的穿刺活检数量仍然增加。高的召回率和假阳性结果是乳腺MRI的致命弱点[35]，但是有经验的放射科医师会使两者的发生率降低。

有研究人员认为，乳腺MRI不被推荐用于检查低风险的女性患者，理由是：缺乏有资质的放射科医师解读乳腺MRI报告、受限制的设备不允许随地检查、平均检查费用至少1 000美元、每年需要检查一次、一般不会对检查费用进行报销、不必要穿刺的风险较高、阳性预测值可能降低。在发达国家，*BRCA1*和*BRCA2*基因突变检测为阳性（生存期内有60%~80%的乳腺癌发生风险）的患者能报销检查费用。但在其他国家，如果当前的医保未覆盖，还存在患者个人是否有能力支付大约2 800美元的基因检测费用的问题。

另外，乳腺MRI检查有一些禁忌证、不良反应及明显的限制，需要使用顺磁性造影剂。乳腺MRI唯一获批的造影剂是Gadavist®（gadobutrol），有以下限制。

- 对Gadavist®高度过敏、对其他造影剂过敏、有支气管哮喘及有过敏史的患者；轻到重度反应的风险，包括死亡（罕见）。
- 有慢性肾功能不全的患者出现急性肾损伤时。
- 外渗和注射部位反应：中度刺激。
- 厂家提供的不良反应：头痛（1.5%）、恶心（1.2%）和眩晕。
- 造影剂制造商提供的说法：在高达50%的患者中，乳腺MRI高估了乳腺病变的恶性程度，导致诊断准确率低、增加了不必要的穿刺活检、总体诊断费用升高。
- 乳腺MRI不能提供乳腺良性患者的具体信息，而这些信息可能与乳腺癌患者的症状和治疗有关；乳腺MRI对乳腺癌前病变缺乏诊断，如导管-小叶增生。

另一个问题是，乳腺MRI不能替代其他诊断方法。我们建议不要跳过乳腺钼靶而直接行

MRI检查，因为乳腺钼靶能提供参考信息。当乳腺MRI检查发现可疑病灶时，我们再进行乳腺钼靶或超声检查，以找到对可疑病灶行乳腺钼靶或超声引导下穿刺活检的最好方法。我们认为采用多种检查，如乳腺MRI、乳腺钼靶、传统乳腺超声及组织活检，来替代检查费用低、方便且安全的检查方法不能令人信服，因为后者没有乳腺MRI和组织活检等检查。由M.Teboul和Col.提出的按照导管解剖进行回声成像的新方法，近年来已经有很多操作者得到培训和实践。我们将在以后的章节中以FBU的方式对这种新方法进行叙述。

目前，有专门用于乳腺MRI的螺旋线圈，其能够更快、更好地集成图像，所获得的1 mm厚的图像较2.5 mm厚的图像准确度高。专用仪器的图像采集速度快，没有明显的移动伪像问题，可获得1 mm厚度的图像表明其漏诊率较低，并且能够观察到微小的异常区域，如非浸润性（低级别）导管内原位癌（ductal carcinoma in situ，DCIS），而其他类型的仪器经常难以检出。然而，所有厂商所推出的设备的扫描间隔都比较长。专门的工作间可用于图像减影和评估病灶。实际上，乳腺MRI检查有效且全面，不仅提高了专家们的判读速度，还可回顾患者在场时的扫描结果，使专家们快速看完所有病灶。其最大的优势是没有操作者依赖性和辐射，最大的局限性是可用性较低。

有学者提议将乳腺MRI用于炎性乳腺癌（inflammatory breast cancer，IBC）和急性乳腺炎的鉴别诊断。IBC和急性乳腺炎的临床病史不同，但有时临床表现相似，如乳腺肿大、弥漫性皮肤增厚、压痛、乳头结构异常、血管突

出、皮肤/皮下弥漫水肿。乳腺钼靶和传统乳腺超声检查有特异性交叉，但是乳腺MRI能够较好地鉴别病灶性质。在IBC中，多数肿块表现为平均体积增大、T_2呈低强度（急性乳腺炎罕见）、花朵征、浸润胸大肌（脂肪层中断通常是恶性）、病理性增强（存在时提示）及周围水肿。而急性乳腺炎主要在乳晕下，与导管感染有关。IBC病变主要在乳房中央或者背侧。然而，乳腺MRI检查也并不完全让人放心，由于图像特征存在交叉，对于IBC和急性乳腺炎的鉴别诊断仍然存在挑战。

人类为了战胜乳腺癌发展了很多影像检查技术，如（氟-18）氟脱氧葡萄糖正电子发射断层扫描[（fluorine-18）fluorodeoxyglucose positron emission tomography，F-18FDG-PET]结合CT用以提高诊断直径<10 mm的乳腺癌的敏感性、特异性及总体准确度，双重时间点PET/CT可获得最好的结果，总体准确度、敏感性及特异性分别为89%、88%及100%，而乳腺MRI检查的总体准确度、敏感性及特异性分别为95%、98%及80%。这些较好的诊断结果可能是在乳腺MRI检查中联合了CAD，但是由于DCIS的检出率很低[36~38]，CAD不能提高乳腺MRI的诊断准确度。例如，浸润性癌的敏感性和阴性预测值比较高（分别为100%和100%），相比之下，DCIS的敏感性和阴性预测值则分别为54%和76%。另有学者证实，与放射科医师初始阶段的认识相比，CAD改善了在尚没有增强技术时对良恶性病变的鉴别能力。

工程师及计算机科学家都在致力于研发新技术来检查乳腺，但是每项新技术都存在一定的局限性，无法取代乳腺钼靶，即便乳腺钼靶

检查并不令人满意。但是，当人们获得一种足够好的检查方法时，其他检查方法就会被淘汰，当作无效。虽然工程师及计算机科学家仍在努力研发新技术，但他们忽略了诊断的本质：检查对象——乳腺的特殊放射状结构及其对应的病理生理学改变。

乳腺检查的目标是"看见病灶"。我们支持推荐把"看见乳房解剖结构作为目标"的观点，这样可以进一步发现及描述最终发现的任何病变类型[39]。正如乳腺导管超声的推荐——"解剖，解剖第一"是关键。

结　论

我们总结了当前用于检查乳腺疾病的方法，并分析了这些检查方法的可行性与局限性。由于人类的寿命延长、滥用激素治疗及现代社会的环境污染，乳腺疾病患者也在增加，我们亟须使用一种比乳腺钼靶更高效、比MRI更可行的检查方法。虽然，目前我们没有找到一种能够实现快速检查的方法，但是我们必须

为乳腺疾病患者选择性价比最好的方法，为每一位乳腺疾病患者提供一种可早期诊断且无危害的筛查方法。

学者对"传统乳腺超声显示完整乳腺解剖结构"的观点存在争议，而我们即将弃用乳腺钼靶来筛查乳腺疾病[40]。诊断标准的规范化和BI-RADS词典的广泛使用有助于传统乳腺超声的应用和解读。我们要注意所有的临床和影像信息，如符合良性标准的肿块可通过评价治疗效果行临床或短期随访；符合恶性特征标准的复杂性囊性或实性肿块可通过超声引导下细针抽吸细胞学检查或空芯针组织活检加以证实。随着DCIS、原位小叶癌（lobular carcinoma in situ，LCIS）及微小多灶性病变患者数量的增加，超声引导细针抽吸细胞学活检术的致死率也将降低，非侵入性技术如弹性成像将降低穿刺活检率。

超声医师在很大程度上会忽略对乳腺良性病变的治疗，而乳腺癌前病变仍然是偶发的病理改变。所以我们只有检出这些癌前病变，才能降低乳腺癌的发病率，但至今还尚未有可行性措施。

参考文献

[1] HENDRICK R E, PISANO D E, AVERBUKH A, et al. Comparison of acquisition parameters and breast dose in digital mammography and screen-film mammography in The American College of Radiology Imaging Network Digital Mammographic Imaging Screening Trial[J]. AJR, 2010, 194(2): 362-369. doi: 10.2214/AJR.08.2114.

[2] BOYD N. High breast density is a major risk factor for breast cancer[J]. N Engl J, 2007, Med 356: 227-236, 297-299.

[3] TOT T. Clinical relevance of the distribution of the lesions in 500 consecutive breast cancer cases documented in large-format histologic sections[J]. Cancer, 2007, 110: 2551-2560.

[4] TEBOUL M. Advantages of Ductal Echography (DE) over Conventional Breast Investigation in the

diagnosis of breast malignancies[J]. Med Ultrason, 2010, 12(1): 32-42.

[5] KIM M J, KIM E K, KWAK J Y, et al. Characterization of microcalcifi cation: can digital monitor zooming replace magnifi cation Mammography in full-field digital Mammography? [J]. Eur Radiol, 2009, 19: 310-317.

[6] MENDELSON E B, BERG W A, MERRITT C R. Toward a standardized breast ultrasound lexicon, BI-RADS: ultrasound[J]. Semin Roentgenol, 2001, 36(3): 217-225.

[7] MENDELSON E B, BAUM J K, BERG W A, et al. Breast imaging reporting and data system BI-RADS: ultrasound, 1st edn[J]. American College of Radiology, 2003.

[8] BASSETT L W, YSRAEL M, GOLD R H, et al. Usefulness of mammography and sonography in women less than 35 years of age[J]. Radiology, 1991, 180(3): 831-835.

[9] PERLMUTTER S. Breast cancer, ultrasonography[J]. Article Last Updated, 2008, Jul 31. www.emedicine.com/radio/TOPIC795. HTM 10/5/2008.

[10] BERG W A. Rationale for a trial of screening breast Ultrasound: American College of RadiologyImaging Network (ACRIN) 6666[J]. AJR, 2003, 180: 1225-1228. © American Roentgen Ray Society.

[11] BUCHBERGER W, NIEHOFF A, OBRIST P, et al. Clinically and mammo-graphically occult breast lesions: detection and classifi cation with high-resolution sonography[J]. Semin Ultrasound CT MR, 2000, 21(4): 325-336.

[12] BERG W A, CAMPASSI C I, IOFFE O B. Cystic lesions of the breast: sonographic-pathologic correlation[J]. Radiology, 2003, 227(1): 183-191. http: //radiology.rsnajnls.org/cgi/content/full/227/1/183.

[13] KRISHNAMURTHY S, SNEIGE N, BEDI D G, et al. Role of ultrasound-guided fine-needle aspiration of indeterminate and susp-icious axillary lymph nodes in the initial staging of breast carcinoma[J].

Cancer, 2002, 95(5): 982-988.

[14] LE CARPENTIER G. 3D Doppler evaluation helps identify malignant breast lesions[J]. Reuters Health, 2008, 6249.

[15] MADDEN YEE K. Breast ultrasound CAD helps doctors fi nd smaller lesions[J]. AuntMinnie.com staff writer, 2008, October 10.

[16] KEEN C. Breast ultrasound CAD performance varies in ethnic populations[J]. AuntMinnie.com staff writer, 2008, September 5.

[17] KOLB T M, LICHY J, NEWHOUSE J H. Comparison of the performance of screening mammography, physical examination, and breast US and evaluation of the factors that infl uence them: an analysis of 27, 825 patient evaluations[J]. Radiology, 2002, 225: 165-175.

[18] ROTTEN D, LEVAILLANT J-M, ZERAT L. Use of three-dimensional ultrasound Mammography to analyze normal breast tissue and solid breast masses. In: Merz E (ed) 3-D ultrasonography in obstetrics and gynecology[J]. Lippincott Willams&Wilkins, Philadelphia, 1998, Chap. 11, 73-78.

[19] ROTTEN D, LEVAILLANT J M, ZERAT L. Analysis of normal breast tissue and of solid breast masses using three-dimensional ultrasound mammography[J]. Ultrasound Obstet Gynecol, 1999, 14: 114-124.

[20] TAMAKI Y, INOUE T, TANJI Y, et al. 3D Ultrasound navigation for breast cancer surgery. 13th international congress on the ultrasonic examination of the breast. International Breast Ultrasound School[J]. The 10th Meeting of Japan Association of Breast and Thyroid Sonology, 2003.

[21] CHANG R F, HUANG S F, CHEN D R, et al. Detection of spiculation in three-dimensional breast Ultrasound. 13th international congress on the ultrasonic examination of the breast. International Breast Ultrasound School[J]. The 10th Meeting of Japan Asso-ciation of Breast and Thyroid Sonology, 2003.

[22] LEE C C, CHEN D R, CHANG R F, et al. Three-dimensional breast Ultrasound imaging in patient with nipple discharge: a pictorial review of 36 patients. 13th international congress on the ultrasonic examination of the breast. International Breast Ultras-ound School[J]. The 10th Meeting of Japan Association of Breast and Thyroid Sonology, 2003.

[23] CHANG R F, CHEN W M, CHEN D R, et al. Three-dimensional breast Ultrasound Computer Aided Diagnosis. 13th international congress on the ultrasonic examination of the breast. International Breast Ultrasound School[J]. The 10th Meeting of Japan Asso-ciation of Breast and Thyroid Sonology, 2003.

[24] RIZZATTO G. US-advanced technical aspects and future trends[J]. ECR, 2007, A-123.

[25] BERG W A, BLUME J D, CORMACK J B, et al. Operator dependence of physician-performed whole-breast US: lesion detection and characterization © RSNA, 2007[J]. Radiology, 2006, 241: 355-365. © RSNA, 2006.

[26] VERCAUTEREN LDB, KESSELS AGH, VAN DER WEIJDEN T, et al. Clinical impact of the use of additional ultrasonography in diagnostic breast imaging[J]. Eur Radiol, 2008, 18(10): 2076-2084.

[27] GEORGESCU A C, ENACHESCU V, BONDARI S. The full breast ultrasonography: an anatomical standardized imaging approach of the benign and malignant breast lesions[J]. doi: 10.1594/ecr2010/C-0434.

[28] GEORGESCU A C, ENACHESCU V, BONDARI A, et al. A new concept: the Full Breast Ultrasound in avoiding false negative and false-positive sonographic errors[J]. doi: 10.1594/ecr2011/C-0449.

[29] KOPANS D B. Breast imaging, 3rd edn[J]. Lippincott Williams &Wilkins, 121.

[30] TABÁR L, VITAK B, TONYCHEN H-H, et al. Beyond randomized controlled trials. Organized mammographic screening subst-antially reduces breast carcinoma mortality[J]. Cancer, 2001, 91(9): 1724-1731.

[31] PARK J M, FRANKEN A E, GARG M, et al. Breast tomosynthesis: present considerations and future applications[J]. RadioGraphics 27(suppl 1): S231 -S240. doi: 10.1148/rg.27si075511.

[32] CILOTTI A, IACCONI C, MARINI C, et al. Incidental MR findings: which role for ultrasonography? [J]ECRB, 2007, 280.

[33] LEHMAN C D, ISAACS C, SCHNALL M D, et al. Cancer yield of mammography, MR, and US in high-risk women: prospective multi-institution breast cancer screening study[J]. Radiology, 2007, 244: 381-388, ©RSNA, 2007.

[34] OREL S. Who should have breast magnetic resonance imaging evaluation? [J]. J Clin Oncol 26(5): 703-711. © 2008 American So-ciety of Clinical Oncology, 2007. doi: 10.1200/JCO.2007.14.3594.

[35] PAL S. MR-guided breast biopsy results need careful correlation with histology for on-time diagnosis[J]. AuntMinnie, 2007. com staff writer, September 24.

[36] MADDEN YEE K. Dual-time-point FDG-PET/CT improves breast imaging accuracy[J]. AuntMinnie. com staff writer, November 18.

[37] MADDEN YEE K. PET/CT and breast MRI[J]. AuntMinnie.com staff writer, 2008, November 18.

[38] MADDEN YEE K. Breast MRI CAD doesn't improve accuracy due to poor DCIS detection[J]. AuntMinnie, 2008, com staff writer, February 18.

[39] TEBOUL M, HALLIWELL M. Ductal echography: the correct ultrasonic approach to the breast. In: Teboul M, Halliwell M (eds). Atlas of ultrasound and ductal echography of the breast[J]. Blackwell Scientific, 1995, Oxford, 83.

[40] KUHL C K. The "coming of age" of nonmammographic screening for breast cancer[J]. JAMA, 2008, 299(18): 2203-2205.

第一章

▼ 乳腺导管超声的定义、历史及优势

第一节 乳腺导管造影和导管超声的定义和历史

乳腺导管/管腔造影术曾是诊断乳腺导管病变的唯一方法，目前仍被推荐使用，且被认为是一种未充分利用的操作技术，通常有助于确定单侧、单孔、自发乳头溢液的病因[1]。这种技术用于探查导致乳头溢液的乳头状瘤或乳腺癌，并精确地指导外科干预。乳腺导管造影针可对导管进行检查，实用性强，但仍存在一些缺陷。

- 与乳腺钼靶检查一样，增加了患者暴露于X线辐射的风险。

- 是一种介入性操作，有并发症，且可能造成气泡或碘对比剂的外渗。

- 不能测量导管壁厚度，不易探测狭窄远端导管树。

- 最重要的是不能辨认周围组织和小叶，也不能使淋巴结或病变附近的脉管系统可视化。

- 无法计算碘对比剂的最佳用量和乳房组织最佳受压程度。

- 小叶导管分支因组织受压而扭曲。在所有视图中，小叶投影看起来都太大，导致判读者对小叶体积的错误认知和错误的保守治疗方案。

- 由于滴注的碘对比剂增加了初始含量，导致判读者高估了导管的扩张程度。另外，在没有显著的乳头溢液的情况下，导管扩张被误

诊，因此，这种技术不能评估所有的导管扩张。

就性能而言，乳腺导管/管腔造影术对乳腺疾病的诊断类似于尿路造影术对于泌尿系统疾病的诊断，或钡餐对于上消化道疾病的诊断。这种技术对乳腺疾病的诊断有限。

T.Tot和L.Tabar重新定义了乳腺病理学，发展了"病叶"理论[2~4]：乳腺癌是一种腺叶疾病，可在乳房的单个腺叶中同时或不同时出现多个肿瘤病灶（原位癌或浸润性癌）。该理论肯定了恶性肿瘤始于早期胚胎分化时，作为对整个腺叶几乎同时蜕变的解释。同一腺叶中反复出现多灶性病变，而同时涉及两个或多个腺叶的多中心性病变很少被发现，这证明了"病叶"理论。Ichihara和Ohitake阐述了在腺叶内增殖的导管分支[5]，并得到众多病理学家的证实。然而，人们对病叶起源于胚胎生命的解释仍难以置信，因为没有任何胚胎或胎儿模型的乳腺具有小叶，也没有类似于胚胎的软骨模型，如胚胎气管-支气管树的分支形式。实际上，新生儿有一个未分化的乳腺芽，并且乳房发育初期的分支过程是渐进的：最初同类的芽呈非齐性增生，然后主导管在外周出现，并被同时生长的腺体基质包围；在下一阶段，次级分支样导管开始发展，并最终出现在小叶中，同时出现的还有末端小管和腺泡。如果病叶起源于乳房发育初期，我们可以通过调控激素和神经受体的量或细胞增殖期间基因的突变来干预，这与妊娠、非激素病理、激素替代疗法或其他未知因素有关。我们发现这种解释与乳腺恶性肿瘤的统计学风险因素一致，如乳腺发

育期提前、晚期妊娠、服用避孕药或绝经后替代疗法。"病叶"理论的最大价值在于消除了"乳腺癌是肿块"的概念，因此，彻底切除整个"病叶"理论上代表了最佳保守治疗方法。乳腺腺叶可以重叠的事实支持了上述设想，但是乳腺内导管–小叶树之间没有直接的联系，因此，乳腺癌最初通过同一腺叶内的叶状树蔓延，然后延伸到周围的腺叶或其他组织。为了实现上述目标，我们需要一种能够对乳腺腺叶的解剖结构可视化、无创、实时、对操作者无依赖、可供所有人使用的成像技术。即由M.Teboul及其合作者构想，并由D.Amy等人推广开发的导管超声（ductal echography，DE）技术。

1995年，M.Teboul和M.Halliwell出版了首部作品：*Atlas of Ultrasound and Ductal Echography of the Breast*[6, 7]。这部作品中提到的新技术被认为是一种更新、更有效的乳腺疾病诊断方法。尽管导管超声可以对正常乳腺解剖分叶进行检查和诊断，但在病灶特征的描述、小叶解剖及其与周围组织的关系方面均存在争议和挑战，这种诊断方法仍鲜为人知。直到2003年，由M.Teboul和F.Javier Amorós Oliveros编写的*Practical Ductal Echography DE: Guide to Intelligent and Intelligible Ultrasonic Imaging of the Breast*[8]在西班牙出版后，因欧洲、日本和美国的许多专家对本书中所涉及的诊断方法进行推崇，使得这本书在畅销的同时，这种诊断方法也被人所知。

M.Teboul在各种会议上宣讲他的观点，在2003年4月6日至8日举行的"第十三届国际乳腺超声检查大会"进行了推广[9]。他透露了该

技术的进展，特别是在2000年之后，高质量全数字化设备的普及进一步提高了导管超声的性能。新的数字设备突出了导管超声相较于传统检查的优势，并强化了导管超声与宏观病理之间关系的可靠性。由于导管超声的分辨率更好，使病变的视觉评估得到改善，以至于不需细针抽吸活检而以其高可靠性可直接进行手术。而乳腺MRI需要行细针抽吸活检，并且需要乳腺钼靶或超声等方法来完成诊断。导管超声增加了外科医师对超声诊断的信心，因此，美国乳腺外科医师学会（American College of Breast Surgeons，ACBrS）建议接纳、教授、传播、利用超声和导管超声来治疗乳腺疾病[9]。

"ACR似乎更加保守，因为学习一种新技术比用另一种更好的新技术来改变一种古老的众所周知的技术更容易。"这是导管超声技术最活跃的推动者之一D.Amy的言论，他曾在美国的法语电话组织中心从事导管超声工作。该中心由法国尼姆大学协助建立，位于普罗旺斯艾克斯。

然而，我们可以读到许多关于乳腺超声的出版物，这些出版物涉及传统乳腺超声的放射状和反放射状扫描，但只用于"传统"纵向和横向扫描之后做补充靶向扫描。传统乳腺超声是找到病变，而导管超声试图分析乳房解剖结构，因为只有搜索整个"森林"，我们才能将所有构成的正常单元"树"进行定位、识别和特征提取，才能观察到所有的异常变化。我们通过使用导管超声，验证了D.Amy在"第十三届国际乳腺超声检查大会"上提出的亚临床乳腺癌的可行的诊断方法：由于其系统的解剖学分析，这是一种完全可重复的技术，并且可以

被每个检查者使用。

D.Amy在2003年的研究中[10, 11]重点关注了直径为4~10 mm的乳腺病变，通过导管超声与乳腺钼靶相比，分析了1 400个乳腺病例，并将这些病例分为3类。

- 乳腺钼靶阳性：超声用于确认乳腺癌及寻找其他病变。
- 乳腺钼靶可疑阳性：超声用于识别可疑区域和评估病变范围。
- 乳腺钼靶阴性：超声用于发现亚临床和放射学呈阴性的病变。

与某些学者相反，这位学者没有遇到不能被超声发现而被乳腺钼靶发现的病变。此外，我们通过对多中心癌的分析，进一步证实并支持了文献中的数据。这些数据肯定了超过43%的病灶是多发性病变，这一比例随着新设备的使用而提升到55%以上。大量的多灶性癌症（超过50%）的检出势必会涉及手术和化疗方案的调整。

导管超声是一种可获取和解释图像的超声检查方法，并不特殊，其基于乳腺解剖并获得乳腺病理学最新理论的支持。原位癌、受累的导管和小叶癌模型[12]提供了一个可显示导管−小叶系统的三维网络，其中乳头状瘤在主导管中发展，而乳腺癌在外周末端导管−小叶单位（terminal ductal-lobular specific units, TDLUs）中出现。该模型阐释了分支导管−小叶系统，其中几个导管系统在乳房的相同半径内彼此重叠，并且可模拟多个小叶同时生长的病理现象。

我们必须谨记，1842年Doppler带着他最著名的想法向皇家波希米亚学会提交了论文：*On the Coloured Light of the Double Stars and Certain Other Stars of the Heavens*。该论文首次提出了多普勒原理，它将声源的频率与观察者之间的相对速度联系起来。如今，没有Doppler的超声是无法想象的，而对于乳腺，这种技术在良恶性的鉴别诊断方面非常有用。多普勒将成为整个导管超声的一部分，或者是简化的FBU的一部分。FBU通过放射状扫查和导管超声来呈现，基于多普勒和弹性成像来完成。弹性成像于20世纪90年代初在日本开始发展，几乎同时在美国发展。在恶性乳腺疾病的鉴别诊断中，人们对多普勒的价值几乎达成共识，并最终认为其与三维采集相关。尽管人们在开始时存在分歧，但弹性成像在质量和数量上都证明了其对提高超声总体准确性的贡献。

第二节 乳腺导管超声的优势

乳腺多普勒导管超声是一种有用的检查方法，可用于诊断亚厘米微小癌、纤维腺瘤及4种良性病变（导管瘤样扩张、乳头状瘤病、腺病及导管增生），这些良性病变通常被乳腺钼靶和传统超声所忽略，并被认为是纤维腺瘤、囊肿和乳腺癌的先兆[8]。导管超声可无创诊断这些乳腺钼靶未能发现的乳腺良性病变（这些病变主要与内分泌失调有关[13]），其中有症状的患者可以获得治疗，这里说的症状通常是指乳腺疼痛。目前，导管超声最重要的进展在于提供了制定亚厘米级良性和恶性病变的鉴别诊断标准，这些小病变通常在Stavros标准上具有较少的特异性。因此，导管超声可减少不必要的活检，并阻止乳腺癌的进展。

我们在2005年发表的OMS分析中提出了乳腺癌的危险因素[14]。这些因素使患乳腺癌的风险增加了4~5倍。

- 口服避孕药。
- 激素替代治疗。
- 食用含有动物脂肪（类固醇）或被污染物（异种雌激素和一些杀虫剂，这些因素存在争议）污染的食物。
- 乳腺放射治疗（特别是与上皮增生性病变相关的治疗，最重要的是不典型增生）。

导管超声能够诊断小的乳腺实质病变，可更好地显示癌前病变和直径<10 mm的乳腺癌。相反，在发达国家，在术后2年内对50岁以上的乳腺疾病患者行乳腺钼靶筛查，乳腺癌的发病率是恒定的，病死率仅降低了30%[15]。

我们使用导管超声的最重要的理由是：90%的人类肿瘤是癌、上皮性或腺性肿瘤。这些肿瘤在乳腺中与导管-小叶系统有关，其中80%是导管癌、15%是小叶癌，其余5%是管状癌、髓质癌或其他类型。没有微钙化的原位癌难以通过乳腺钼靶检查发现，但是导管超声可以发现。这些被发现的病灶即使尚未被证实是恶性的，但也有导管型（"原位"导管癌，其中30%发展为浸润性导管癌），也有小叶型（"原位"小叶癌，通常是多灶/多中心、单侧/双侧，年轻女性可伴有雌激素受体）。尽管有学者持不同观点，但年轻女性中的雌激素受体

被认为是具有发展为侵袭性癌症的高风险因素[14]。我们相信未来导管超声可以是无辐射性诊断多灶性乳腺癌的最佳方法。

导管超声可显示直径<5 mm的病变，这些病变可以是不可见的血管发育异常，也可以是有显著可疑新生血管的肿瘤样病变。导管超声的这种显示能力有助于解剖精确定位和特征表述（形状、体积、结构及导管连贯性）。

导管超声在以下方面诊断优于三维/四维超声。

- 有乳头溢液。
- 有临床表现的导管扩张症。
- 有弥漫性或节段性导管增生。
- 哺乳期女性。
- "真性"男性乳房发育：乳腺钼靶检查或MRI一般很难诊断。
- 儿童和青少年乳腺疾病。
- 多灶性乳腺癌：沿导管向阻力最小的向心或离心方向播散的疾病。

三维/四维超声可用于诊断实性肿瘤、腺病、硬化性腺病和纤维微囊性发育不良。囊肿直径多<3 mm，尤其以结节形式呈现的囊肿可能无法通过乳腺钼靶识别。导管超声可更好地显示复杂性囊肿，并与囊内乳头状瘤、囊内分隔、假性分隔、囊内碎屑、周围炎症进行鉴别。尽管存在雌激素受体，但导管-小叶增生，不管是否伴有导管扩张，都与月经周期无关。

另外，当导管-小叶增生伴有弥漫性/局限性的血管增加时，会被怀疑为非典型增生。导管超声短期随访并配合肿瘤血清标志物（如

CA15-3）动态研究可能有价值，因为组织活检不能用作乳腺癌前病变的筛查。

弥漫性增加的血管通常与生理或病理性高催乳素血症相关，可伴或不伴有显著增生的导管扩张，同时在慢性感染的组织中可发现非充血性扩张的导管。慢性感染（机会性感染）可由对抗生素耐药的腐生菌导致（如表皮葡萄球菌和白色葡萄球菌），也可由病原体导致（如金黄色葡萄球菌、溶血性链球菌、大肠杆菌及白色念珠菌等）。

对没有自发性乳头溢液的患者，在导管扩张的情况下，我们采用导管超声对挤出的溢液进行细胞学和细菌学检测。在有乳头溢液的患者中，高催乳素血症可能发展为垂体泌乳素瘤。

恶性微钙化的直径<0.1 mm，并且易被乳腺钼靶显示。具有高分辨率的导管超声可以检测到导管内或肿瘤内的微钙化，这些微钙化通常表现为高回声斑点。目前，超声探头可以检测直径>0.4 mm的微钙化，一旦此类微钙化出现，即可确认为乳腺良性病变。尚未证明超声微钙化的特征与放射学检查有关，超声发现的微钙化实际上是纤维微囊性发育不良的伪影，这解释了后方微小增强效应和毫米级囊肿的边缘小阴影，并被弹性成像证实（弹性成像通过Ueno总结的BGR评分来论证）。

导管超声中同一导管上的多个亚厘米结节，若具有明显血管且按照向心或离心方向逐级分布走行，即使没有乳腺可疑恶性病变的典型征象（如声影、边缘毛刺、高大于宽等），也要高度怀疑为向导管内播散的导管癌。传统超声包括可显示"C"平面的自动乳腺容

积扫描仪（automated breast volume scanner，ABVS）的三维超声，都很难同时显示一根导管树上的多个病灶，而病变与导管树的连接关系是诊断的关键。这些内容将在导管超声的有关章节中阐释。

大多数病变与导管-小叶树的关系已被证实，这可以更好地解释等回声病变（如纤维腺瘤或非典型癌症）。这些病变与脂肪组织存在差异，尤其是在脂肪型乳腺中，而这些病变通常被传统乳腺超声误诊。一旦在导管超声上发现了等回声病变，我们可以通过使用组织谐波增强剂（tissue harmonic intensifier，THI）来提高对比度，并且在条件允许的情况下，弹性成像可证明这种特殊的组织应力。

乳腺多普勒导管超声具有最佳的图像分辨率、可连续扫描厚度<1 mm及可测量病灶直径

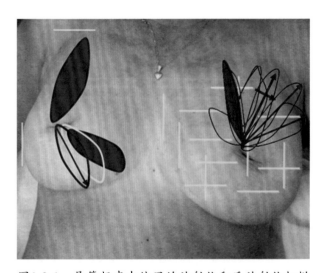

图1-2-1　导管超声中使用的放射状和反放射状扫描平面（蓝色标识）：具有逻辑性、可重复性和易于定位的特点。我们的首要目的是识别乳房的正常解剖结构，并由此确定病变位置。大多数超声医师仍在使用的横状面和矢状面（黄色标识）是不符合解剖的，不仅难以分析，而且仅能找到未知周围"乳腺组织"中的病变

<0.5 mm的优势。而乳腺MRI在没有专用机器的情况下通常具有几毫米的分辨率，并且不允许轴向扫描主导管。

乳腺多普勒导管超声还可用于监测、引导活检及保守性手术治疗[16]，而大型外科乳房切除术已被证实并未显著增加患者的生存时间。

为了说明导管超声，我们将展示一些与该技术相关的图像，将导管超声与乳腺MRI表现的结果进行比较，探索诊断方法对手术治疗的影响（图1-2-1~图1-2-5）。

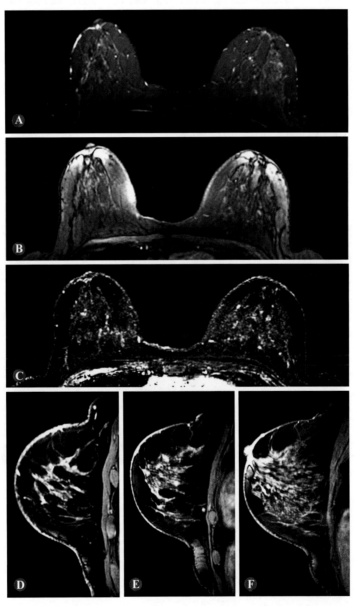

图1-2-2　患者女性，40岁，乳腺MRI分别在T_2脂肪抑制、T_1增强及T_1增强减影序列上进行轴位图像采集（图A~图C），T_1矢状面较低序列对比和脂肪抑制（图D~图F），MRI检查提示乳房双侧多个非特异性小病灶。尽管乳腺MRI检查的分辨率足以显示正常的Cooper韧带，但没有截面能够显示乳腺小叶内的解剖结构。增强曲线对乳腺良性病变更具特异性，但在最终诊断之前必须对每个病变进行评估。由于乳腺MRI造影剂的成本较高，并且比导管超声和FBU检查所需时间长

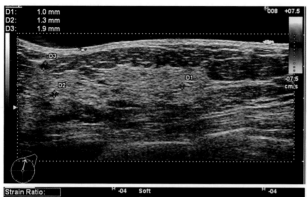

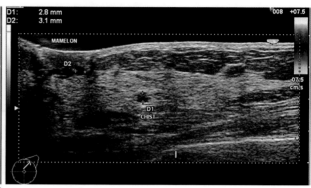

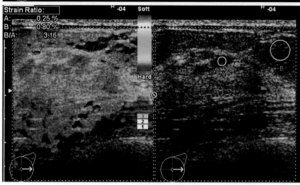

图1-2-3　与图1-2-2为同一病例。弹性成像显示乳腺小叶解剖结构、小导管与1~3 mm的异常纤维囊性变相连，为良性病变；Ueno评为2分，FLR＜4.70

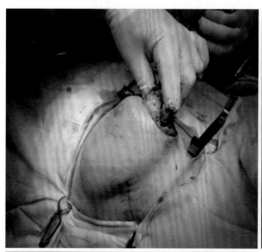

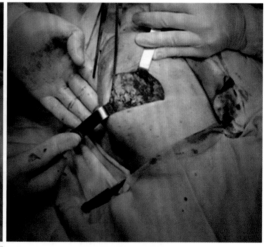

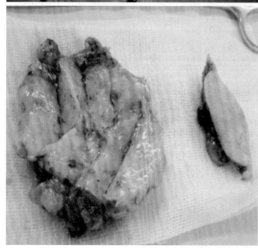

图1-2-4　错误的图像指引：仅涉及病灶，导致错误的治疗，如乳房肿瘤切除或叶段切除。因检查者误读解剖结构而忽略了"病叶"，被证实手术不完全，又重复进行随机肿块轴向切除和标本的随机切片

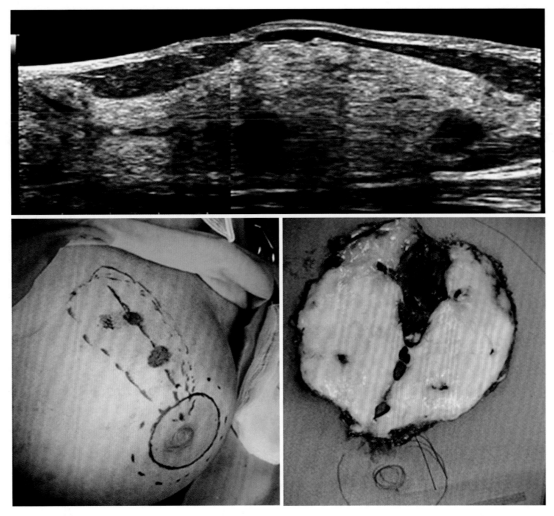

图1-2-5 "智能且易懂的"导管超声为治疗提供了最佳路径，腺叶切除术是多中心癌的理想治疗方法。标本的径向切面证实，保守性手术不仅涉及病变，还涉及整个病叶（本图由M. Teboul提供）

参考文献

[1] SLAWSON S H, JOHNSON A. Ductography: how to and what if?[J]. Radiographics, 2001, 21: 133-150, © RSNA.

[2] TABÁR L, TOT T, DEAN P B. Breast cancer. The art and science of early detection with mammography: perception, interpretation, histopathologic correlation[M]. Stuttgart, 2005, New York: Thieme.

[3] TOT T. Clinical relevance of the distribution of the lesions in 500 consecutive breast cancer cases documented in large-format histologic sections[J]. Cancer, 2007, 110: 2551-2560.

[4] TOT T. The theory of the sick breast lobe and the possible consequences[J]. Int J Surg Pathol, 2007, 1: 68-71.

[5] ICHIHARA S, MORITANI S, OHITAKE T, et al. Ductal carcinoma in situ of the breast: the pathological reason for the diversity of its clinical imaging. In: Research and development in breast ultrasound[J]. Springer, 2005, Tokyo Ed, 104-113.

[6] TEBOUL M, HALLIWELL M. Atlas of ultrasound and ductal echography of the breast[M]. Ed. Blackwell Science Inc, 1995.

[7] TEBOUL M, HALLIWELL M. Ductal echography: the correct ultrasonic approach to the breast. In: Teboul M, Halliwell M(eds)Atlas of ultrasound and ductal echography of the breast[J]. Blackwell Scientifi c, 1995, Oxford, 83.

[8] TEBOUL M. Practical ductal echography: guide to intelligent and intelligible ultrasound imaging of the breast[J]. Saned Editors, Madrid, 2003.

[9] TEBOUL M. Advantages of ductal echography (DE). 13th International congress on the ultrasonic examination of the breast.Examination of the breast. International Breast Ultrasound School[J]. The 10th meeting of Japan Association of Breast and Thyroid Sonology, 2003.

[10] AMY D. Echo-anatomic comparison. 13th International congress on the ultrasonic examination of the breast[J]. International Breast Ultrasound School. The 10th meeting of Japan Association of Breast and Thyroid Sonology. 2003.

[11] AMY D. Sub-centimetric breast carcinoma. Echographic diagnosis. 13th International congress on the ultrasonic examination of the breast. International Breast Ultrasound School[J]. The 10th meeting of Japan Association of Breast and Thyroid Sonology. 2003.

[12] LEE C C, CHEN D-R, CHANG R-F, et al. Threedimensional breast Ultrasound imaging in patient with nipple discharge:a pictorial review of 36 patients. 13th International congress on the ultrasonic examination of the breast. International Breast Ultrasound School[J]. The 10th meeting of Japan Association of Breast and Thyroid Sonology. 2003.

[13] GEORGESCU A C, ENĂCHESCU V, SIMIONESCU C, et al.Ultrasound aspects of painful breast . In: Syllabus of the Euroson School Course Breast Ultrasound[J]. Craiova, 2003: 64-69.

[14] STEWART W, KLEIHUES P (EDS). Le cancer dans le monde[J]. IARC Press, Centre International de Recherche surle Cancer, OMS, Lyon, 2005: 190-195.

[15] LECONTE I. Breast ultrasound and screening[J]. ECR, Vienna, 2007: A-127.

[16] AMY D. Echographie mammaire: echoanatomie[J]. JL mensuel d'echographie LUS 10.2000: 654-662.

第二章

▼ 乳腺导管超声与乳腺分叶解剖相关技术

第一节　基本技术原理

采用新技术对乳腺进行检查时，我们推荐使用超声技术的如下功能。

• 大多数现代设备的动态聚焦可提供乳房从浅表结构到胸壁的高分辨率成像，因此，为了评估距皮肤表面7 mm以内的小病灶，我们建议在传统超声中使用不超过1 cm的凝胶垫或者等效厚度的凝胶声学支架。我们在使用导管超声检查时，最好配备一种适用于长线性换能器的水袋装置（目前已有超声波表面长度约为9 cm的换能器），这有助于整个乳房表面的快速检查。在传统超声中，这种"表面"技术作为补充被指定用于显示小的精细区域的检查。然而，在过去的几年中，我们提供了8~9 cm的线性换能器和可能的凸面视图，这种技术可以观察到中等体积乳房的几乎整个半径，且具有良好的腺叶结构分辨率和缩放能力，以及具有增强大体积乳房穿透力的特点。

• 检查中可调节聚焦、总增益和时间-增益补偿曲线，如何调节取决于乳房解剖结构的类型及感兴趣区域（region of interest，ROI）的大小和位置。

• 组织谐波成像能够消除囊肿内的伪影，同时也能提高实体肿瘤内部低回声与无回声囊肿的差异对比，而且可以更好地将低回声纤维腺瘤与周围脂肪组织区别开。

• 复合成像用于更好地确定肿块边缘、减少周边伪影。

• 建议使用彩色和/或能量多普勒来识别肿块内的血流，血管模式可用于鉴别良恶性肿瘤、感染性囊肿、高催乳素血症、真性男性乳房发育、早熟性乳腺发育及淋巴结病变。

• 三维和四维超声可用于采集乳腺图像，当某个小病灶出现必须从径向和反径向这两个正交平面进行分析时，我们可采用三维和四维超声来确定病灶的体积、病灶与导管连接处的受累情况。

• 弹性成像对任何用于乳腺超声的设备都是必不可少的，也是鉴别诊断良恶性病变的补充方法。该技术可减少不必要的活检次数、乳腺MRI检查次数及不合理收费现象。

• 与超声造影（contrast-enhanced ultrasound，CEUS）相比，超声造影的成本较高。导管超声和弹性成像具有易于执行、适用于整个乳腺、准确度高且检查费用低的优势，可用以补偿超声造影联合传统超声在鉴别良恶性病变方面的不足。

如今，这些改进的技术并未得到广泛应用。未来，我们将通过推广新技术，尤其是长径换能器，使乳腺多普勒导管超声更加便利，进而推动超声在乳腺诊断和介入治疗方面的应用。

第二节　导管超声与放射状超声技术

一、患者体位

二维和三维超声检查应在患者仰卧位且同

侧手臂抬高时进行。检查者若习惯用右手检查则坐在患者的右侧，反之，则坐在患者的左侧。

患者身体转向右侧时检查左侧乳腺，患者身体转向左侧时检查右侧乳腺。我们可以在患者抬高的肩部下方（与手术室相同的位置）放置一个支架以便更好地定位病灶，特别是在检查大体积乳腺时[1]。患者的体位是骨盆倾斜抬高，下肢屈曲以支撑身体。

尽管D.Amy建议患者用坐姿进行检查，但我们认为在检查体积较大的乳房或拉长的乳房时，不能得到良好的效果。检查时乳房变形、病灶局部化困难、腋窝开放不足，这些导致淋巴结难以评估。而且，患者采用坐姿检查时，对于操作者来说容易疲劳。

对于习惯用右手的操作者，我们建议从左侧乳房开始检查。这样可以在超声检查开始时让患者看到图像，更容易理解超声扫查技术、正常结果和病理结果（图2-2-1）。这将给患者带来身体和精神上的舒适，也是优于其他乳腺

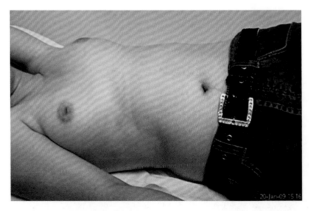

图2-2-1　患者身体转向右侧进行左侧乳房检查，乳头朝上，抬高同侧手臂以暴露腋窝，下肢弯曲以保持身体的良好支撑。乳头位于中央，检查结果报告按顺时针方向，结果是可重复的

检查方法之处，并可以增强患者信心、增进医师与患者的合作。

二、探头选择

传统乳腺超声不能令人满意的主要原因是探头不适。目前，高频线阵探头长度较短（约为4.5 cm）且无法扫描完整的乳房半径，所以图像不能显示完整的腺叶[2]。为了呈现解剖学上的径向导管超声图像，我们必须使用尽可能长的高频线阵探头来获得乳腺腺叶的最长径向切面、尽可能从主导管处开始显示及尽可能准确地识别直径≤1 mm的导管-小叶。

超声探头的方向应处于合适的位置。通常，屏幕左上角显示乳头图像、屏幕右侧显示腺叶边缘、体表标志用于明确乳腺半径扫描位置，以便任何人都可以解读图像[3]。

由于超声探头长度与分辨率成反比，所以第一步检查我们推荐使用8~9 cm、7~9 MHz的线阵探头设备（图2-2-2）；第二步检查我们建议使用4~9 cm、9~14 MHz，甚至18 MHz的探头，根据超声BI-RADS标准，进行病变特征描述和多普勒血流检查；最后进行以弹性成像为代表的第三步检查，即FBU检查（后面叙述）。

在没有长线阵探头的情况下，我们必须完成径向（放射状）扫描，可通过双屏组合图像实现：屏幕的左半部分是腺叶的前半部分，乳头冲着左侧；屏幕的右半部分是腺叶的后半部分，乳头冲着右侧。通过在径向离心方向上滑动探头获得图像，如全景图像所示[4]。除了皮肤和皮下脂肪组织的周边区域会有所损失，长度为7~9 cm、频率为14~18 MHz的新上市的换

能器改变了乳腺和其他小器官的视野，虚拟凸面扫描可带来更大的乳腺区域视图。然而，全景图像为我们提供了一个可观的前景，由于如下缺陷并未在临床应用。

• 由于换能器在皮肤上的横向滑动及在采集期间探头的主观速度，超声图像不可重现，并使得距离测量不精准。

• 图像不是"解剖学"的，由于超声扫描乳腺（甚至覆盖可触及的肿块）是随机且不可再现的，无法在水平轴上测量，仅能在前-后轴上测量。

三、水囊技术

乳房表面不是规则平面而是球体，因此很难在内部结构不扭曲的情况下了解其轮廓，特别是乳头，即使使用大量的耦合剂，我们也无法完成良好地检查。另外，当导管轴平行于探头表面时，我们才可获得具有最佳分辨率的图像。

为了提高图像质量，我们建议在第一步中使用由M.Teboul和D.Amy推荐的适配器为换能器添加水袋[5]，这不仅可以解决上述所有问题，还为乳腺表面成像提供更好的解决方案，特别是可以为皮肤和皮下脂肪层提供更好的分辨率（图2-2-2）。

四、检查步骤

1. 第一步是进行整个乳房的二维超声检查：采用径向扫描，并使用频率尽可能高的

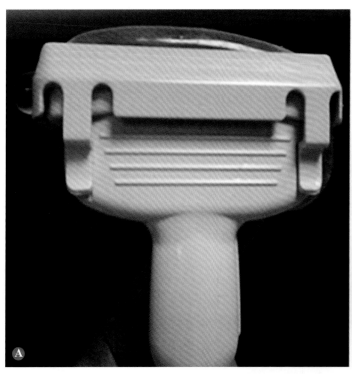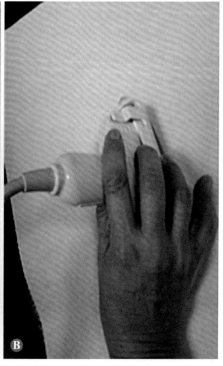

图2-2-2　我们使用一个8.5 cm配有水袋的探头适配器（图A）围绕乳头旋转，以进行径向扫描。动作必须非常轻柔，不要压迫乳腺，我们建议将第五指置于皮肤上作为支撑（图B）

配有水袋的长线阵探头（频率受探头长度限制），通过径向和反径向扫描获得导管超声扫查平面（图2-2-3）。在没有可以覆盖半径的较长探头的情况下，我们可以采用具有虚拟凸面采集功能的6~7 cm的线阵探头。

在进行放射状扫描时，探头的长轴沿着导管–小叶解剖结构的长轴（乳头在屏幕左上角，乳房边缘在屏幕右上角）和正交平面的短轴进行。通过改变手的压力来改变水袋厚度，进而调整探头以获取水平面主导管图像，我们建议始终在同一半径上检查以便系统地探测整个乳腺。

从左侧乳房12点径线开始，沿顺时针方向扫查。我们将从外上象限的解剖结构开始识别，从解剖学上更容易辨认乳房发达的腺叶。

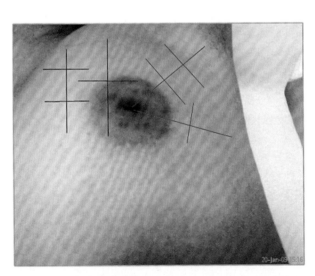

图2-2-3　导管超声将按照处理乳腺小叶的模型进行检查，如菊花瓣部分重叠。在每个小叶的主导管轴上进行径向扫描和反径向直角扫描（蓝线），这种扫描方法具有"无盲区"和顺时针方向上精确定位的优点。但是乳房表面并非平面，且换能器有各种滑动，导致传统的矢状面和横状面扫描（红线）并不完整。此外，由于乳房的解剖结构不同于棋盘，不同于随机扫描，因此，这种扫描方法不合理

探头朝向6点钟时，腺叶尺寸逐渐减小，到内象限时最小，此时更容易识别腺体分叶之间的脂肪组织。有些操作者因从乳房的不同起始位置的训练，所以得到的图像不同。对于体积较大的乳房和延伸到腋窝部分的乳腺，即使使用长探头以覆盖整个腺叶，我们仍有必要通过滑动探头以检查乳房的周边组织，因为省略这个区域的检查可能会造成假阴性结果。

特别是在扫查体积较大的乳房或使用短探头时，我们建议进行同心径向扫描，以覆盖整个乳房，任何异常的发现都需要在完整的径向切面上重现以精确定位。

我们在识别乳房正常结构之后，在"地图"上记录异常发现，注意以"小时"作为地理"子午线"，右乳房的记录符号为"R"，左乳房的记录符号为"L"。例如，"R6"表示右乳房6点钟方向、"L10：30"表示左乳房10点半方向[6, 7]。我们提到从乳头到病变的距离，相当于地球的平行线或纬度圈。由此，标准化坐标可指定精确位置。

该报告在检查者进行随访时非常有用，也有利于在后续治疗中的准确定位（图2-2-4，图2-2-5）。

2. 第二步是对所记录的每个病灶图像进行详细的超声形态学分析：在径向和反径向平面扫查时，我们尽可能使用最高频率的线阵探头（换能器），来测量病灶的直径和体积（图2-2-6）。证明病灶与导管–小叶树相连对于确认真实的乳腺病理、诊断多中心病变及"病叶"至关重要。

3. 最后，我们进行第三步，即研究弹性成像：以全面评估恶性肿瘤的风险。

在每侧乳腺检查结束时，即使在没有发现乳腺可疑病变的情况下，我们也应该对腋窝、锁骨上及锁骨下淋巴结进行二维正交平面检查。三维/四维超声很有价值，特别是在位于内象限的可疑乳腺病变中。我们必须检查内乳动脉沿线的淋巴结，因为肋骨的软骨部分是良好的超声"窗口"。

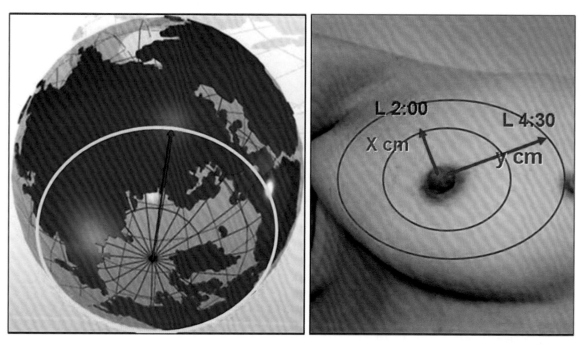

图2-2-4　空间坐标：每小时的标记表示"子午线"，病变距离乳头表示"平行"

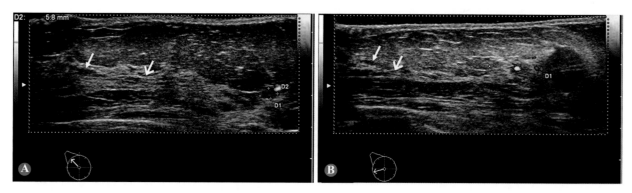

图2-2-5　FBU检查的第一步：按照导管超声探查整个乳腺，如"R10：30"径向扫描，配有水袋的长线阵探头显示（图A）：乳头始终位于图像左侧，导管-小叶由周围高回声基质包绕、界限清楚。以这位56岁的更年期女性患者为例，腺体有薄的正常导管（↑）、增生的导管（↑）和增生的TDLUs（卡尺）。"R8：30"显示（图B），乳腺癌前病变与外周可疑肿块有关，该病变与乳头距离为67mm

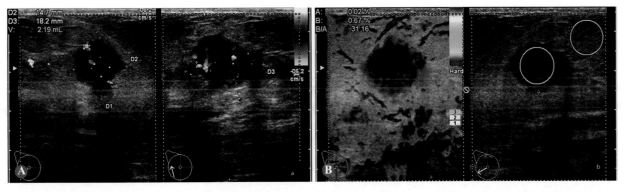

图2-2-6　FBU检查的第二步（图A）：我们使用高分辨率的短线阵探头，进行径向和反径向扫描，提示为恶性肿瘤，但没有结缔组织增生性反应的晕环和后方声影

第三节　与导管超声相关的三维/四维超声技术

我们将两种主要技术整合以获得三维超声检查的信息：手动或自动扫描器移动的同时伴随着沿超声束方向的回声数据处理，大约3秒内系统可获得整个三维超声数据库（大约10 MB），并以多平面图像的模式来显示信息（图2-3-1），此时四维超声可实时显示病灶体积和多平面正交切面（图2-3-2）。导管超声可进行多平面检查的原因如下 [8, 9]。

• 从三个轴线测量病变并计算体积，用于短期随访或治疗决策。

• 确定乳腺的大小和密度、导管-小叶的大小、乳腺基质的厚度及TDLUs与Cooper韧带的关系。

• 确立乳腺的结构，用于活检或外科手术/术后入路：如乳房肿瘤切除或腺叶切除、乳房缩小术和隆乳术。病灶体积及其变化对于"实性"肿块或囊肿的治疗和随访十分重要，且可以增加三维/四维超声分析。组织谐波影像、多普勒超声及超声造影都可用于描述病变的结构和血管特点。

三维超声通过切割的体元（三维图像或三维扫描的立方形最小单元，译者注：二维图像的最小单元是像素）来获得，所展示的多平面来自三个相互垂直的平面（A、B和C平面）。传统超声扫描中的A、B平面是随机且不可再现的，完成立体信息所补充的C平面通常与皮肤或胸部平行[2]、与乳头的位置无特殊关系。

人们错误地认为计算机辅助诊断可以改善乳腺超声的分析结果[10]，这一观点适用于传统乳腺超声检查，并不遵从乳腺的解剖结构，因此不能分析正常的可用于寻找病理的导管-小叶树。导管超声的优点是标准化，沿导管轴线的A平面是放射状的，允许测量前-后和纵向/放射状径线；B平面是反放射状的，并且以前-后径作为参考，完成反放射状的与另外2个平面垂直的扫描。此外，该系统允许通过采集的整体体积导航指引图像切面进行平行交互运动，

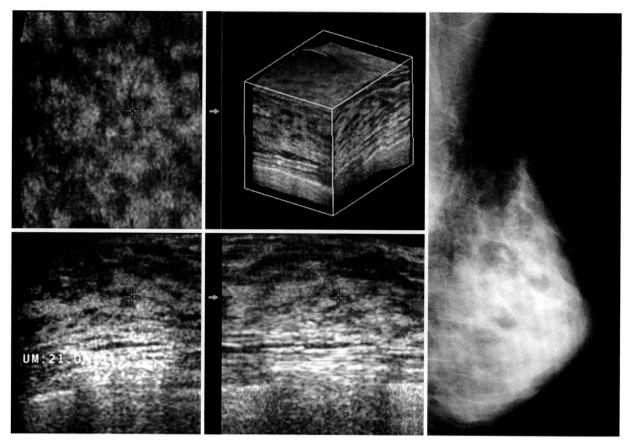

图2-3-1　作为导管超声的补充方法,三维超声更好地说明了乳腺实质结构。本例为致密型乳腺,图像清楚地显示了与导管(卡尺)连接的小叶。三维超声能够识别出正常"结构",也容易发现和解释最终的病理。而在乳腺钼靶检查中,"乳房结构"的分析具有迷惑性

并在所有相应的垂直平面中进行同步平行的图像运动。

我们获得的数据可用于三维超声检查,对于可显示三维数据群内的活检针,其可见度最有效的是透明模式。

初始或拟合而成的组织切面的透明成像可灵活旋转,实时超声结合这种旋转可以更好地评估病变的位置或穿刺针相对于病变的位置。

目前,病变的三维能量多普勒特征很少能被显示,而这在超声诊断中十分重要[11]。

三维超声图像是病变的构建模型,病灶的大小和形状取决于操作者的手法,尤其与采集期间换能器的速度和角度有关。

四维超声检查更好,因为同步采集整体体积可以精确测量,并为手术路径甚至是靶向活检提供更好的"导航"[12, 13]。

近期,另一种空间分布模式是平行多层提取,类似于计算机断层扫描,但其实用性仍有限。2010年,德国西门子股份公司在多个超声设备上安装了ABVS系统以加速乳腺疾病的检查,其将所需的采集时间缩短至15分钟以内,并可多层提取C平面图像,旨在弥补操作者依

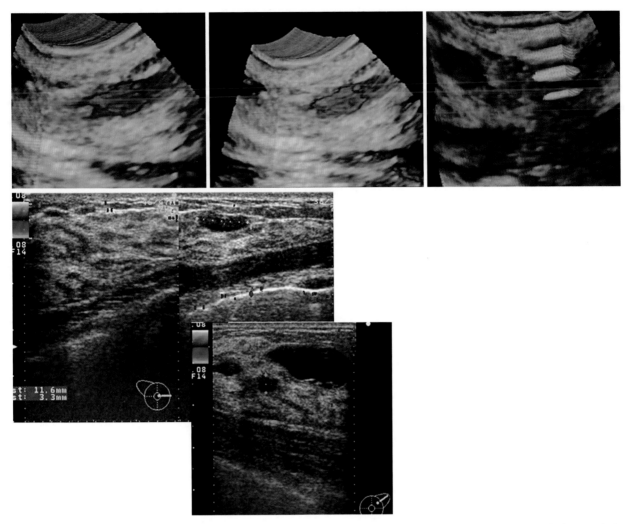

图2-3-2　四维超声作为导管超声的附加工具，可以显示了良好的乳腺总体，也可以使用不同的灰阶水平来分析病变，但对病变定位的精确度较低。四维/三维超声显示的图像令人印象深刻，特别是对于患者和临床医师来说，但对诊断没有显著改善，如本例的囊性发育不良

赖的局限性。ABVS系统不适合巨乳的检查，因此，我们需要对乳腺边界不明确的任一特定区域进行自动扫描。由于仅有冠状面（C平面）可提供待分析结构与乳头之间的距离，且分叶结构和乳腺主导管显示不完整，所以这三个平面都不适用于扫查乳腺。无论什么样的多发性病灶，由于不可能位于同一平面上扫查，"病叶"理论无法得到证实。实际上，导管树具有ABVS平面倾斜取向的特点。此外，ABVS系统的目的是筛查乳腺癌，但忽略了乳腺良性或癌前病变的检查。

第四节 乳腺全景视图的优势：超宽视野成像与导管超声技术

由于以前实时超声系统获取的图像视野（field of view，FOV）受到探头尺寸的限制，因此，我们难以获得乳腺疾病的整体图像。因此，我们采用自动或徒手采集的全景图像对乳腺进行大范围的静态随机扫描（图2-4-1）。

全景视图适用于对大肿瘤（如巨纤维腺瘤、叶状肿瘤、乳腺炎或植入物）的评估，还可用来连续扫描导管内结构，因此，全景视图可作为探查乳腺疾病的重要先进技术。

全景视图扫描存在一定的局限性：精确度低——图像只是一种构成，图像精确度取决于换能器运动的速度（仅测量前-后平面，在水平面上没有任何测量）。另外，这种技术定位不精确，且很少能够通过相同的路线，因此，全景视图扫描的图像不可再现。这项技术在很大程度上依赖于操作者且存在风险。

此外，全景视图扫描可通过重建产生图像形变，无法与具有长探头的导管超声的精确性和可重复性相比，这对于操作者来说是不可接受的。全景视图仅能使用有运动伪影的能量多普勒，而导管超声可以使用任何多普勒超声和弹性成像。

第五节 乳腺超声报告

报告数据应包括以下内容。

- 临床资料（包括与乳腺病理、激素治疗或替代治疗、临床症状和体征、末次月经、家族史及个人史）。
- 乳腺结构的分析和描述。
  - 标记生理解剖类型（年轻致密型乳腺，成年人致密型乳腺、混合型或脂肪型乳腺，哺乳期乳腺）。
  - 导管-小叶的大小。
  - 乳腺腺体基质发育（薄/少、中等/正常、厚/大）和大体血管方面的评价。
  - 皮肤、脂肪组织或胸壁的变化。
- 每个病变的分析描述：位置、与导管-小叶树的关系、大小/体积及基于Stavros提出的超声BI-RADS评估特征，如纵横比、形状、轮廓、内部回声、后方效应、血管结构（充血性增加或新生血管、血管干数量、弓形路线或穿入角度）、弹性成像的定性和定量特征，通过这些描述语的总结，得出最终诊断。

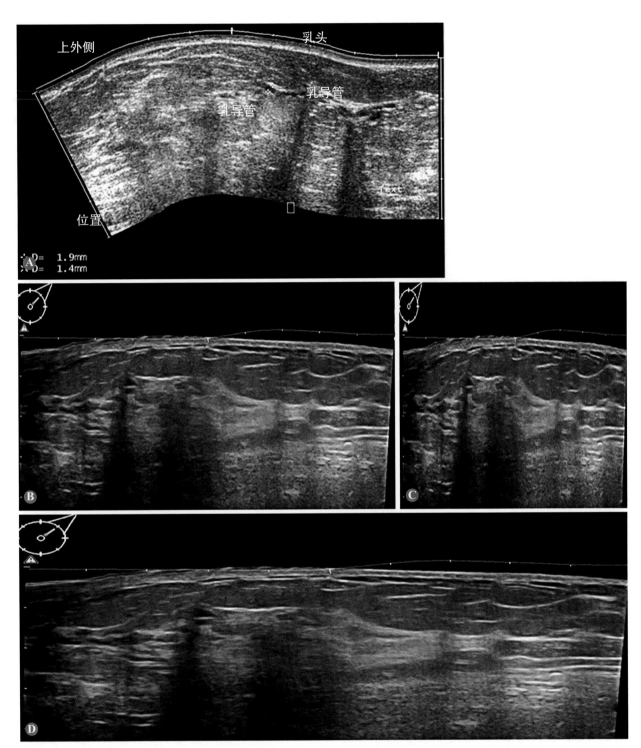

图2-4-1　有疼痛症状的患者乳腺全景视图显示导管扩张。尽管我们扩大扫描区域，但在没有任何解剖学径向扫描的情况下，也很难解释这种类型的图像。全景视图扫查对病变定位不精确、扫描的图像不可再现，因此无法用于筛查或随访（图A）。当使用径向扫描的全景视图时，我们可以更好地识别解剖结构（图B~图D）。我们模拟尝试以不同的速度（图C，图D）再现相同的解剖结构（实际上不可能）和不同水平方向的长度

• 淋巴结方面：腋窝、锁骨下和内乳淋巴结的位置，被"发现"的病理淋巴结的数量、大小、轮廓、内部结构、血管情况及弹性成像特点。

• 结论、超声BI-RADS分类及评估。

• 建议。

参考文献

[1] OSBORNE M. Breast development and anatomy. In: Harris JR, Lippman ME, Morrow M, Hellman S (eds) Diseases of the breast, 2nd edn[J]. Lippincott-Raven, Philadelphia, 1996, 1-14.

[2] STANHOPE R. Premature Thelarche: clinical follow up and indication for treatment[J]. J Pediatr Endocr Metab, 2000, 13: 827-830.

[3] KOPANS D B. Breast imaging, 3rd edn. Lippincott Williams & Wilkins[J]. Philadelphia, 121.

[4] TOT T. The theory of the sick breast lobe and the possible consequences[J]. Int J Surg Pathol, 2007, 1: 68-71.

[5] ICHIHARA S, MORITANI S, OHITAKE T, et al. Ductal carcinoma in situ of the breast: the pathological reason for the diversity of its clinical imaging[J]. In: Research and development in breast ultrasound. Springer, Tokyo Ed, 2005, 104-113.

[6] TEBOUL M, HALLIWELL M. Atlas of ultrasound and ductal echography of the breast[J]. Ed. Blackwell Science Inc, 1995.

[7] AMY D. Echographie mammaire: echoanatomie[J]. JL mensuel dechographie LUS, 2000, 10: 654-662.

[8] STEFANIE J, THEA T. Breast stromal genes act as early markersof malignancy[J]. Grant#, 2006: 8EB-0106, http: //cbcrp.org.127.seekdotnet.com/research/ByAwardType1.asp?mechanismid=38.

[9] MAO Y, KELLER E T, GARFI ELD D H, et al. Stromal cells in tumor microenvironment and breast cancer[J]. Cancer Metastasis Rev, 2013, 32(1-2): 303-315. doi: 10.1007/s10555-012-9415-3.

[10] MILIARAS D, KONSTANTINIDES E. Malignant fi brous histiocytoma of the breast: a case report[J]. Case Rep Pathol, 2012: 579245.doi: 10.1155/2012/579245.

[11] SAPINO A, BOSCO M, CASSONI P, et al. Estrogen receptor-beta is expressed in stromal cells of fi broadenoma and phyllodes tumors of the breast[J]. Mod Pathol, 2006, 19(4): 599-606.

[12] GEORGESCU V. Clustering of fuzzy shapes by integrating procrustean metrics and full mean shape estimation into K-Means Algorithm. In: Proceedings of the joint 2009 international fuzzy system association world congress and 2009 European Society of fuzzy logic and technology conference[J]. Lisbon, 2009, 7: 20-24.

[13] MOON W K, CHANG R-F. Solid breast masses: neural network analysis of 3D power Doppler ultrasound image features for classifi cation as benign or malignant[J]. Vienna, 2007, B-278, 285. http: //www.myesr. org/html/img/pool/3 ECR2007Final Programmeweb.pdf.

[14] TEBOUL M. Practical ductal echography: guide to intelligent and intelligible ultrasound imaging of the breast[J]. Saned Editors, Madrid.

[15] AMY D. Lobar ultrasonic breast anatomy. In: Francescatti DS, Silverstein MJ (eds) Breast cancer: a new era in management[J]. © Springer Science + Business Media, New York, 2014. doi: 10.1007/978-1-4614-8063-1-4.

第三章

▽ 乳腺发育与正常乳腺导管超声

第一节　乳腺发育

乳房在子宫内和子宫外分不同阶段不连续发育。人类乳房的前体起源于"乳线"。大约在胚胎的第六周，乳线由从腋窝区域延伸至腹股沟区域的某些外胚层元素发展而来。除第四肋间隙区域的乳腺芽发育外，"乳线"的中部和尾部萎缩[1]。"乳线"没有完全退化时会形成副乳头，可伴或不伴有乳腺组织发育。副乳头的长度随着与正常乳头的距离变长而变小（图3-1-1）。

在新生儿出生后的最初几周，乳腺出现一种特殊的芽孢，其是泌乳素分泌引起的，表现为芽孢肿胀，甚至出现少量的乳汁等分泌物。

幼年后，乳腺萌芽维持不变。在许多激素密切的协同作用下，乳房发育在青春期重新开始。雌激素是主要负责导管发育的激素，黄体酮是小叶腺泡发育所必需的，女性乳腺导管发育与雌激素升高有关，男性的黄体酮不会升高因而没有乳腺小叶。在Mayer-Rokitansky-Kuster-Hauser综合征中，乳房发育基本正常，其特征是因Muller管发育不全而导致无子宫，但通常有卵巢。另外，在Turner（45XO）综合征患者中表现为乳房发育不全和闭经。

乳房发育从青春期开始（平均年龄为9.8岁）。在8岁之前乳房发育被认为是性早熟[2]，而在13岁之前乳房没有发育被认为是发育延迟。

Tanner评分系统通常用于描述乳房发育的临床阶段。

- 第一阶段：青春期前，乳头抬高。
- 第二阶段：乳腺芽发育，乳房组织和乳头作为单一组织形成乳丘。
- 第三阶段：乳丘增大。
- 第四阶段：乳丘再次发育，乳头和乳晕在乳房组织上方凸起。
- 第五阶段：乳晕后缩，与其他乳房组织形成平滑的轮廓。

青少年患者可能有一个"乳房肿块"，这其实是正常发育的乳腺芽，易与乳房早发育混淆，因为乳房发育可能是不对称且伴有疼痛的，所以更发达的一侧乳腺可能被视为是一个"肿块"。我们对可触诊到的肿块进行检查，传统超声显示为"正常组织"而不是离散的肿块。在没有超声图像给以明确的组织解剖时，我们必须避免肿块被手术切除，因为一旦切除乳腺芽，可能会导致医源性无乳症。

本章将进一步描述正常发育的乳腺的导管超声检查情况。

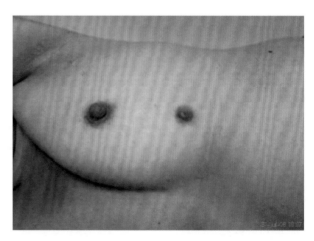

图3-1-1　副乳头

第二节　乳腺解剖与导管超声

传统超声由于扫描错误和对成像方式的错误解释而表现欠佳，这些模糊的概念包括"乳腺组织""低回声区""纤维腺体组织"等。

导管超声检查"容易理解"这些概念，因为其采集技术和相关的描述性术语建立在乳腺解剖的基础上，且与导管相关（图3-2-1~图3-2-19）。

导管超声显示乳晕组织呈高回声、具有层状外观、通常厚度＜3 mm。乳晕组织是疏松的网状纤维组织，由弹性纤维将皮肤与皮下组织和乳头相连。成年人的乳晕组织较厚、呈低回声、有蒙哥马利腺体时可能出现不规则现象。

皮肤和皮下可触及的肿块（如皮脂腺囊肿）很常见，因此，清晰地显示皮肤层就显得非常重要。我们可以利用注射或水袋使皮肤层更好地显示。乳晕的直径和厚度的变化可反映

平滑肌纤维收缩，且是可逆的正常改变。偶尔，导管壶腹系统的一些微孔畸形病变开口于乳头之外的乳晕表面。

脂肪小叶呈椭圆形、中等回声，包含典型的点、线状高回声。皮下脂肪层的回声强度相对恒定，可作为乳房内任一肿块回声强度的标准。此外，乳腺结构的弹性需要依据脂肪组织，因为脂肪是"最软"的组织，而恶性病变的硬度通常较大。

脂肪组织的特点取决于年龄、营养和激素状况，包括生理和病理变化。脂肪组织典型的超声表现是连续的网状结构、没有锐利的边缘。浅筋膜将皮下脂肪分隔，呈均匀层状（真皮下），再往下的深部筋膜以层状排在腺体前和腺体后（译者注：即浅筋膜浅层和浅筋膜深层，图3-2-1）。局限在腺叶内筋膜下的脂肪组织发暗、具有呈弧形或帐篷状的特点，筋膜在此处与Cooper韧带交汇。乳晕后区无脂肪组织，在浅表处导管壶腹部/窦与乳头汇聚。脂肪小叶可均等地混合在腺叶内或穿插在腺叶的不同分支之间，导致传统超声扫描乳腺时表现

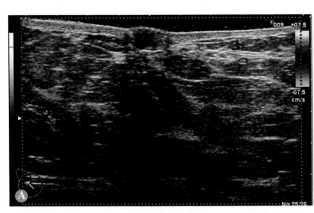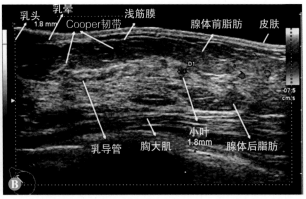

图3-2-1　配有水囊的探头能很好地显示乳头、乳晕后方被脂肪分隔的萎缩的腺叶（图A）；右乳10：30方向放射状扫查详细勾勒出乳腺腺叶内外解剖的紧密关系，配有水囊的长线阵探头可减轻对乳腺的压力（图B）

不均匀，这也是乳腺图像被误读的原因。这种混合性结构可在导管超声检查中得到更好地分析：导管连续走行且呈现为中等偏低回声，被高回声的腺体基质所包围。导管超声提供了清晰的图像或呈分支的腺叶结构。

因乳腺象限不同，其内脂肪叶的分布和数量也不同。在乳腺钼靶上，乳腺外上象限的致密表现证实其脂肪组织较少，腺叶之间的脂肪越在外周含量越少，内侧象限腺叶逐渐变小，腺叶之间的脂肪逐渐变多，且在乳腺钼靶图像中呈放射状分布。

在年轻、雌激素过多或营养不良的患者中，乳腺腺叶紧邻皮肤，缺少脂肪层。由于组织一致性的差异，我们在触诊时易误诊为结节。在肥胖患者中，因绝经期生理性萎缩或卵巢功能不全的病理性萎缩，脂肪在所有象限中占主导地位、腺叶较薄、高回声基质、呈线形亚毫米级的少量泌乳导管及不可见的小叶。脂肪型乳腺内可见较长的Cooper韧带，其附近区域包括萎缩的TDLUs，该处是发生乳腺良恶性病变最多的部位。传统超声显示一些癌组织被脂肪组织包裹，实际上，这些癌组织是沿着Cooper韧带生长，并由残余的TDLUs形成。由于脂肪和癌组织在超声图像上都表现为低回声，癌组织在没有导管超声检查的情况下很难被检测到。

文献中普遍的观点是：在脂肪型乳腺的患者中，恶性肿瘤不容易被发现，因为恶性肿瘤类似于脂肪组织，具有低回声表现。另外，一些研究者发现脂肪组织在乳房中比在其他部位显示为更低的回声，目前无法解释这一现象[3]。实际上，乳房中的脂肪组织虽然不是从

周围区域的皮下脂肪组织线性勾勒的，但是从乳房的皮下到腋窝、胸部、腹部、上肢和下肢区域都是连续的。在传统超声检查中，脂肪组织图像的误读可能是在检查时所使用的短线性探头显示的是局部区域，从而忽略了乳腺整体的解剖。我们在使用高频探头检查时才显示浅表脂肪组织的回声减低。高频探头具有更好的分辨率，可以放大组织结构，而通常腹部探头的频率和分辨率偏低。另外，皮下脂肪内部细胞体积大、界面回声少，导致回声减低，而较深的脂肪（如腹膜后脂肪），因为细胞体积较小、数量较多（组织内部回声），通常回声增强。肥胖患者的腹膜后脂肪因内部回声与皮下脂肪组织相似，故表现为相对低回声。同样的解释也适用于乳腺脂肪瘤，脂肪瘤有更多的小细胞（脂肪细胞），与正常的皮下组织相比，通常表现为高回声。

此外，通过7 MHz以上的探头，我们可以看到乳腺浅表脂肪有两层：被浅筋膜整体分隔的皮下脂肪层与覆盖真正乳腺即腺体结构的第二脂肪层。在超声扫描时，浅筋膜显示为细的、波动的高回声线，由Cooper韧带的浅表部分组成，该韧带改变倾斜方向，融合在一起时与皮肤平行。

真正的乳腺实质即乳腺导管和乳腺小叶。按照解剖关系，乳腺包含了从乳头向下延伸的导管分支系统（图3-2-3，图3-2-4），分支导管终止于腺泡并聚集成小叶，这些腺泡具有泌乳的潜能。乳腺导管的分支简单而规则，合成乳腺段叶，但分支情况在不同的女性个体中各不相同。一个腺叶包含1~3个主要导管，其二级和三级分支导管以小叶结束。在解剖学和生

理学上，腺叶都被认为是独立的或相互不联系的，其可以在边界处相互交错，而导管分支之间不连接，导管分支最后形成了TDLUs。

超声可以更好地解释乳腺实质与乳头的关系，当液体内容物充足时，导管-壶腹单元得以更好地显示。尽管乳腺造影技术可以提供了主导管的大小及其分支范围，但其管腔限制在0~0.5 mm。尽管高分辨率的探头可准确测量0.4 mm的组织，但M.Teboul描述：仍有不可见的主导管和小叶。实际上，乳腺MRI显示导管节段和小叶的分辨率更低，但我们否定超声对乳腺导管的显示能力（由于X线吸收低），乳腺钼靶不能显示乳腺实质的转换。病变的导管在超声上可被很好地识别，表现为比正常周围小导管分支增宽或增厚，因为既有增生又有扩张的导管使得回声更低。乳腺小叶的大小通常为附近导管的2倍，不管是远离还是相邻的导管，在腺体萎缩时可能体现的不明显。

众所周知，一个乳腺（"复合型乳腺"）包含14~25个腺叶或腺段（"单一乳腺"），这些腺叶像绚丽的花瓣以放射状结构排列于乳头周围。每个腺叶基于一个分支的导管系统，具有一个或多个主导管，汇集来自叶段和亚叶段的导管，这些导管最后延伸到含有腺泡的终末小叶。理论和实践证实，腺叶是独立的且没有腺叶间的吻合，与"病叶"理论一致[4]。有研究者注意到一些罕见的叶段间的吻合，但没有临床意义[5]。尽管缺乏"被膜"或其他解剖边界，其组织学界限在随机小切片中较难判定，但乳腺导管造影证实了这些独立的腺叶。依据T.Tot[4]的说法，位于径向轴的大体切片可以更好地说明这种叶状解剖结构，但不能描述其边界。

在传统的方法中，乳房中"腺体组织"的数量取决于激素活性，并随月经周期波动。这决定了乳腺钼靶检查要在月经周期的第一周进行，因为在黄体期和经前期，乳腺腺体不透光强度增加，需要增加辐射剂量，导致在放射胶片上缺乏对比或解剖细节。目前，我们尚不清楚哪个解剖部分可导致"乳腺组织"月经周期变化，因为其对超声的图像影响较小，几乎所有的超声医师都忽视了这一点。超声对月经周期内的导管-小叶厚度没有显示出任何显著的变化，但是腺体基质可能在月经前期通过摄取液体来增加体积，从而导致乳腺钼靶上出现更大地衰减。受激素影响的腺体基质导致放射线衰减的论点还可通过比较获得，即有大量乳腺基质时，放射线密度增加；缺乏基质而存在如导管-小叶的乳腺实质时，呈"放射线透光"。我们通过导管超声检查证实基质减少，但实质增生。

导管和腺泡内衬有两层上皮：一层是连续性泌乳的立方上皮细胞；另一层是被催产素受体围绕在上皮细胞周围不连续的肌上皮细胞，由基底膜支撑。大多数乳腺疾病影响导管-小叶，而癌起源于内衬在这些分支结构的上皮细胞。因为年轻时，乳腺导管上皮是折叠的，导管壁较厚，类似增生；成年后，导管壁是光滑的，超声用虚拟管腔的界面描绘出管壁，显示为一对规则的、每侧<1 mm的低回声线和中央高回声线。少量导管内液体形成的壁/液二层界面使得超声呈现为"双线征"。这一征象证明了超声对导管的可见性，可视范围与MRI一致。参照Ueno/Tsukuba灰标，正常导管的超

声弹性成像显示平行的软线呈绿色（代表导管壁），轻度扩张导管的中央液体带呈红色，而扩张最明显的导管显示与囊肿相似的"蓝-绿-红"分布（BGR征象）。

通过现代影像学途径可获得不同的乳腺腺叶模型。M.Teboul于1995年提出的最能代表导管超声的模型，D.Amy也支持该模型[6, 7]。在这个模型中，每个呈卵圆形的腺叶在乳头周围呈放射状排列，犹如璀璨的花瓣。乳管从乳头纵行向下，在乳头下方呈轮辐状分布到乳腺周围，乳管逐级分支到末端小管，与末端小管每侧的小叶一起排列构成犹如道路两旁的"树"：一排是朝向探头浅表的小叶；另一排是背向主导管深在的小叶，位置较深的小叶通常体积较小。上述小叶与导管斜行或垂直，因此，起源于小叶的早期纤维腺瘤最初长轴垂直于皮肤，与已知的良性肿块的纵横比正好相反。随着时间的推移，生长的小叶变得倾斜，直至水平，并表现为典型的纤维腺瘤。Cooper韧带轴与导管–小叶轴的相交切面代表了TDLUs的位置，是多数良恶性病变起源的部位（图3-2-7）。

另外，我们还发现其他更复杂的乳腺腺叶径向模型。1984年，Ohuchi等人描述了不同恶性肿瘤的起始部位。在2001—2005年Ichihara和Ohitake等人设想了一个完整的三维网络模型：每个管道系统（腺叶）呈放射状排列，分支模式不规则，整体分布为扇形[5]。这个模型解释了部分导管系统在乳腺的同一区域相互重叠，放射状扫查时在不同平面上可看到这种叠加，只是被腺叶间的脂肪分隔，分支导管分隔腺叶可以解释为什么在不同的腺叶中有多中心

癌。我们可以证明"沿着导管"同一个腺叶的位置，与M.Teboul提出的理论一致，一旦发现了导管的汇合处，就会进一步证实"病叶"理论。实际上，这两种模型是一致的，从技术上讲，沿着导管扫查时，我们总能发现所有扩散的导管肿瘤，因为它们似乎总是向导管内压力最小的方向向心或离心演化。一些恶性肿瘤甚至在没有明显乳头溢液的情况下，通过导管扩张与乳头相连。

总之，在导管超声检查中，主导管从乳头呈放射状延伸到壶腹部/窦处，管腔扩张；在患者处于仰卧位时，主导管平行于胸壁。主导管呈低至等回声的线状结构，直径一般在毫米范围，通常为1~2.5 mm。导管管腔在收缩的导管中可见细的中心回声线，超声波入射到该处（中心高回声线征象）即更好地说明这一点（图3-2-5）。中心高回声线有助于增生的柱状导管、导管内乳头状瘤及呈粉刺或筛状类型（中心高回声线征象不复存在）的导管原位癌的鉴别诊断。当导管腔内包含有少量的液体时，形成一对平行的导管内高回声线，这些高回声线代表导管内液体与导管壁上皮界面（双线征）。在导管内有液体的情况下，我们更容易观察导管内赘生物。放射状与反放射状扫描可以更好地评估导管腔，更容易鉴别微小囊肿与导管扩张。

有些患者的TDLUs可以被识别出来，表现为导管在斜行或垂直方向上的球状、钝形突出的盲端。在导管超声检查中，年轻的小叶增生患者的钝形盲端小叶表现为等回声、卵圆形、直径为2~4 mm，长轴倾斜垂直于输乳管，短轴略大于与之连接的导管。我们使用14 MHz的探

头也无法检测到正常小叶的血管结构，所以与导管–小叶树相连、直径<6 mm的微小结节在二维超声上表现为小叶结构，且没有任何恶性征兆，但当有明确的血流信号时，我们应高度重视（图3-2-6）。

双侧乳腺甚至同一乳腺内的导管–小叶（由微小腺泡组成）的表现各不相同。在导管超声模式中，只要导管–小叶呈正常走行，同一腺叶中形状和大小一致，从一个象限逐渐延伸到另一个象限没有局部管腔扩张、管壁增厚或血流增加，这种表现都被认为在正常范围。一些罕见的病例表现为伴随整个乳腺腺叶的螺旋状导管方向异常，这种假性结节称为"乳腺内乳腺"畸形（图3-2-8，图3-2-9）。

解剖中描述的Cooper韧带是连接胸肌筋膜和深层真皮表面的纤维带，呈拱顶样，穿过腺体后脂肪组织、腺叶结构和皮下脂肪组织，一直延伸到深层真皮表面。这些薄的高回声隔是乳房的支持性纤维带，形成有回声节段的弓形表现，特别是在肥胖患者中，扇贝状的脂肪小叶分布在腺体层的浅部，有时形如假瘤且可触及。实际上，我们只是获得了Cooper韧带的薄层扫描图像，即弯曲的表面在反放射状的交叉切面上表现得像帐篷一样，因其被呈放射状走向的主导管穿过，在腺叶内呈不连续表现（图3-2-10）。

Cooper韧带具有典型的表现，在传统超声检查中被忽略，但在乳腺钼靶检查中得到了很好的展示。Cooper韧带的这种弧形恰好接二连三地穿过腺叶的前后表面、腺体前脂肪层内，形成了这种"帐篷样"或"尖拱式弧样"表现。这些"帐篷样"表现在导管超声中更容易

被看到，其在腺叶的浅表层更大，对于TDLUs的定位很重要[6, 7]。

Cooper韧带的另一个重要作用是与导管超声图像的技术获取有关：当在正交平面上扫描时，Cooper韧带局部声影很像恶性病变或钙化，在这种情况下，我们必须通过改变超声波波束的角度来区分Cooper韧带和病理声影，因为超声波波束的角度改变，病理声影的大小和位置也会相应改变。

此外，Cooper韧带的解剖也包括了其中的细小血管，在正常乳腺的超声检查中扫察不到，但在TDLUs附近血管变粗，随着Cooper韧带的增厚，血管变大，证明了癌症扩散的方式，并解释了癌症在此进展阶段出现皮肤高温反应和"橘皮征"的原因。

乳腺纤维组织在传统超声检查中被描述为"纤维腺体组织"构成的腺体层的有回声成分。这种描述是错误的，有学者认为乳腺纤维组织的表现与激素水平和年龄有关。

在乳腺影像学中，间质被解释为具有纤维性胶原和弹性成分、血管、淋巴管和神经的结缔组织的统称。在细胞生物学中，任何器官的间质都是特定实质的支持组织，其包含可变数量的基质细胞，如成纤维细胞和周细胞。基质细胞和肿瘤细胞之间的相互作用在癌症的生长和进展中是众所周知的，而对于乳腺癌来说，其可以通过增生性反应来说明。间质细胞被认为不会癌变，但在乳腺中存在间质癌。此外，在2006年美国加利福尼亚州的一项关于乳腺癌的研究表明，附近的癌细胞对基质具有显著影响，癌细胞会改变基质的基因表达，而基质数量则会改变蛋白质的分泌量。研究人员认为，

这种关系更好地诠释了乳腺癌的发病过程，且有望为癌前病变的诊断提供依据[8]。

一直以来，人们都认为乳腺癌是一种系统性疾病，但宿主的肿瘤相关成纤维细胞（cancer-associated fibroblasts，CAFs）与上皮恶性肿瘤细胞之间的联系改变了这种看法。CAFs会逐渐改变肿瘤细胞的微环境，进而促进癌症的发生、新生血管的形成、肿瘤侵袭及治疗性抗拒[9]。内皮细胞、巨噬细胞或脂肪细胞等其他基质成分似乎也会影响实质性敏感细胞的微环境。

在研究乳腺基质的过程中，另一个重要方面是研究人员需要找到原发性基质肉瘤（如恶性纤维性组织细胞瘤、梭形细胞肿瘤等）。原发性基质肉瘤是一种罕见的恶性肿瘤，研究人员通常借助活组织检查来确诊。其实，基本没有相关研究得出过与乳腺实质癌的鉴别诊断结果。无创诊断非常重要，因为这决定了医师是否可以通过广泛切除术来治愈这些肉瘤[10]。未来在检查方面，我们应注重与其他影像检查方法对乳腺癌的鉴别。

与传统超声一样，在导管超声检查中，乳腺腺叶的高回声成分与腺体基质密切相关。不同乳腺腺叶的导管-小叶树之间似乎不存在任何联系，因此，乳腺腺叶属于一种形态功能单元，而且只有在肿瘤晚期时，有病的腺叶基质才会扩散到附近的乳腺腺叶。

乳腺腺叶基质的数量通常与激素状况有关，即年轻人的乳腺或哺乳期乳腺的基质较大，这一点证实了乳腺钼靶技术中乳房的高度不透明特征，同时也帮研究人员定义了"致密型乳腺"的医学概念。事实上，正常导管-小叶树在乳腺钼靶技术和层析X线摄影组合中均不明显。

在病理性案例中，高雌激素症和/或雄激素增多症意味着基质异常增厚，而生理性或病理性乳腺腺叶萎缩则可能促使基质急剧减少，在超声中高回声线性形态变薄，在乳腺钼靶中线状浊斑稀疏分布。我们在使用乳腺钼靶检查时发现实质的导管-小叶萎缩和基质保留的病例多发于致密型乳腺中，这一点佐证了上述论点。研究人员借助超声弹性成像完成了基质的FBU扫查，结果表明，基质的硬度远高于导管-小叶薄壁组织，尤其是那些位于致密型乳腺或带有轻微乳房疼痛的乳腺基质；乳腺对激素状况的影像似乎与那些在基质细胞中表达的雌激素受体有关，即纤维腺瘤和良性叶状瘤中的受体密度较高[11]。

胸壁胸肌和下层锯齿状前肌主要位于肋骨和肋间肌的上方。肌肉通常表现为中等灰阶、水平走向的纤维状结构及线状回声带。在检查肿瘤外周浸润和评估乳房植入物的位置和病理状态时，研究人员首先需要确认胸肌（还需注意乳腺癌根治术中的胸肌层），以便及时发现某些术后良性变化（缝线肉芽肿、血清肿和瘢痕）或术后恶性病变（肌内转移）。腋窝淋巴结一般位于胸大肌的外侧缘下方，有时可能会被视作淋巴结切除术后的淋巴结残余。

当我们在短轴上分别扫描软骨或骨段时，无论有无后方声影，肋骨均表现为局灶性卵圆形结构、均质或异质低回声。如将探头方向换成肋软骨的长轴，则肋骨会出现低回声带，胸膜呈现出后方高回声线，胸肌呈现弧形/线状高回声结构。此时，无论是在水平还是正交平面扫描肋骨，我们都会观察到明显的阴影效果。研究人员必须调整病灶区，将后乳腺层和胸壁囊括其中，从而确保扫描整个乳腺结构。

在内乳血管及其病理性附属淋巴结的超声检查中，软骨性胸骨旁肋骨的超声透过性非常明显。作为唯一可行的检查技术，超声可以代替内乳血管的MRI检查，且检查费用比MRI低。

淋巴结

淋巴结可能遍布整个乳房，但很少分布于乳腺内，大多位于外象限的周边区域。一般情况下，研究人员不会在乳房中发现淋巴结，即便发现淋巴结也只存在于单侧乳房。正常的乳房内淋巴结直径<0.5 cm。研究人员可以借助超声、乳腺钼靶、CT或MRI轻松识别乳房内淋巴结的特殊结构，但一般很难发现乳房内淋巴结的病理变化，如炎症或者肿瘤（图3-2-14~图3-2-16）。

在乳腺超声中，我们需要系统地检查腋窝、锁骨上、锁骨下及乳房内的淋巴结。

超声是最佳的淋巴结诊断成像技术之一。在超声检查中，淋巴结表现为中心有回声的椭圆形肿块；有回声部分代表的是髓窦；外围低回声部分代表的是皮质区域；中间部位代表的是淋巴门，整体呈现为肾脏的形状。在超声鉴别诊断过程中，我们需要仔细观察淋巴门的凹口或脂肪沉积。不同患者正常淋巴结的形状、大小和表现不尽相同，同一患者的不同区域、同一淋巴结的不同扫描平面，淋巴结的表现均有所不同。腋窝淋巴结的横轴或短轴正常值为4~8 mm，纵轴最大值为25 mm。通常情况下，

淋巴结皮质比较薄，没有明显的脉管系统。正常的脂肪门是高回声的，小血管可有可无。弹性成像Ueno评为2分，FLR值高达3.00（图3-2-11~图3-2-13）。

正常小淋巴结的异质回声纹理可能与周围的乳腺脂肪组织或腋窝脂肪组织没有区别。通常借助超声或其他影像技术发现的正常淋巴结的数量低于淋巴结切除术后病理检查过程中确定的正常淋巴结数量。良性淋巴结没有任何可见的荚膜或皮质脉管系统，因为正常的皮质只接受朝向淋巴门且微小的输入淋巴管，而髓窦接受输入动脉、输出静脉和较大的输出淋巴干。由于淋巴液速度较慢，研究人员无法借助超声多普勒技术观察到正常的淋巴管。

与病理性淋巴结相比，锁骨下和乳房内正常淋巴结的可见度较低。我们可以通过彩色多普勒寻找乳房内附属淋巴结，该技术较易实施：沿着胸骨侧缘的平行方向、以软骨肋弓作为透声窗进行超声检查，内乳动脉信号可清晰显示（图3-2-17，图3-2-18）。

炎症可使淋巴结增大，但仍保持卵圆形、其短轴与长轴的比率<0.5、皮质与髓质的厚度比<1.0。根据急性、亚急性或慢性淋巴结的不同病理阶段，血流信号可能会增加、正常或减少。在慢性淋巴结炎中，髓质淋巴结的中央部分可能会出现低回声，这一点与良性组织细胞增多症的病理相对应（图3-2-19）。

由于皮质区的增厚和高回声髓质区的进行性限制，恶性转移性或浸润性淋巴结比正常淋巴结凸起更明显，形状更大、更圆，且低回声更均匀。根据超声多普勒检查结果，转移性淋巴结的新生血管出现在增厚的皮质中，而急性

淋巴结炎显示淋巴门的血流增加，且向皮质的离心性发展。目前，超声弹性成像技术主要应用于诊断淋巴结的类型，该成像技术对疑似病例采用Ueno法评估淋巴结增厚的皮质或整个淋巴结，一般评为4或5分（见第四章和第八章第五节）。

在评估恶性肿瘤时，淋巴结的大小并不重要，但当淋巴结的短轴＞1.0 cm时，可疑为恶性肿瘤。当乳腺癌前哨淋巴结的皮质增厚非常明显时，会出现新的外周脉管系统，且脉管系统的硬度增高。在超声多普勒和弹性成像检查中，那些不存在上述异常病变的大量淋巴结被视为正常变异或慢性炎症，如非特异性淋巴结炎、肉瘤状病等。腋窝淋巴结的恶性病变可能与已知的乳腺病变有关，但是当乳腺疑似病变不太明显时，鉴别诊断的难度就会加大（见第八章第五节）。

研究人员通常借助主观定性分析对腺病进行诊断，研究结果不尽相同。当发现任何可疑的或可检测的淋巴结时，我们通常推荐进行活检。CAD促进了超声，尤其是乳腺超声的应用。乳腺病变的表征应包括对附属淋巴结表现的分析。由于测量结果、形状及皮质与髓质比率的巨大变异性，淋巴结的形状难以确定。目前，研究人员已经研发出专属软件以确保CAD的顺利应用，尤其是在乳腺癌的筛选工作中（无论是借助乳腺钼靶还是超声检查）[12]。

血管

通过彩色超声多普勒技术，研究人员可以观察到腋窝乃至整个乳房中的血管。能量多普勒可以更敏感地检测出小血管，故而被视作血管分析的三维采集工具[13]。

一般情况下，在多普勒超声检查过程中，研究人员基本上不会从正常的乳腺中观察到血管。大多数乳晕周围环和少数小血管分布在乳腺腺体以外的脂肪层或乳腺基质中（总在导管外）。在二维超声中，最大血管可能会像导管一样扩张，但这样的血管通常不在放射状方向上而在矢状面。大多数患者的乳晕周围环是可见的，某些血管通到腋窝或内乳动脉（尤其是病理性乳房）。现有的超声设备尚不具备三维/四维超声采集功能（具有很好的分辨力），随着技术的进步，研究人员一定会更充分地了解乳腺血管系统的生理和病理结构。

生理发育期乳腺（如乳房初发育期和哺乳期）或处于病理进展期乳腺（如男性乳房发育症），总会出现丰富的或新生的血管，为鉴别诊断提供有用的征象。

乳腺内血管密度明显弥漫性增加是一种良性变化，既可能是哺乳期乳腺的一种生理变化，也可能是与溢乳相关的高泌乳素血症及哺乳期易发生的急性乳腺炎等病理性改变，其充血症状主要是激素和感染造成的。慢性乳腺炎（导管扩张和慢性浆细胞性乳腺炎）、被细菌感染的乳腺炎均不会对乳腺血管产生显著影响。

癌性乳腺炎最重要的病理性特征是血管的弥漫性增加，超声检查明显可见，在没有发现疑似肿块、缺乏恶性前哨淋巴结的情况下，超声可见的弥漫性增加的血流并没有特异性，但在超声弹性成像检查中发现了具有病理意义的结果，即与良性乳腺炎的结果正好相反（见第八章第四节）。

乳腺腺体内具有血管结构的任何肿块都是病理性的，直径在5 mm以内的累及导管的实性病灶若检测到血流信号，应高度警惕是否为新生血管，此时应该怀疑为恶性肿瘤。这与乳腺MRI诊断标准相对应（图3-2-2），对比增强曲线是最重要的鉴别诊断标准。此外，部分研究人员建议对疑似病例再次行钼靶检查或增加注射碘对比剂的层析检查。

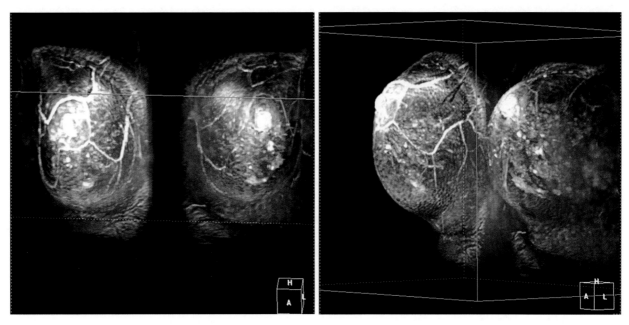

图3-2-2　三维MRI重建显示乳晕周围血管环和从腋下、锁骨下及内乳动脉来源的大量支流血管

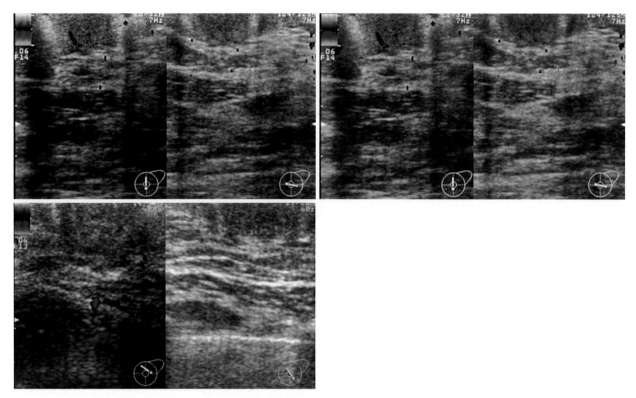

图3-2-3　乳头与乳腺实质通过小筒状安瓿连接，该结构可能排空、扩张或萎缩。乳头没有明显的血管，超声弹性成像Ueno评为4分，需要涂抹大量的耦合剂，采用矢状面和横状面才可完成准确的超声检查

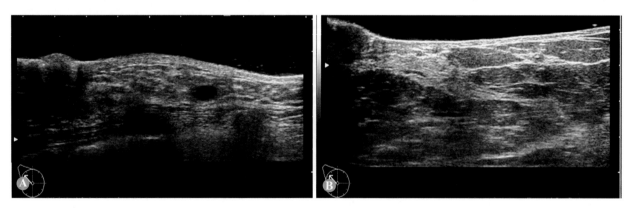

图3-2-4　配有水囊的探头能很好地显示乳头和乳晕，适当减轻探头压力能很好地评估乳晕后方结构，不管乳腺是致密型、脂肪型还是混合型。图A是采用标准的导管超声扫查的乳头

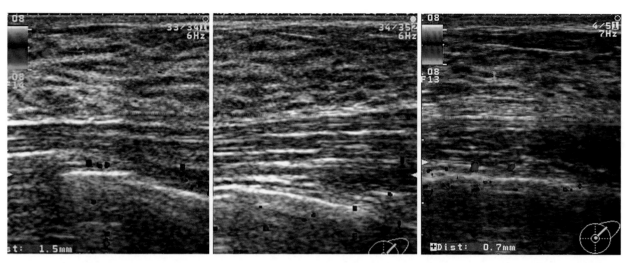

图3-2-5　乳腺导管中央呈线性高回声，代表导管壁间界面，对识别真正的管腔很重要，是正常导管的特殊征象。图中导管横径的测量已经包括了管腔，依据年龄和生理周期变化在0.5~2.5 mm

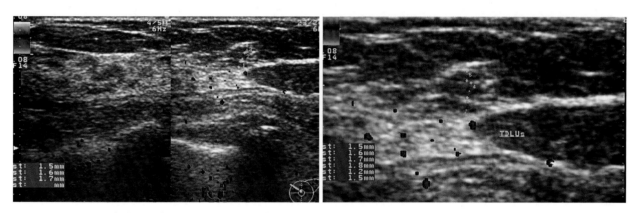

图3-2-6　终末导管-小叶单位系统位于线状穿行的Cooper韧带的拱状穹窿处，其组合许多小叶连接于导管，放大扫描更易看清界限，并可看清位于前面的终末单位系统比后面的大，所以，我们认为乳腺癌最常发生在前面位置

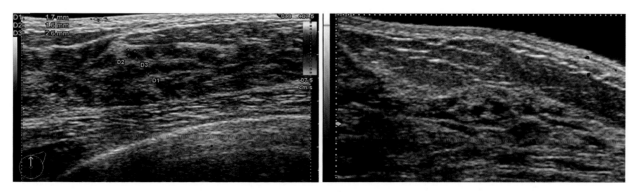

图3-2-7　依据M.Teboul及其支持者所建立模型的腺叶解剖：主导管被小叶包围，像"路边的树"。当实质出现生理或病理性增厚及大量高回声基质时，更容易看到正常结构

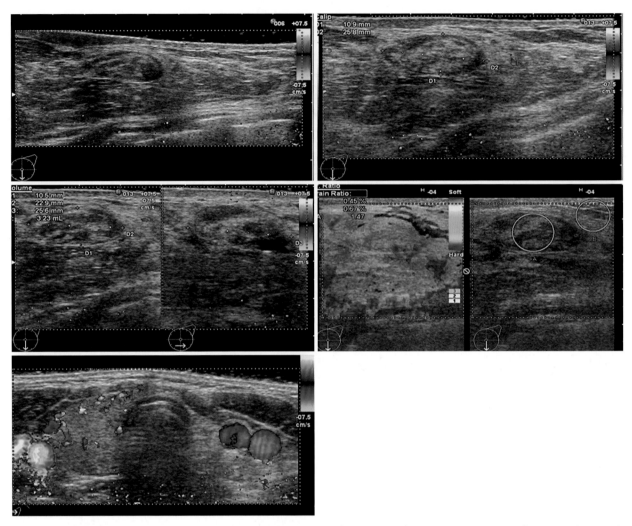

图3-2-8　患者女性，50岁，左乳6：00方向发现肿块。超声显示良性表现；FBU检查显示有个螺形盘旋的腺叶，其内伴有的导管和基质结构与周围乳腺的腺体结构类似，显示"乳腺内乳腺"畸形。该患者患有先天性左甲状腺发育不良，与左乳先天性病理有关

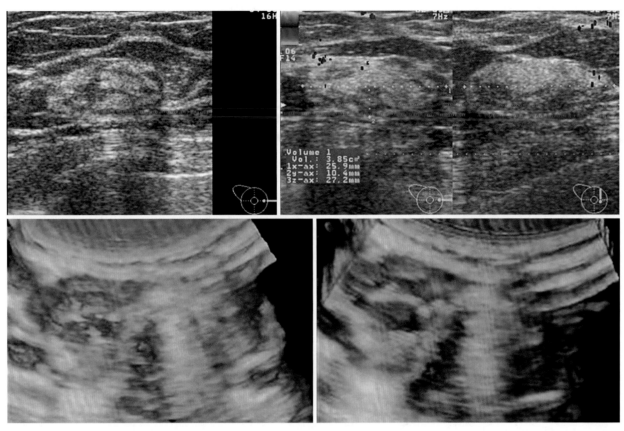

图3-2-9 患者女性，52岁，右乳3：00方向发现"乳腺内乳腺"畸形结构。在二维径向、反径向及四维超声扫描中，我们可见导管呈螺旋状，结构整体呈良性表现

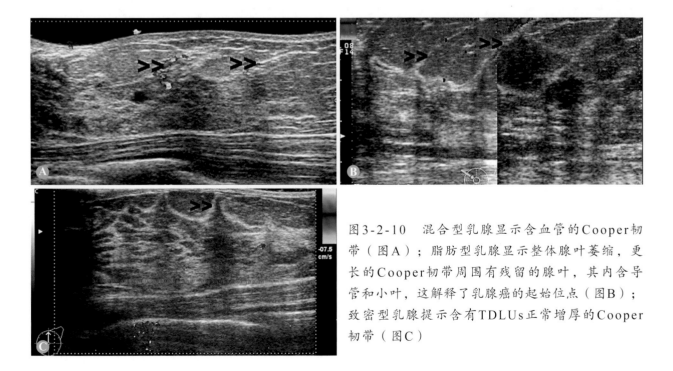

图3-2-10 混合型乳腺显示含血管的Cooper韧带（图A）；脂肪型乳腺显示整体腺叶萎缩，更长的Cooper韧带周围有残留的腺叶，其内含导管和小叶，这解释了乳腺癌的起始位点（图B）；致密型乳腺提示含有TDLUs正常增厚的Cooper韧带（图C）

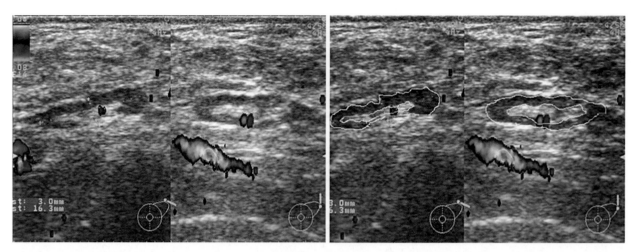

图3-2-11　正常腋窝淋巴结典型超声特征：卵圆形或肾形，髓质呈均质高回声，外周为薄的皮质，淋巴门隔开皮质，并有特征性血管。彩色多普勒超声显示淋巴结动脉呈红色朝向探头，静脉呈蓝色背离探头。调整增益到检测淋巴门最低速度时，很少看到蓝斑伪影

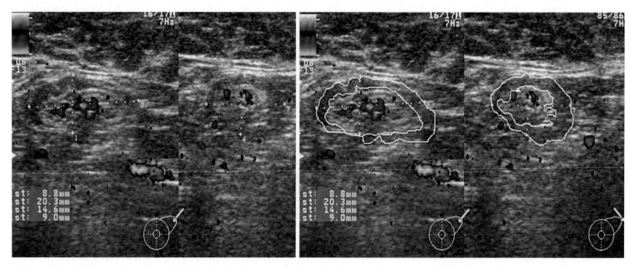

图3-2-12　腋窝淋巴结的良性表现：肾形，短轴＜10 mm，皮质区正常，但淋巴门髓质回声减低处血管增多，提示慢性炎症（良性组织细胞增多）

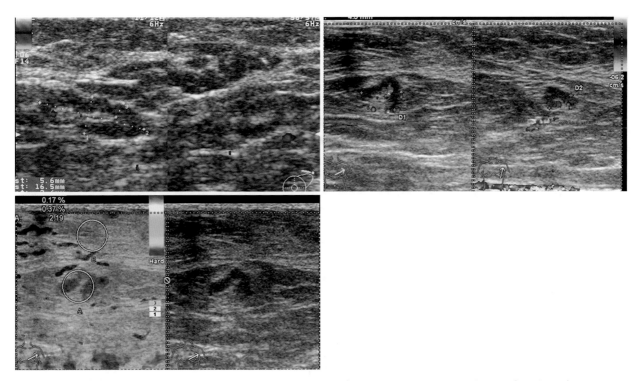

图3-2-13 腋窝正常淋巴结：通常短轴<10 mm，皮质较薄，呈规则的卵圆形或多环轮廓，高回声的淋巴门具有正常的离心血管；良性表现，Ueno评为2分，FLR值较低

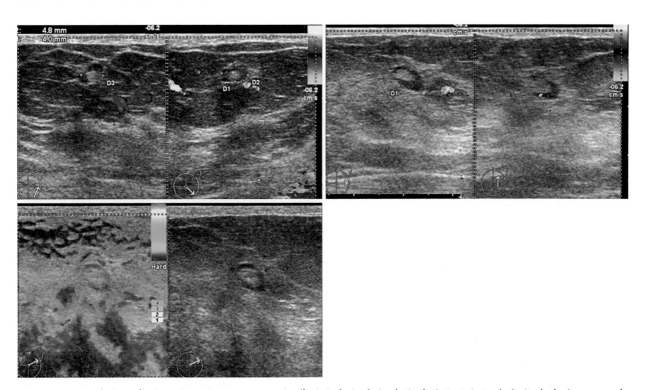

图3-2-14 乳腺内正常淋巴结：位于沿Cooper韧带（上部扫查）腺体前的脂肪组织内或乳腺腺叶TDLUs中（中下游扫查），淋巴结通常个小。第一个淋巴结短轴为5 mm，皮髓质区域完全可分辨，可见偏心性小血管，超声弹性成像检查呈良性，Ueno评为2分（低部扫描）。在没有任何乳腺异常的情况下，乳腺内淋巴结超声BI-RADS评为1类。淋巴门或髓质的脂肪回声与乳腺钼靶的透射影像结构、MRI采集的脂肪信号相对应，但FBU是最完整的检查，不使用任何造影剂，也没有辐射的风险

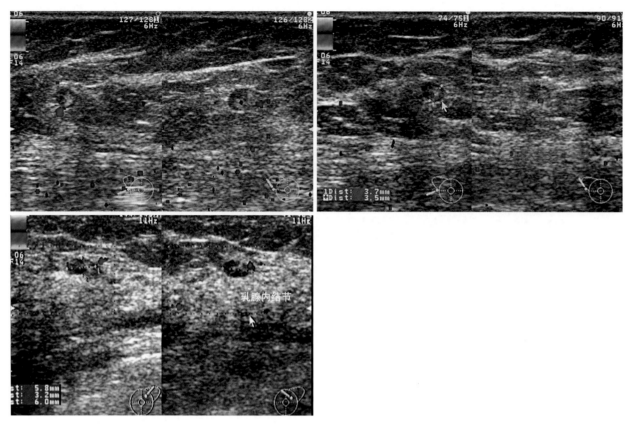

图3-2-15　乳腺内正常肾型淋巴结：通常位于乳腺外周和亚中央区，彩色多普勒可用于检测淋巴门的超声特点，这个特点作为特殊征象用以排除其他乳腺肿块（↑）

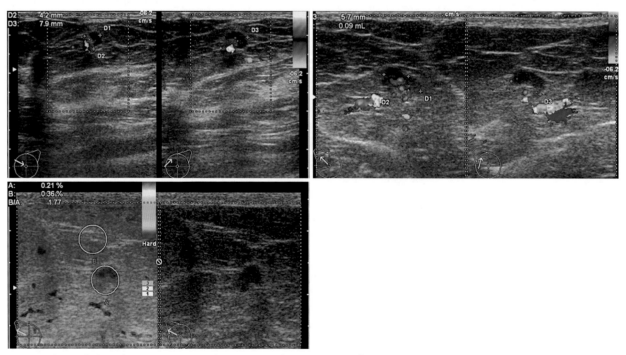

图3-2-16　乳腺内上象限淋巴结：临床少见，尽管皮质呈低回声增厚，但易于在脂肪型乳腺中发现，其血管结构为良性，超声弹性成像Ueno评为2分、FLR值低，符合良性结节。我们应注意皮质偏心的位置恰在主导管或主叶的轴上

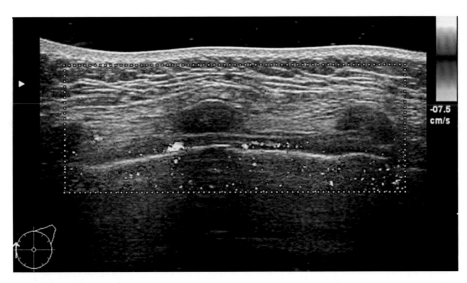

图3-2-17　因肋骨的软骨部分允许超声波穿透，我们容易看到右侧内乳动脉，但无法识别正常的内乳淋巴结，在内象限乳腺癌时除外

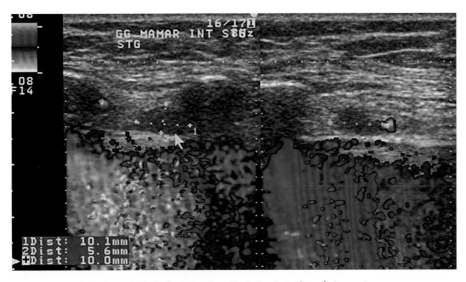

图3-2-18　浸润性小叶癌患者内乳淋巴结肿大（见第八章）

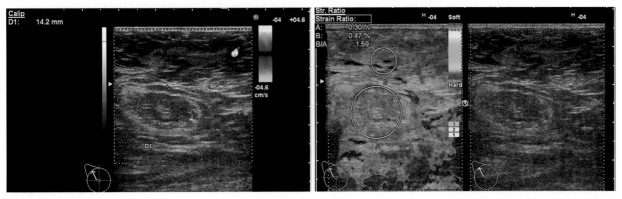

图3-2-19　腋窝底部淋巴结肿大：皮质薄、血管少，但淋巴窦（髓质）中央低回声肿大，通常为良性组织细胞增多症

第三节　正常乳腺解剖与导管超声

一、乳房初长（乳腺芽）

乳房初长指青春期早期乳房发育。导管超声主要用于鉴别诊断占位性病变与正常乳芽。选择配有含水囊的探头或涂抹大量超声耦合剂可以更好地观察乳腺中的表层结构。

在本章开头介绍了DE/FBU中出现的正常发育的乳腺芽，其中DE/FBU与乳腺发育的各个临床阶段密切相关。根据Tanner的研究，乳腺发育的初始阶段，高耸的乳头伴大量细小的乳晕后低回声实质，且出现不连续、不规则的边缘和外周一薄层高回声乳腺基质。鉴于发育中的乳腺经常是不对称的，对侧可以出现更小的乳腺芽，通常没有任何临床主诉，可用于诊断。

到乳腺发育的第三阶段，当乳头-乳晕复合体突出更明显时，乳晕后乳芽增大，周围出现导管分支，分支导管虚拟管腔的中央具有高回声的超声特点。所有分支导管均被高回声基质隔开并被其包围，这样的组成结构对青春期病理性乳腺的鉴别诊断具有重要作用。随着实质组织的发育增厚，导管继续分支，逐渐形成导管树，乳腺腺叶辐射半径拉长、导管组合范围扩大，最终生成可以辨认的乳腺小叶。作为一种标志性特征，基质似乎超过了实质，因此外围高回声区域较大。乳腺发育过程非常活跃，使得血管系统一开始出现在乳晕后区域，接着

在青春期呈放射状发育，在静止期最终成形，直至乳汁分泌阶段再激活（图3-3-1）。

二、年轻致密型乳腺

在乳腺钼靶中，年轻人的致密型乳腺最难检查，但致密型乳腺往往也是最"清晰"且最具有解剖特征的，因而也是最容易用导管超声分析的一种乳腺类型。皮下脂肪组织层被浅筋膜从腺体前脂肪开始分隔（两层浅筋膜非常薄），而腺体后脂肪和叶间脂肪基本不存在。乳腺腺叶较大，出现容易辨认的等回声实质。导管分布不均匀：部分区域含有密集的导管-小叶结构，而其他一些区域基质明显，但不存在任何导管-小叶结构。年轻乳腺最易观察乳腺小叶，此时小叶直径达3~4 mm，导管直径达2~3 mm。在缺乏浅表脂肪的情况下，致密型腺叶像假肿块、可被触及。通过导管超声检查，这些假性肿块可被确定属于正常的腺体解剖结构。在致密型乳腺中，血管系统是正常的。通常，我们使用常规设备可以识别出乳晕周围环，但不太可能观察到最大血管，也无法识别出通到特定区域或实质结构的血管（图3-3-2，图3-3-3）。

部分女性乳腺的致密型可延迟出现，甚至出现在绝经后。患者在接受过激素疗法（避孕药或替代性激素疗法）后，经常呈现为致密型乳腺，在这种情形下，基质得到良好的发育，并有大量可见的导管，但是这些导管比年轻乳腺的导管小，直径通常<1.5 mm，而此类乳腺中的小叶基本观察不到各类发育异常。服用避孕药或接受替代性激素疗法后，女性可能会出现与年龄毫无关系的致密型乳腺，与混合型或

脂肪型绝经期乳腺相比，这种致密型乳腺的癌变风险较高。利用FBU筛查此类癌变风险的患者是可行的，因为钼靶在致密型乳腺中的筛查效果不佳。

三、成年混合型乳腺

正常成年人乳腺通常呈混合的非对称性结构，外上象限包含最大、最长的乳腺腺叶，且按顺时针方向逐渐缩小，并被插入的脂肪组织分隔开来。最小的乳腺腺叶在内下象限被观察到，然后沿12点半方向开始逐渐增大。外象限中的导管直径很大，小叶通常很小，有时甚至难以观察到。延长至腋窝的乳腺腺体通常富含腺体实质，这解释了该区域疼痛的原因。腺体基质的减少造成乳腺腺叶体积缩小，表现为沿主导管的腺叶"收缩"及沿Cooper韧带的腺体结构的延长。由于萎缩的终末导管-小叶单元残留部分包围着这些腺体结构，故而腺体结构可能会出现异常拉长和增厚[14]，这是一种生理性变化，应与真正的Cooper韧带病变（包括上皮增生或促纤维增生的基质反应而产生的肿瘤样增厚）相鉴别。

四、脂肪型乳腺

脂肪型乳腺代表的是乳腺腺叶的生理性退化，表现为绝经前和绝经期女性的脂肪组织逐渐增多。残留的实质组织主要位于乳晕后及外上象限，而其他象限只含有一些较薄的顺着腺叶走行的高回声带，包含萎缩的线状导管及包绕其周围的最小基质[15]。

随着小叶的退化，Cooper韧带周围腺体结构的延长部分明显增加，其内有较长的薄的二级导管及通常不太明显的残留的小叶细胞。这些浸入在脂肪组织中的叶状结构是导管超声检查时所面临的最大挑战，导管超声可以体现导管的连续性，但也诠释了传统超声中误诊的根源所在，即忽视了叶内结构。由于脂肪型乳腺可透过放射线，且可为异常不透明度的监测提供对比依据，故我们可以通过乳腺钼靶来更好地检查此类疾病。

非激素病理性疾病与卵巢机能减退（闭经、激素水平紊乱及月经过少）、长期的激素避孕药治疗有关。40岁以下甚至未满30岁女性的脂肪型乳腺通常会出现异常的腺体萎缩。怀孕期间，上述变化完全颠倒过来，但在大多数情况下，此类女性的哺乳期会缩短（图3-3-4~图3-3-6）。

五、泌乳型乳腺

作为一种生理改变，怀孕期间乳腺在临床和超声上表现为泌乳，孕期前3个月，乳腺的临床和超声变化初具规模，到了孕期最后2个月，临床和超声变化逐渐发展。在生理性哺乳期内，乳腺会发生一些与病理性溢乳相似的特定变化，这一变化可见于患有高泌乳素血症的女性和男性群体中。

围绕泌乳型乳腺开展的导管超声检查的典型发现是导管-小叶体积增大、基质体积缩小及导管周围的血管增加。导管壶腹扩张会随着孕龄及母乳喂养时间间隔的变化而变化。导管内容物通常是透声的，但外周导管的液体可以是等回声或者只表现为中央双高回声。

哺乳期肿胀的乳腺与弥漫性急性乳腺炎在

鉴别诊断上非常困难，除哺乳期乳腺肿胀外，乳腺炎通常还出现皮肤水肿。导管超声是检测深层乳腺囊肿、先前囊肿和实性肿块最有效的办法，因为哺乳期乳腺的密度较高，乳腺钼靶技术没有任何作用，而临床观察和触诊的检查灵敏度差。

溢乳症与生理性哺乳期乳腺的变化相似，但是表达度较低。新生的乳腺血管可以帮助超声医师鉴别诊断乳腺导管扩张和激素性溢乳（图3-3-7~图3-3-10）。

在含有大量腋窝脂肪组织的患者中，正常淋巴结在二维超声中表现较暗，但我们可以通过多普勒超声和弹性成像确定正常淋巴结在整个腋窝中的位置（图3-2-11~图3-2-16）。

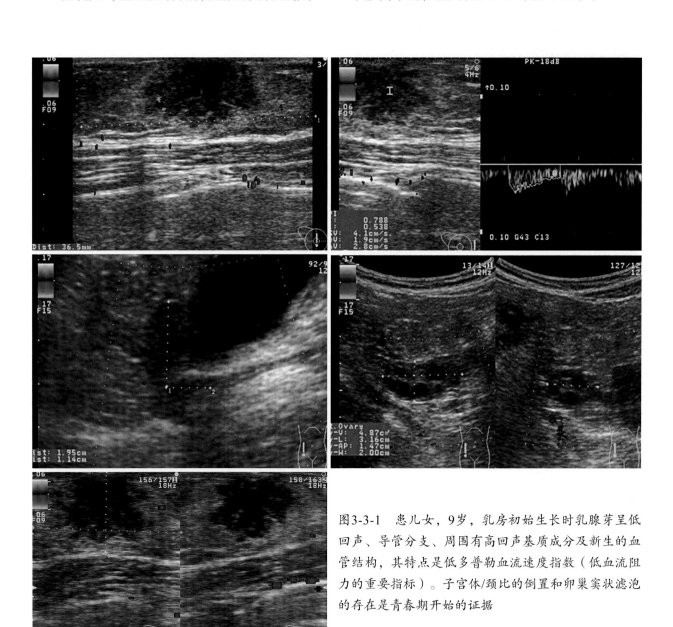

图3-3-1　患儿女，9岁，乳房初始生长时乳腺芽呈低回声、导管分支、周围有高回声基质成分及新生的血管结构，其特点是低多普勒血流速度指数（低血流阻力的重要指标）。子宫体/颈比的倒置和卵巢窦状滤泡的存在是青春期开始的证据

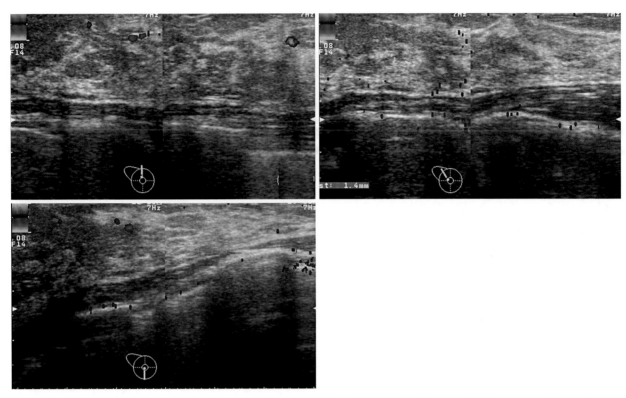

图3-3-2　患者女性，27岁，乳腺致密且邻近有背靠背的导管–小叶，特别是在腺叶的中央部分，伴有很少的基质成分，就像浸润性癌。正常的血管结构和弹性成分在年轻乳腺的导管超声检查中得到确认，但是弥漫性增生和雌激素过多症可以在这个年龄段进行讨论

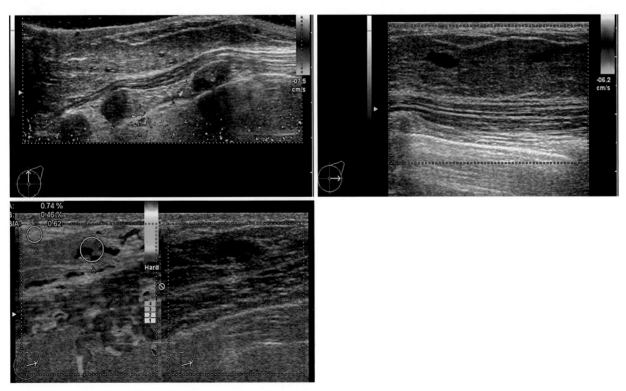

图3-3-3　患者女性，40岁，乳腺实质致密，腺体间质很少，邻近有"背靠背"的导管，与囊性增生有关

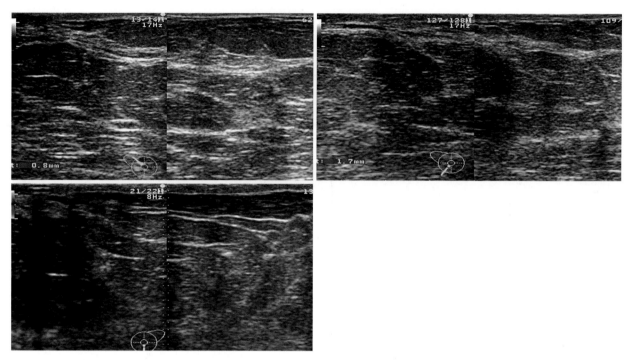

图3-3-4　患者女性，39岁，脂肪型乳腺，整体腺叶萎缩（基质与实质），很少有小导管的扩张，解释了乳头溢液现象的减少和患者描述为"刺痛"的不适现象

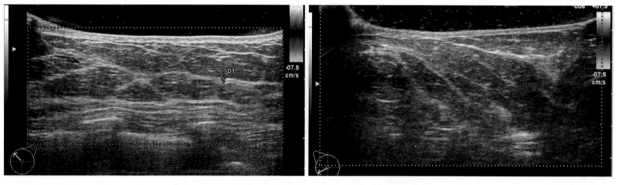

图3-3-5　患者女性，52岁，脂肪型乳腺，腺叶整体萎缩，但清楚地存在被Cooper韧带分段、朝向腺体前、腺体后脂肪组织的局限性的腺叶，仍然可见的主导管证实这是一个腺叶解剖

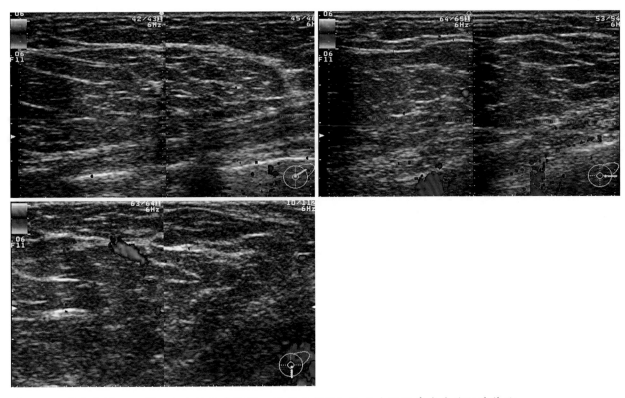

图3-3-6　患者女性，45岁，出血性子宫肌瘤，子宫及卵巢切除后出现乳房疼痛伴乳腺萎缩

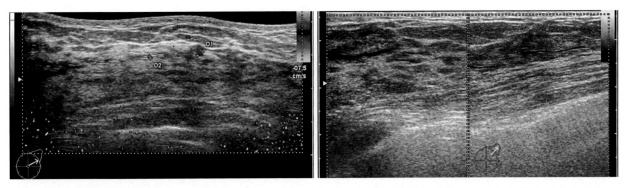

图3-3-7　小导管扩张呈双中心线征：事实上，该征象描述的是导管管壁与流动液体形成的界面，这些液体可以是浆液性、乳汁性、血性或脓性，其密度与透声性、低回声或等回声表现一致。双线征是导管管腔的特殊征象，可显示导管内容物的非侵入性影像，并可测量导管壁的厚度

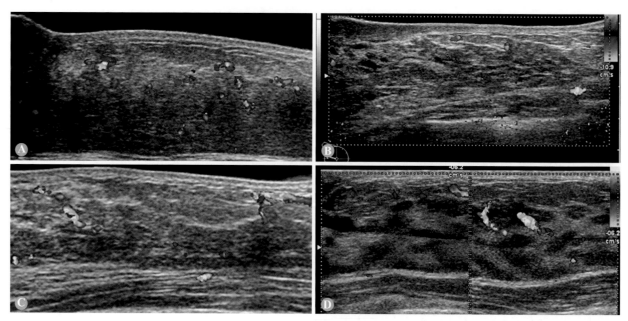

图3-3-8　一位29岁哺乳期患者（图A）、一位35岁产褥期患者（图B）、一位21岁怀孕期患者（图C，图D）：乳腺小叶和授乳管增厚，导管内可包含一些液体（奶性），高回声基质减少，弥漫性充血血管增加

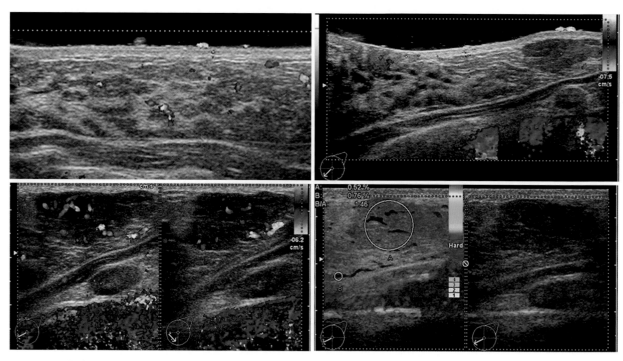

图3-3-9　患者女性，21岁，导管超声在右乳8：00方向显示一个假恶性肿块，但补充弹性成像证实是一个良性小叶增生伴哺乳期女性生理性乳腺高血管特点

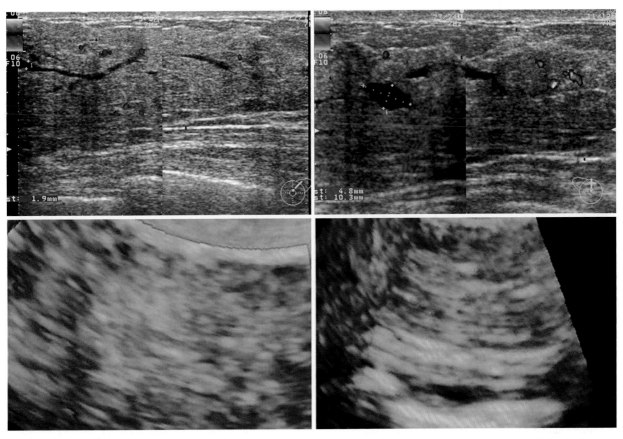

图3-3-10 哺乳期致密型乳腺：脂肪组织和基质减少，小叶和细小导管数量增加，主导管充满液体（奶性），部分主导管可见病理性改变，暂时出现可逆性囊性扩张；四维超声重建对这种致密型乳腺实质很有诊断价值

参考文献

[1] OSBORNE M. Breast development and anatomy. In: Harris JR, Lippman ME, Morrow M, Hellman S (eds) Diseases of the breast, 2nd end[J]. Lippincott-Raven, Philadelphia, 1996, 1-14.

[2] STANHOPE R. Premature Thelarche: clinical follow up and indication for treatment[J]. J Pediatr Endocr Metab, 2000, 13: 827-830.

[3] KOPANS D B. Breast imaging, 3rd edn[J]. Lippincott Williams & Wilkins. Philadelphia, 2007, 121.

[4] TOT T.The theory of the sick breast lobe and the possible consequences[J]. Int J Surg Pathol, 2007, 1: 68-71.

[5] ICHIHARA S, MORITANI S, OHITAKE T, et al. Ductal carcinoma in situ of the breast: the pathological reason for the diversity of its clinical imaging. In: Research and development in breast ultrasound[J]. Springer, Tokyo Ed, 2005, 104-113.

[6] TEBOUL M, HALLIWELL M. Atlas of ultrasound and ductal echography of the breast[J]. Ed. Blackwell Science Inc, 1995.

[7] AMY D. Echographie mammaire: echoanatomie[J]. JL mensuel d'echographie LUS 10: 654-662.

[8] STEFANIE J, THEA T. Breast stromal genes act as early markers of malignancy[J]. Grant#: 8EB-0106, http: //cbcrp.org.127. seekdotnet.com/research/By Award Type1.asp ? mechanism id =38.

[9] MAO Y, KELLER E T, GARFI ELD D H. Stromal cells in tumor microenvironment and breast cancer[J]. Cancer Metastasis Rev 32(1-2): 303-315. doi: 10.1007/s10555-012-9415-3.

[10] MILIARAS D, KONSTANTINIDES E. Malignant fibrous histiocytoma of the breast: a case report[J]. Case Rep Pathol, 2012: 579245.doi: 10.1155/2012/579245.

[11] SAPINO A, BOSCO M, CASSONI P, et al. Estrogen receptor-beta is expressed in stromal cells of fibroadenoma and phyllodes tumors of the breast[J]. Mod Pathol, 2006, 19(4): 599-606.

[12] GEORGESCU V. Clustering of fuzzy shapes by integrating procrustean metrics and full mean shape estimation into K-Means Algorithm. In: Proceedings of the joint 2009 international fuzzy system association world congress and 2009 European Society of fuzzy logic and technology conference[J], Lisbon, 2009, July 20-24; available: psu.edu.

[13] MOON W K, CHANG R-F. Solid breast masses: neural network analysis of 3-D power Doppler ultrasound image features for classification as benign or malignant[J]. Vienna, 2007, B-278, 285. http: //www.myesr.org /html/img/pool/3 ECR 2007 Final Programme web.pdf.

[14] TEBOUL M. Practical ductal echography: guide to intelligent and intelligible ultrasound imaging of the breast[J]. Saned Editors, Madrid, 2003.

[15] AMY D. Lobar ultrasonic breast anatomy. In: Francescatti DS, Silverstein MJ (eds) Breast cancer: a new era in management[J]. © Springer Science + Business Media, New York. doi: 10.1007/978-1-4614-8063-1-4.

第四章

▼ 超声弹性成像与导管超声：乳腺多模超声

第一节 超声弹性成像的定义：采集系统

超声弹性成像基于"恶性组织较良性组织硬"这一原理来测量组织的弹性。 软组织触诊的标准医疗实践是基于对组织静态弹性模量的定性、低分辨地评估。病理学改变常与组织的弹性模量改变相关。触诊是对乳腺进行的第一种诊断方法，早期被希波克拉底（Hippocrates）使用，评估的准确度为60%~65%。Kobayashi早在1977年发表的文章中提出，对探头施加压力后，良恶性组织在静态图像上的表现不同，良性肿瘤表现为后方效应的增强和侧方声影的形成，而恶性肿瘤的压缩性较小且声影增强[1, 2]。

我们认为某些病变可能不具备可以被超声检测出的声波特点，如前列腺肿瘤、肝硬化或者乳腺肿瘤[3, 4]，但我们否认对导管多普勒超声的断言，因为没有在导管超声上检测不到乳腺肿瘤的病例，这证实了导管超声的推行者的意见[5]。当增加超声弹性成像检查后，我们既可以更好地显示可疑异常与其周边组织的差异，又可对恶性风险的特征进行描述。

为了评估弹性值，我们有必要对组织施加外部机械刺激来观察组织内部的形变反应。从原理上，任何高分辨率图像都可用这种模式观察。利用超声来完成弹性成像，是因为超声有几个重要的优点，如实时成像的能力、高分辨率的动态评估（最小能观测到1 μm）、简便、无创及与MRI相比检查费用便宜。

在临床实践中，一些学者将超声弹性成像作为单一的诊断方法，与单独使用超声相比，其准确性令人怀疑[6]。我们仍然建议将弹性成像与导管超声相结合，即使使用常规超声，也可将其作为补充性诊断工具，类似于B超检查时辅以多普勒超声。超声弹性成像只是对组织或肿块进行描述的另一种方法，如边界、内部回声、后方回声效应，将其性能与单独使用超声相比是不合逻辑的，也没有人将多普勒检查单独与二维超声比较。

传统的超声弹性成像，即响应于已知的外部位移而在组织中对轴向应变进行成像的过程，忽略了组织对施加应力响应的多种特性。超声弹性成像使用在轻微压缩组织前后获得的原始超声波，通常用换能器来实现。压缩还可以使用实时超声弹性成像（real-time sonoelastography，RTSE）中的振动来实现。超声弹性成像测量和显示的应变通过在感兴趣区内、各处组织成分尺寸的变化来代表。众所周知，实际应变对比度是由应力分布造成的，而应力分布对应所施行实验的边界环境，使应变图像非定量。此外，这种弹性图像可能会受到组织特性（黏度、孔隙率、各向异性及应力-应变关系的非线性）的影响。在临床应用中，定量成像可以提高区分良恶性肿瘤的能力，并开辟新的应用，如检测治疗的效果和对治疗的反应。它还有望通过减少图像伪影来改善病变可见度和对图像的解读，如乳晕后形成的声影或结节性纤维微囊变中的假微钙化。

目前，我们已经研究了不同的超声弹性成像方法，有些方法正处于开发实践系统阶段。在临床实践中，为了达到实时诊断，我们需要可以高速处理的设备，并且徒手操作超声探头要像常规超声检查一样简便易行。来自德克萨斯州的Ophir等人在2006年的有效消费者反应大会（Efficient Consumer Response，ECR）上提出"美国研究组织弹性15年后的成果"，他们已经构建出一款基于飞利浦成像系统，可生动显示活体乳腺弹性的设备[4]，而在2005年的北美放射学年会（Radiology Society of North America，RSNA）上，断层合成是最重要的乳腺成像发展技术。弹性成像更早被19世纪初来自日本的学者Shiina和Ueno开发，当时他们在构思一款基于扩展组合自相关的徒手组织压缩的实时组织弹性成像系统（组件包括7.5 MHz的探头、超声扫描仪及英特尔奔腾Ⅳ个人处理器）[7]，研究成果于2003年展示出来[8]，并且在日立设备上得到应用和开发。

目前，超声弹性成像有2种类型的可用设备。

• 日立医疗器械公司于2003年完成生产、2004年商业化及投入市场交易的设备，该设备可以使用外部的机械力或者更好的徒手组织加压，日立实时组织弹性成像（HI-RTSE）有2种表现形式：定性和定量超声弹性成像。定性超声弹性成像方法使用的是彩阶，从红色至蓝色，红色代表较软的组织，蓝色代表较硬的正常组织和恶性病灶。这种分级与Ueno（创始人名）或者Tsukuba（大学名，筑波大学）的分类方法是一致的，这种分级方法被认为是最好的评分系统。定量超声弹性成像方法更准确且能计算出应变率比值或者FLR，临界值设为4.7（最大值为5.0），这表示在大部分良性可能性

大的病灶中FLR值较低而恶性病灶的FLR值较高。制造商建议将二维灰阶上显示的病变区域（B区）及正常的脂肪组织区域（A区）来计算应变率比值（B/A），因为在彩色画面时有些良性病灶难以显示。有些超声医师则建议在彩色画面演示时来选择感兴趣区，因为此时病变组织能被更好地描绘出来，尤其是恶性病灶。实际上，这两种方法同时使用时诊断结果是相似的，因为HI-RTSE有操作简单、快速、准确及可复制的特点。

• 西门子设备主要由英国和意大利放射科医师完成试验，并由美国德克萨斯州研究者推广，西门子弹性成像技术使用了一款特殊的软件对相关组织压力进行成像。实际上，组织弹性是在给予"内部压迫"的超声波正向压力后快速测量其形变值来评估的。弹性图像有2种表现弹性值的形式：一种是二维对数灰阶，因其敏感性和分辨率低而较少使用；另一种是彩标，最初与HI-RTSE的色彩是相反的，即紫色代表正常或良性组织而红色代表较硬或恶性组织。目前也有其他的彩阶选择，但普及度不是很高。

最初英国学者研究表明：良性肿瘤不必要穿刺活检的情况已经大幅减少，因为癌旁基质反应正好可以准确定位肿瘤边界，但依此边界的测量导致超声弹性成像高估许多恶性肿瘤的大小，不过这一高估却使得超声弹性成像对于引导外科手术很有价值，可降低再次手术的概率。当以75%的应变或B型模式下的应变比为临界值时，启动西门子设备手动对比应力图像，这一功能有可能将良性病灶活检的比例减

半[10]。不幸的是，该系统未在美国得到广泛应用，它只用于手动的设备研究，原因是在美国更热衷于对乳腺肿块进行穿刺活检，而且制造商主力发展乳腺MRI、全程数字化钼靶、计算机辅助诊断、PET-CT及层析X线摄影组合，这些检查具有操作者独立、费用更高、可用性差及一些不良反应（即使是MRI也可能存在顺磁性增强剂产生的不良反应或者对神经系统有直接的影响）等特点。

因此，超声弹性成像新技术得到了发展，如剪切波弹性成像，该技术于2009年在ECR上由Theragnostic公司在AixplorerTM超声成像系统平台上公开发布。这项技术用千帕（Kpa）来定量测量弹性值，无须依赖操作人员即可获得可重复性的结果，可显示优质的图像质量。

由于厂商之间有各自版权，上述2种主要的弹性成像系统并存。因此，日立设备与BI-RADS分类叠加的组织弹性评分系统（该系统以Tsukuba或Ueno命名）已经被大家熟知，很多学者也肯定了其可行性，所以这种方法在本书中将被重点展示和阐述。在过去的几年里，很多厂家将该标尺和应变率应用于日立设备（如Aloka、Toshiba及General Electric），使其几乎成了标准化的检查技术。

第二节　超声弹性成像的准确性

目前，除了该技术的推广者及其支持者的一些研究外，弹性成像应用于导管超声的研究仍然较少[5, 9, 11, 12]，大多数研究都是针对传统乳腺超声。弹性成像单独应用也很少，即使是

联合传统超声检查其应用仍有限，但这是一场革命性的技术，有着费用相对低廉、无创、可重复、无不良反应、减轻患者情绪负担等优点，所以这种技术可适用于筛查，是最值得推荐的可鉴别软组织良恶性的检查方法，如对乳腺、甲状腺及肌骨的超声检查，或者一些深部器官的检查，如前列腺、肝脏、宫颈及肾脏。

2006年法国学者的一篇文章：*elastography applied in classical US*显示，在各种大小的病灶中，日立技术的经典超声弹性成像的诊断敏感性达80%、特异性为93%、阳性预测值为85.3%及阴性预测值为90.3%[13]。对直径<5 mm的肿块其敏感性最好（达90%），而对直径>10 mm的肿瘤则特异性最佳（达95%）。研究者们也报道了超声弹性成像的假阳性（如乳腺纤维腺病和硬化性腺病）和假阴性（如导管原位癌）。其他的研究结果则支持超声弹性成像避免不必要的穿刺活检，准确度为95%~99%[14]。超声弹性成像鉴别肿块良恶性的准确性仍然存在不确定性，并且有学者指出即使超声弹性成像表明是良性病灶，如有其他征象有恶性嫌疑，很可能仍会进行穿刺活检。我们认为这种怀疑是有失公允的：一方面，超声弹性成像检查的标准化还没有形成，因为采用的是2套系统、2种标度、接受培训的人员少及对该技术的了解少；另一方面，传统乳腺超声中有不合理、传统的及非解剖途经等因素，导致限制了超声弹性成像的发展。

实际上，符合解剖学的乳腺超声检查技术结合病灶的多普勒血流特点及超声弹性成像，可以很准确地预测乳腺恶性肿块。没有任何技术可以充分评估恶性风险，但是多普勒血流特

点结合弹性成像可以使准确性提高到100%。因此，多普勒–弹性成像双重应用于导管超声就呈现出了三位一体的被称为乳腺多模超声，简称为FBU。之前的研究报道最主要的问题在于没有将多普勒血流与弹性成像结合诊断。例如，假阳性的纤维性腺病、纤维微囊变及硬化性腺病在传统超声结合弹性成像检查时呈现为恶性表现，但是在导管超声中表现不同，且这些发育不良性病变血流极少或者缺乏血流，而恶性肿瘤常有新生血管（血管决定了恶性风险特征的增强曲线），且能在彩色多普勒（可与增强MRI相媲美的检查技术）上显示出来。相反，传统超声联合弹性成像的乳腺多模超声所出现的假阴性导管原位癌或小叶原位癌基本上是导管内或导管间的<5 mm的病灶，这些病灶内的血流信号往往增多，才使得这些病灶被怀疑为恶性。在所有的病例中，我们建议使用定量FLR的弹性成像，因为与单独使用定性超声弹性成像相比可以得到更准确的结果。

第三节　超声弹性成像在乳腺多模超声中的应用

在FBU检查中，我们推荐以下步骤。

1. 第一步，探查：使用长线阵探头辐射状扫查整个乳腺（导管超声模式），选择配有水囊的探头并注意所有的异常情况（如左侧3：00方向，右侧12：00方向）。通常，我们认为7~9 cm、7~10 MHz的探头最合适，还兼顾了辐射状扫描的半径和图像合适分辨率的频率。

该技术标准由M.Teboul等人提出，被推荐

用来筛查乳腺癌，比钼靶的敏感性更好。

2. 第二步，超声BI-RADS分类应用到导管超声模式：根据Stavros的诊断标准，对传统二维、三维或四维超声下出现的实性结节或可疑病灶再使用导管超声（辐射状扫查）重复检查，可使用4~5 cm、16 MHz的高频探头，以便提供更好的分辨率，高分辨率导管超声模式扫查是获取导管–小叶树特征和异常超声结果的关键。

检查包括彩色多普勒图像的血流特点，尤其是在辐射状扫查、反辐射状扫查及三维重建中的血流定性分析。

步骤标准化是进行导管超声模式检查和超声BI-RADS分类的需要，使得超声对乳腺良恶性病灶敏感性达到最大化，同时提高超声诊断的特异性。一些厂家生产了6~7 cm中等长度的变频线阵探头，为各种深度提供高分辨率的检查，同时能完成真正意义上的扇形辐射状扫查。这种探头能成功取代上述两种探头，既能很好地评估乳腺腺叶轮辐状半径，又能很好地评估血流和组织硬度。

3. 第三步，软硬度特征：是对之前找到的每个病灶和乳晕后方结构进行超声弹性成像特征的描述。每个病灶的B超和彩色多普勒特征都应该在开始时被描述出来，因为在双幅实时显示超声弹性成像（弹性图和超声灰阶图）时，所给的压力太弱而不能得到很好的超声图像，导致病灶内部回声和病灶边缘区域不能被很好地评估。超声弹性图像的定性分析是在Ueno/Tsukuba评分基础上设立的标准。定量分析则涉及FLR，定量分析方法对操作者依赖性更低，且能将FBU特性提高到90%以上。检查

的同时用高频探头探查前哨淋巴结，检查项目包括超声多普勒和弹性成像。

在大多数学者和我们的经验看来，重复测量后的FLR＜4.70（5.00），该值较高，提示为良性乳腺组织，且与Ueno评为1~3分、BGR征相关；当FLR值为5.00（4.50~6.00）时，难以确定组织结构；恶性肿瘤的Ueno评为4或5分时，FLR值较高，常高达10.00以上，这等同于恶性肿瘤内包含但超声检查时不明显的微钙化或高度纤维组织增生反应。建议评估良性肿瘤时，FLR设定一个区间或者上限值；评估恶性肿瘤时，FLR设定一个最小值，避免设定精确的FLR值。

这一系列操作是运用最广的检查步骤，其有效性被D.Amy及其他推广者证实[9, 15, 16]。

实际上，这一系列操作是合乎逻辑性的，其他系列的操作是不完整的，也会增加误诊风险或强加辅助检查（如病理检查或乳腺MRI检查）。第一步是完整地探查整个乳房；第二步和第三步则对病灶最后的诊断做些补充性的特征描述。两个乳房的整个检查过程，对于培训过的操作者而言，大约花费30分钟；对于患者而言，可在没有任何痛苦的诊断程序后立即得到检查结果和建议，不需要承担任何的等待压力和额外的费用。

要得到最精确的弹性成像结果，我们建议尽可能使用最高频的不使用水囊的探头。我们可以检查各种体积的乳房，但在开始检查时应该采取一样的辐射状扫查方式来发现病灶及建立与病灶的密切关系。在探头或换能器上安装一块很小的压力板，这样容易产生稳定的组织压力，应力场也能被均匀地传输。步进马达式

的压力更好，因为压力方向和超声波束在同一轴向时能对压力做出最好地评估。然而，徒手操作在常规的超声诊断中，需要良好地训练和联合使用Shiina、Ueno进行自动校正，以降低侧向滑移量。徒手操作，即只要轻柔的触碰产生一个很轻的压力即可，因为即使是对很硬的组织进行扫描，压力过猛也会产生应变，以至于提供错误的诊断信息。

下面，我们介绍通过徒手操作以获得超声弹性图像的2种方法[7]。

- 感兴趣区施加一很小的压迫，然后均衡地释放，这种技术对于操作者来说很难训练且存在一定的主观性。

- 对正常乳腺施加细微的1 mm的移动压力，深一点的病灶或更大的乳腺则增加到2 mm；快速压放频率掌握在2~3秒的周期或系列，从而得到实时的超声弹性图。这种方法容易操作和训练，结果也更容易复制。

因为在给组织施压和释放的过程中，应力水平发生改变。Shiina和Ueno计算出了感兴趣区的平均应力分布，将最大值设为平均值的2.5倍，最小值设为0，所以稳定的形变图像不再依赖于压力水平。

在选择了超声弹性成像模式后，我们要根据病灶的大小和乳腺的厚度来选择超声弹性成像的感兴趣区。超声弹性成像显示的是相对应力分布，所以临近的正常乳腺组织也应该包含在感兴趣区内。

- 在深度方向：从皮下组织到胸大肌。

- 在宽度方向：全屏显示。

超声弹性图像的显示需要进行调整，使病灶占据屏幕宽度的1/4或者以内。如果一个病灶＞1/4，我们一定要调到更小的切面。当感兴趣区选择错误时，同一病灶可能会因为感兴趣区的不同而出现不同结果。当感兴趣区选择太小时，病灶会显示为良性（Ueno评为2分）；当感兴趣区选择适当时，病灶则可能显示为典型的恶性病变（Ueno评为4或5分）；若肿块较大，厂家建议将感兴趣区从肿块中央移到边缘，这样我们就能将肿块与周边正常组织做出清晰的对比。

对操作者进行培训是非常有必要的，因为一项错误的技术可能会导致误诊。探头轻放于乳腺表面而不使其发生形变，然后在这个位置最好以2 Hz（每秒往复2次）的频率上下移动探头1~2 mm。我们在进行弹性成像检查时，若探头压力过大，该处正常组织会承受较大的张力，该处的弹性就会降低，形成较硬的肿瘤，并与其评分相当，这样就会导致假阴性结果。探头应该固定于乳腺表面而不发生侧滑，操作者可把小指轻放于乳腺表面来固定探头。当获得了可重复的超声弹性图像时即可认为完成了检查。

第四节　超声弹性成像的显示

探头加压和放松前后产生形变，将前后形变的组织内部回声信号同时测量，便能评估每个点的位移分布，空间位移分布用弹性图像来直观显示。使用结合自相关方法的基本算法，

系统能快速准确地评估应变分布，支持较大动态范围的应变，允许约4 mm的侧滑。组织的硬度用色调来显示，在日立模式下从软到硬逐渐变化的顺序分别为红色、黄色、绿色和蓝色，在其他平台上是可调节的相反的顺序。

因为肿块在应变和B超图像中的范围和边界不一定相同，为了更好地查看，设计了一种方法，即同时显示这两种图像中的对应区域：超声弹性图像叠加于B超图像显示为透明的彩阶，例如，红色代表组织较软而蓝色则代表组织较硬。在双幅的弹性成像模式中，左侧图像显示B超图像，右侧图像显示感兴趣区超声弹性图像叠加于B超图像。我们可以利用该系统核实"流体"（stream）的范围和重复获取图像来测试厂家推荐的指南是否为最佳设置。这样就会形成一种不依赖操作者（在不同的施压范围内并无显著不同）的技术。每台拥有弹性成像作用的超声诊断仪都会有具体的模式来显示其用来获得图像的压力水平。厂家可能会提供自身调节压力的强度且在超出建议标准时做出快速校正。显然，只有获取正确的图像才能被分析和报告。

第五节　超声弹性成像的解读

彩色编码的弹性图像都很相似，但与B超获得的图像不完全重叠，因为这种方法测量的不仅是肿块的弹性值，还会评估肿块对周边组织的影响。例如，对于纤维腺瘤，弹性成像显示为缺失的或模糊的病变；如果是一个小肿块，弹性图像成像区域小于或等于B超图像显

示的范围。相反，对于恶性肿瘤，弹性图像范围则等于（当周边无结缔组织反应性增生浸润时）或大于B超图像显示的范围，中央肿瘤样的深蓝色区域被边缘淡蓝色或晕环所包绕，与癌周恶性肿瘤浸润或癌周结缔组织增生性反应表现一致。

在检查过程中分析双幅实时图像时，我们建议观察弹性成像的图像。因图像分辨率不太好、探头往往被重度推压，这样将导致产生假阴性结果。另一个关键点是回复获得动态图像的记录：如果评分变化则说明一开始时的压力太高或加压运动范围过大，需要重新进行弹性成像的检查；如果获得的乳腺图像在施压的动态图像中显示为同一评分，则操作者的表现是值得肯定的，超声弹性图像也会有较高的诊断价值。

Ueno的评分系统已被广泛应用，在实际工作中很容易识别，特别是与病理相关时，基本可以添加到超声BI-RADS分类中。意大利评分法在该评分系统的基础上进行了改动，但很少被使用。改动后的评分法，1分代表囊性成分，其他分值也有些许不同，但是对诊断没有明显改进。

一、Ueno/Tsukuba命名的弹性成像评分：良性

1分：整个区域显示为和周边组织相同的均匀的绿色（图4-5-1~图4-5-3）。导管超声模式显示出了正常的导管和小叶为黄绿色，Ueno评为1分，轻度扩张的导管壁呈绿色而导管内容表现为红色，同样评为1分。

2分：病灶区域显示为绿、蓝、红相间的马赛克现象（图4-5-4~图4-5-6）。导管超声模式表明包含了实质和间质的不同取样部位的乳腺腺叶Ueno评为2分是比较正常的。正常的前哨淋巴结Ueno评为1或2分。

3分：中间区域为蓝色（较硬），周边部分为绿色（较软），所以病灶在弹性成像上显示的比灰阶图像上要小，多不能排除恶性，常提示纤维腺瘤（图4-5-7）。

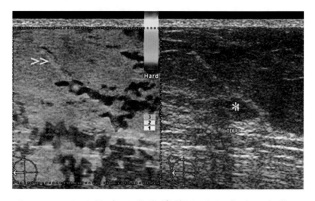

图4-5-1　脂肪较多且伴导管萎缩的乳房弹性成像：很难从脂肪组织中区分出来，Ueno评为1分；在TTDLUs（*）中明显有残余腺体结构和呈长条状的Cooper韧带（＞＞），胸大肌常较硬（超声BI-RADS评为1类）

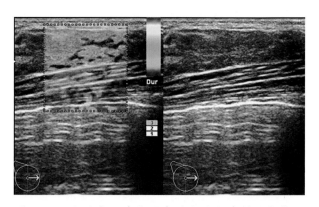

图4-5-2　脂肪少而腺体致密的女性乳房弹性成像：皮下及腺体后方几乎无脂肪组织；导管超声显示为腺体间质减少、与间质邻近呈"背对背"的导管-小叶组织；弹性成像显示为正常的结构——正常的实质，Ueno评为1分（超声BI-RADS评为1类）

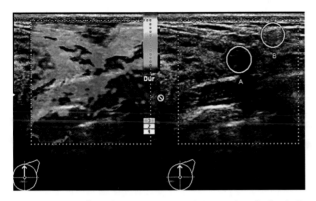

图4-5-3 超声检查发现假恶性肿块，弹性成像是最好的选择：在传统超声检查基础上，导管超声显示可疑病灶，常规超声BI-RADS评为4或5类，Ueno评为1~2分，FLR值很低，高度提示良性病灶，避免了不必要的穿刺活检（超声BI-RADS评为2类）

二、Ueno/Tsukuba命名的弹性成像评分：恶性

4分：整个病灶区域均为蓝色（较硬），与灰阶图像上显示的大小相同；恶性病灶被很好地描绘出来，常为非浸润性的小癌灶或特殊类型的癌灶，如黏液癌或髓质癌（图4-5-8）。

典型的囊内或导管内癌Ueno评为4分，但很有侵袭性，与增长迅速而不发生结缔组织增生反应的非侵袭性的癌灶（Ueno评为4分）相差无异。

5分：整个病灶区域及其周边区域均为蓝色（较硬），所以病灶在弹性成像上显示地更大。这相当于硬癌周边结缔组织增生性反应所形成的淡蓝色晕环，与B超中恶性晕环和后方回声衰减（声影）所呈现的高回声环相对应（图4-5-9）。5分并不都是代表恶性肿瘤，也可代表较硬的组织，如瘢痕、纤维性微小囊肿等，尤其是结节状病变、慢性感染及植入性病理改变等。

无论如何，该评分被认为与BI-RADS分类一致[17]，但我们必须准确地做出最后的超声弹性成像诊断和多普勒特征表现。

另外，对于直径＞5 mm的较大的囊肿有特殊的评分，内部由两层结构组合成一副图像，以蓝色-绿色-红色混合呈现，这是液体的特征性表现，同样的情况还见于脓肿、血肿、血清肿及植入的假体，类似于较大血管的横截面（图4-5-10）。在结节性纤维性微囊性发育异常的病变中，超声无法测量囊肿的液性容积，却可以用独特的弹性成像BGR总和评分来评估，相当于一个囊肿的大小等于聚集成堆的微囊肿的总和（图4-5-11）。有些病例中会出现一个BGR总和评分的复合体（图4-5-12），如较大的发育不良、多房性血肿或水肿、近期较大的瘢痕、感染性囊肿、乳腺囊肿及一些其他良性病变。我们应注意黏液癌是恶性的，但不出现BGR征象。弹性成像作为一种补充性检查方法，正确地使用可以更好地解释多普勒导管超声或者传统超声的表现结果。

尽管有相同理念的研究团队熟悉导管超声检查路径，但Ueno评分系统还是在传统的超声系统内使用。意味着"周围组织"（实际上代表的是周围的间质成分）这些术语会被传统超声诊断医师使用。乳腺实质表现为绿色或红色，而导管-小叶良性增生表现为黄绿色，扩张的小导管中央管状区域出现红色（代表液性区域），周边的血管壁则表现为黄绿色。然而，最大的扩张导管则表现为呈带状的与囊肿类似的BGR征象。

超声弹性成像价值体现在进一步确认高回声乳腺癌（当癌灶被低回声的脂肪组织包绕

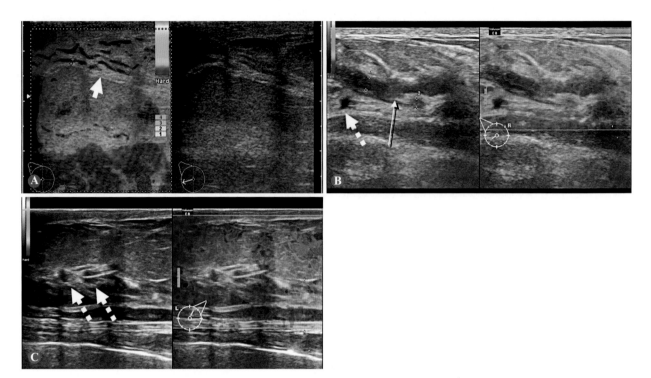

图4-5-4　A.正常质地不均质的乳腺超声弹性成像,伴有较薄、直径<1 mm的导管,Ueno评为1分;B.直径为2.4 mm扩张导管的BGR征象(↑);C.乳腺小叶可能在致密腺体或腺病的年轻成年女性中可见,乳腺腺叶总体Ueno评为2分(⇧)

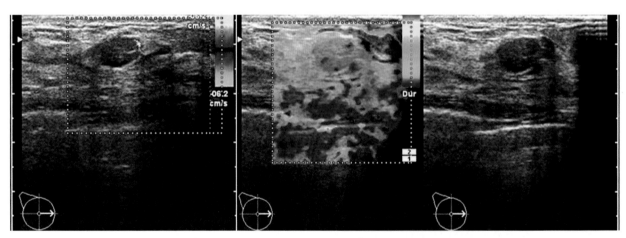

图4-5-5　超声显示为良性肿瘤,周边一根新生血管:Ueno评为2分,由于该肿块在导管超声上与导管树相连,而被高度怀疑为纤维腺瘤(超声BI-RADS评为2类)。对肿瘤内部和邻近小叶通过上述综合检查证实了肿瘤的存在

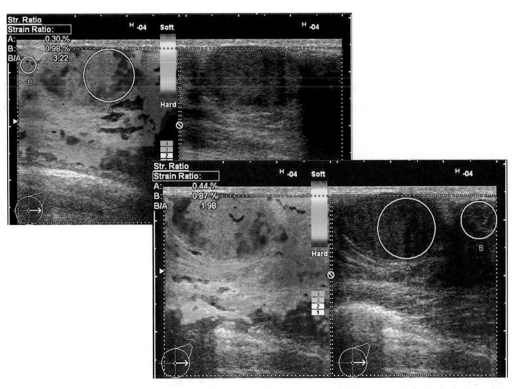

图4-5-6　纤维腺瘤的超声弹性成像：Ueno评为2分，FLR值低，但差异性较大（有差异是由不同的组织取样造成的）

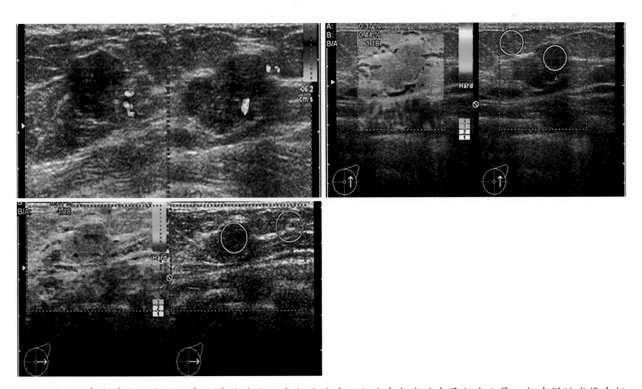

图4-5-7　超声多普勒检查发现有边界的肿块：多分叶的外形和伴有角度的中量新生血管。超声弹性成像在辐射状和反辐射状切面扫查时Ueno均为2分，FLR值较低，提示为良性病变；超声BI-RADS评为3类（结节性纤维微囊性发育不良）

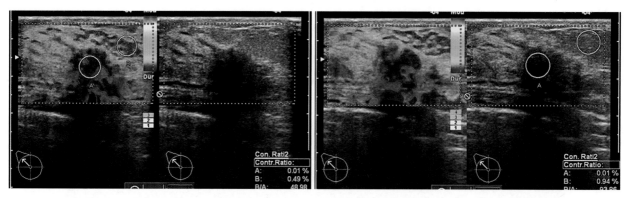

图4-5-8　超声弹性成像显示右乳10：30方向有肿块；导管超声诊断为恶性肿瘤，较大的低回声区、形态不规则、纵横比＞1、周边呈毛刺征、与导管树相连、后方伴明显声影。该区域显示为不均质的弹性图像，主要为蓝色，Ueno评为4分，重复测定FLR值，高达48.98~93.86，一致诊断为恶性肿块（如果多普勒信号显示为恶性特点则超声BI-RADS评为4类）

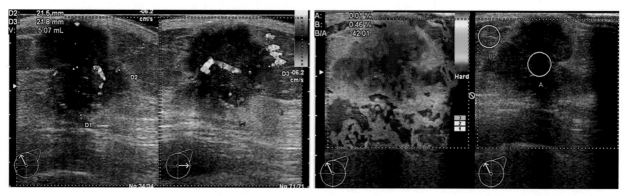

图4-5-9　超声弹性成像显示一例超声多普勒诊断为典型的恶性肿瘤：弹性差，肿瘤内部大部分（深蓝色）、周边（浅蓝色），晕环代表结缔组织增生反应；Ueno评为5分，与超声BI-RADS 5类相关，最终通过FBU做出评估

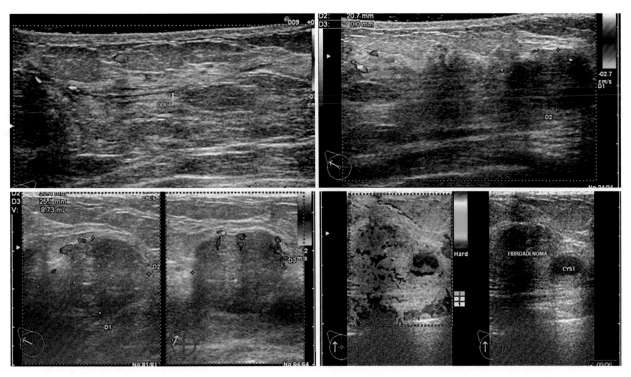

图4-5-10　哺乳期乳腺，伴有导管扩张及血管增多，右乳9：30方向可见一实性肿块；彩色多普勒显示为良性，提示纤维腺瘤；实性肿块Ueno评为2分，临近的囊肿出现BGR征象。2个肿块使用所有可用工具获得了各自更好的特征性表现，代表了FBU评估的优越性

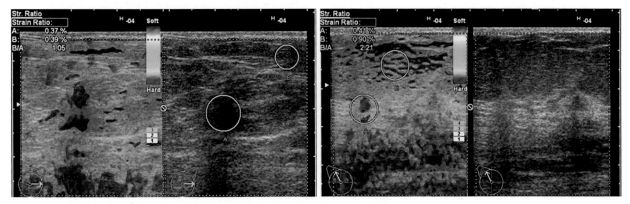

图4-5-11　二维超声显示为假恶性肿块：低回声、纵横比＞1、形态不规则、伴后方声影；超声弹性成像将其从BI-RADS 4或5类变为2类，其内为液性成分；整体FBU的诊断结果是位于终末导管–小叶单位的纤维微囊发育不良

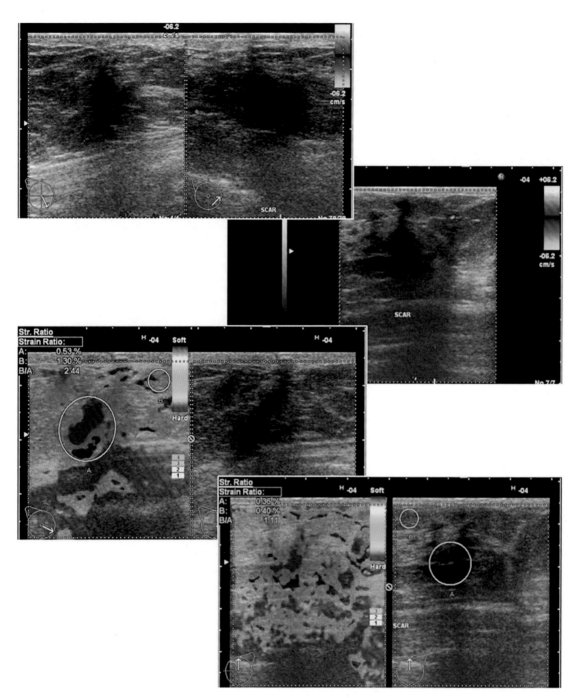

图4-5-12 保乳术后瘢痕，超声上呈假恶性表现，但未见可疑血流信号，呈现复合的BGR征象。FBU诊断为良性瘢痕（超声BI-RADS 2或3类），钼靶难以诊断，MRI检查需要更高的费用

时）或将非恶性、单纯的术后瘢痕与术后局部复发相鉴别。超声弹性成像Ueno评分法把触诊为阴性的导管内癌准确地显示为蓝色，这个意外的发现如同钼靶可发现早期乳腺癌（未见明显肿块而仅靠发现的微钙化）一样。直径在5 mm以内的瘤样增生很容易被超声弹性成像诊断出来。

超声弹性成像的另一个优点是可显示不明确的乳腺癌，如异质性缺乏明确界限的高回声浸润性癌或保乳术后局部复发，这些病变在钼靶和增强MRI曲线上均很难与良性的较大瘢痕相鉴别。

超声弹性成像最重要的方面是能探查到触诊为阴性的非浸润性乳腺癌，这种乳腺癌在常规超声检查中较难发现，用叉状物植入的钼靶或MRI引导穿刺也较难定位且给患者造成痛苦。

厂家设立了一些比较重要的评分规则。

1. 对Ueno评为3、4、5分的，我们应该对肿块的宽度而非深度做出评估。

2. 较大的肿块呈现马赛克状的绿色时，Ueno评为2分。

3. 当压力很难渗透进肿块深部时，则很难获取渗透少的肿块的信息。在这种情况下，我们可以改变声窗但不能高估弹性值。

4. 在深度方向上较模糊：按压速度越快，模糊的情况就越容易发生。

- 肿块临近皮下脂肪层的上部区域。
- 肿块后方临近乳腺后方脂肪层的深部组织。

超声弹性成像一定要正确地重复操作以避免过度诊断。

5. 在乳腺深部的肿块一定要仔细检查。

- 在弹性成像检查时很难得到足够的压力。
- 得到一个好的信号更难（只需要使用光压）。

在这种情况下，弹性成像评分的敏感性就很低，需要灰阶超声和多普勒超声来解释，而传统超声检查的病例用导管超声很容易解释。有时我们通过改变声窗、采用非常规的扫查方法来重复弹性成像的检查，以使肿块处于更表浅的位置。

第六节　超声弹性成像在不可触及的乳腺病变中的应用

评估超声弹性成像的诊断实用性关键在于鉴别触诊阴性病灶的良恶性。

Scaperrotta等人做了一个很有意思的研究，他们对293例BI-RADS 3~5类的触诊为阴性的病灶进行了总结分析，其中病灶直径>2 cm者共278例，在做穿刺活检前用B超和弹性成像进行检查。结果显示，超声弹性成像的表现较超声诊断的效果差，超声弹性成像的敏感性和特异性分别为80%和80.9%，而超声诊断则为87.4%。他们的统计分析结果表明，与单独使用超声诊断相比，超声与超声弹性成像结合没有获得改善，单独使用超声的诊断价值很高。无论如何，他们推荐超声弹性成像作为一种简便、快速及无创性的诊断方法，对于经验不足的放射科医师在用超声诊断评估实性的触诊为阴性的乳腺病灶时有辅助作用，尤其是对BI-RADS 3类肿块的特异性更高（达88.7%）[6]。在此研究中我们能学到什么呢？在比较B超与超声弹性成像的诊断结果时，我们把它们当作不同的诊断手段，而实际上它们却都是一门完整的超声诊断技术的一部分。在用超声诊断病灶时，我们应该结合所有可使用的信息，包括Stavros形态学标准、BI-RADS分类、超声多普勒探查时的血管评估、超声弹性成像时的应力弹性特征等，都是得出最后诊断的必要信息。超声检查中所有的检查信息都是合乎逻辑的，就如钼靶检查中所有的程序一样，使用补充投照视场或放大影像来完成检查。乳腺MRI检查同样也是使用其全部的功能来诊断疾病，不使用补充性的对比增强剂和不完整的曲线优化处理分析。

由于前后矛盾的研究报告、某些国家拥有较好的技术却因信心不足而无法得出正确结论等，超声弹性成像的应用受到限制。我们期待未来能有训练有素的操作者来提高检查质量和改善结果。相反，上述提到的一些研究，我们认为培训检查手法、熟练操作，才能使超声弹性成像成为一个非常有用的工具。

结　论

超声弹性成像可以减少可疑肿块的穿刺活检次数，尤其是对BI-RADS 4类的肿块。从发表的论文评估该技术可以避免25%~40%的不必要的穿刺活检。超声弹性成像的优势在于几乎没有任何的不良反应，而真空辅助乳腺穿刺活检术在1周后有高达94%、3周后有55%的血肿病例，细针针吸活检也有高达60%的血肿或脂肪坏死[18~20]。

单独使用弹性成像诊断良性病变的特异性较低，如纤维性微囊肿性发育不良、术后瘢痕及慢性感染性病灶，但是FBU与MRI相比可提供更好的准确性。FBU检查将会提高超声对乳腺的总体诊断结果，对于乳腺诊断、筛查及引导介入是一个具有挑战性的推荐。与灰阶超声相比，弹性成像能显示更小的良性病灶（Ueno评为3分）或更大的的病灶（Ueno评为5分），所以其不应该被单独用于诊断疾病。

而且，对于Ueno评为5分的恶性肿块，弹性成像显示的肿块更大（包括过渡区或晕环），对于临床施行保乳手术具有指导作用，能使其准确切除到"安全肿块边界"。另一项益处是，淡蓝色的晕环避免忽略病灶的中央而出现穿刺活检呈假阴性的情况。

尽管弹性成像正处于起始阶段，我们对其缺乏深刻的理解、无法掌握所获图像等，所以存在一些误解甚至批评，但这种方法的价值已经得到证实，一些已经公开发表的国际化指南也推荐使用该技术，并与超声BI-RADS联合进行恶性概率评估。另外，弹性成像在肿块的恶性风险定性方面比检查费用昂贵的超声造影更有价值。

参考文献

[1] KOBAYASHY T. Gray-scale echography for breast cancer[J]. Radiology, 1977, 122: 207-214. doi: 10.1148/122.1.207.

[2] HASHIMOTO H, MASUDA S, MIZUTANI M, et al. Lexicon for breast lesions posterior echoes. In 13th international congress on the ultrasonic examination of the breast. InternationalBreast Ultrasound School, 2003[J]. The 10th Meeting of Japan Association of Breast and Thyroid Sonology.

[3] OPHIR J. Elastography: a quantitative method for imaging the elasticity of biological tissues[J]. Ultrason Imaging, 1996, 13: 111-134.

[4] OPHIR J A. Review of theoretical and experimental aspects of imaging the elastic attributes of tissues in vivo. In Research and development in breast ultrasound[J]. Springer, 2005, Tokyo Ed, 3-6.

[5] TEBOUL M. Advantages of Ductal Echography DE over Conventional Breast Investigation in the diagnosis of breast malignancies[J]. Med Ultrason, 2010, 12(1): 32-42.

[6] SCAPERROTTA G, FERRANTI C, COSTA C, et al. Role of sonoelastography in non-palpable breast lesions[J]. Eur Radiol, 2008, 18: 2381-2389.

[7] SHIINA T. Real-time tissue elasticity imaging using the combined autocorrelation method[J]. J Med Ultrasonics, 2002, 29: 119-128.

[8] SHIINA T, UENO E. In vivo breast examination by real-time freehand elasticity imaging system. In 13th international congress on the ultrasonic examination of the breast. International Breast Ultrasound School. The 10th Meeting of Japan Association of Breast and Thyroid Sonology[J]. In Research and development in breast ultrasound, Springer, Tokyo Ed, 2003, 7-15.

[9] AMY D. Introduction & principal of elastography, In 6th Biennale Meeting of the Asian Breast Cancer Society[J]. Hong Kong, 2007.

[10] SVENSSON W E, AMIRAS D G, SHOUSHA S, et al. Elasticity imaging on 234 breast lesions shows that it could halve biopsy rates of benign lesions[J]. Eur Radiol, 2006, 16(supp 1): 213-214.

[11] GEORGESCU A C, ENACHESCU V, BONDARI A, et al. A new concept: the Full Breast Ultrasound in avoiding false negative and false-positive sonographic errors[J]. doi: 10.1594/ecr2011/C-0449.

[12] GEORGESCU A C, ENACHESCU V. The diagnosis of gynecomastia by Doppler ductal ultrasonography: Etiopathogenic, endocrine and imaging correlations[J]. doi: 10.1594/ ecr2010 / C-0420.

[13] TARDIVON A, DELOQNETTE A, LEMERY S, et al. Ultrasound elastography: results of a French multicentric prospective study about 345 breast lesions. ECR; B-344 [online]. http:// posters. webges .com/ e-Poster/poster.php?id=1057&step=2.

[14] LOCATELLI M, RIZZATTO G, ALIANI L, et al. Characterization of breast lesions with real-time Sonoelastography: Results from the Italian multicenter clinical trial[J]. ECR B-271, Vienna, p.285. http://www.myesr.org/html/img/pool/ 3 ECR 2007 Final Programme web.pdf.

[15] AMY D. Lobar ultrasound of the breast. In: Tot T (ed) Breast cancer. © Springer, London Limited. doi: 10.1007/978-1-84996-314-5-8.

[16] GEORGESCU A, BONDARI S, MANDA A, et al. The differential diagnosis between breast cancer and fi bro-micro-cystic dysplasia by full breast ultrasonography - a new approach[J]. ECR Viena, EPOS TM . doi: 10.1594/ecr2012/C-0167, Control Nr #4281.

[17] AMERICAN COLLEGE OF RADIOLOGY. Illustrated breast imaging reporting and data system (BI-RADS): ultrasound. American College of Radiology, Reston, http: //www.acr.org/ departments / stand accred/birads/us assess.

[18] HERTL K, MAROLT-MUSIK M, KOCIJANCIC I, et al. Haematomas after percutaneous vacuum-assisted breast biopsy[J]. Ultraschall Med 30: 33-36.

[19] BAMBER J, COSGROVE D, DIETRICH C F, et al. EFSUMB guidelines and recommendations on the clinical use of ultrasound elastography[J]. Part 1: Basic principles and technology. Ultraschall in der Medizin 34: 169-184. doi: http: //dx.doi.org/ 10.1055/s-0033-1335205.

[20] BARR G R, NAKASHIMA K, AMY D, et al. WFUMB guidelines and recommendations for clinical use of ultrasound elastography: Part 2: Breast[J]. Ultrasound Med Biol, 2015, 41(5): 1148-1160.

第五章

▼ 乳腺多模超声与超声BI-RADS评估

第一节　超声BI-RADS分类的重要性

钼靶用于乳腺筛查和诊断，其检查报告及管理标准化的必要性促成了指南的发布。乳腺钼靶成像报告和数据系统（BI-RADS）对不透光肿块、结构扭曲或钙化的特征性评估得到了改善，最终于1992年被收入美国钼靶质量行为标准（Mammography Quality Standards of Act，MQSA）。钼靶BI-RADS分类被ACR发表并注册，在美国被广泛使用，如今被全世界广泛接受且成为筛查方案中分类和管理的主要工具。实际上，BI-RADS第四版自2003年就开始在临床中使用。

法国词典里的"ACR分类"与ACR造成了混淆，"ACR分类"由法国最高卫生当局和乳腺癌筛查国家委员会采用，改编自BI-RADS分类但又受法国国家筛查方案的影响，旨在限制筛查的不良风险（假阳性和过渡诊断）。

实际上，从2003年（2013年更新）使用的BI-RADS图集中就包含了新内容，包括了关于超声诊断（ACR BI-RADS-US）和MRI（ACR BI-RADS-MRI）部分。ACR BI-RADS-US（2003年版）有助于肿块特征描述、报告的标准化，以及满足患者的关注、病灶特征的统一应用和促进可能的筛查技术的发展[1]。它开启了超声筛查的应用方向，却没有解决超声获取图像的技术标准化，即使是在2013年的版本中同样存在这个问题[2]，使得超声图像的获取方法由M.Teboul及其同事以导管超声扫查的名义进行发展。

传统超声诊断曾致力于对钼靶发现的肿块进行诊断特异性的评估，以避免不必要的穿刺活检。而且，超声需用来发现在钼靶上难以发现的致密型乳腺内隐蔽的乳腺癌，同时用于引导活检。与钼靶引导相比，超声引导有对患者和操作者都更容易。这些均决定了超声诊断作为乳腺癌补充性诊断的地位，却忽视了其在良性肿块中的鉴别诊断意义，且完全忽视了使超声诊断成为有症状的病例诊断或筛查的首选成像方法。然而，超声诊断描述的标准化分组、评估和管理方案的发展势在必行，并且不可避免的将与钼靶的相关方案类似，尽管是不同的物理成像原理（X线吸收定律和超声波反射成像），逻辑上会导致对乳腺肿块有不同的描述，但这种错误的方法仍然存在。此外，在一侧整个乳房的互补平面中的体积放射投影与在超声的截面成像采集之间存在的差异被忽略，它们各具有不同的尺寸、形状、分辨率及乳房结构的精确解剖位置。

钼靶BI-RADS和传统超声BI-RADS评估之间的矛盾在于使用了传统超声，这个观点一直受到质疑，前者是用于整个乳腺的诊断，而后者只针对可视化的病灶而忽略了剩余的乳腺。

美国专家组和国际代表于1998年指定了描述乳房的词汇，超声医师需要适应乳腺超声以更好地区分良恶性，以及使用超声作为治疗手段或引导治疗。其他团体，尤其是日本学者，对超声词典的定义也做出了贡献。通过引进超声词典、超声检查的标准化记录程序（尽管在传统超声的多样性中是不合逻辑且效率低的）及超声BI-RADS评估，旨在减少超声对操作者依赖性的限制，多中心研究不仅对初学者也对专家均有很大意义。

在可能的情况下，乳房钼靶检查的描述语被用于超声检查。这两种不同的诊断方法，基于不同的物理定律、针对不同的目标（体积和组织切面），却给出一些相似的诊断描述，这种混淆在新的超声词汇被全世界学习和接受之前都会一直存在。超声BI-RADS词典的结果并不令人满意，因其导致了超声诊断方法的不准确，而不单纯是用错误的描述语进行了错误的解释。接下来，我们将会呈现这些词汇的价值和局限性。

无论如何，超声BI-RADS分类认可放射学与超声检查技术各自的独特性，如超声中的回声和钼靶中的密度。对于超声诊断而言，肿块的分类主要为：①形状；②边界；③位置；④回声；⑤后方回声特点；⑥乳腺钙化；⑦其他相关特点，包括结构扭曲、导管改变及血管分布；⑧弹性；⑨特殊情况。这些描述术语是由放射科医师在"2001年乳腺影像协会"会议上提出并用来评估的，并且通过kappa统计确定了良好的一致性[3]。缺乏独立超声检查工作者对其内容的贡献，这是关于超声检查的"放射学"观点，甚至在2013年BI-RADS版本中也是如此。

在下文中，将介绍超声BI-RADS第四版的描述术语、类别、相关评估和管理建议。结合日本指南补充的内容，利用FBU进行解读，强调血流价值的双重性（通过多普勒评估）和应变能力价值（通过超声弹性成像评估）。

超声BI-RADS是有价值的、可改进的，其与超声弹性成像的相关性被世界医学生物学超声联合会（World Federation for Ultrasound in Medicine and Biology，WFUMB）所推荐[4]。

第二节 超声诊断的标准

部分日本学者已经废除了"诊断标准"的提法，建议使用术语"超声诊断指南"。通常，没有任何一个特征可以单独用来预测病理的良恶性。将多个特征联合分析才能进行更准确地评估。

确定恶性可能性的传统方法中，最重要的描述术语是"边缘"和"形状"，其次是"生长方向""后方回声特征""内部回声表现"[5~7]。"微钙化"作为钼靶必不可少的描述也在超声的描述中被提到，但在经典的超声检查中没有被提及。

在FBU检查中，确定恶性肿瘤可能性最重要的是多普勒参数定性特征和超声弹性成像，可单独使用多普勒或与弹性成像联合使用。在经典方法中忽视了血管的价值，尽管在病理报告和乳腺MRI上证明了其价值，MRI分析了顺磁性静脉注射造影剂的增强曲线以进行最终评估。超声弹性成像于2006年在维也纳的ECR上正式启动，不同的制造商采用不同的图像获取技术和不同的评分系统，这导致了专家当初对弹性成像应用诊断价值观点的不一致。

评估乳腺病变的标准也得到验证。钼靶上"良性可能"的病变，其可靠的管理建议为短期内随访，因其为恶性的可能性<2%。

在超声与钼靶检查中显示为同级别的良性病变，即使是典型的纤维腺瘤，仍然需要多中心的超声诊断进行验证，但是使用了导管超声时诊断结果得到了显著改善。

导管超声、多普勒和超声弹性成像一体化的新概念尚不为人熟知，但如果没有按照解剖学路径的超声检查、没有结合血管的血流动力学检测、没有进行组织的弹性评估，那么依靠超声完整评估乳腺内或乳房其他部位的病灶特征将是不充分的。

第三节　乳腺病变的词汇

在超声BI-RADS分类词汇中，肿块性和非肿块性病变的分类源自钼靶[8]，但是采用FBU检查，我们将不会再从乳腺分类中发现这种情况。

为了进行系统性分析，我们将病变分成2组。

一、影像学肿块型病变的诊断指南

（一）形状

定义：指从肿瘤的整个图像给出的形状印象。通过肿瘤横切面分类进行评估[9]。

分类：圆形/椭圆形、成角、分叶状及不规则形。

观察：从整个肿瘤给出的形状印象仅取决于观察者的主观判断，但是判断必须要有更客观的参考标准。日本学者提出了规则和成角，恶性肿瘤甚至可以表现为圆形或椭圆形，良性肿瘤也可以表现为不规则形。在传统的乳腺超声检查中这种分类的主要不便在于：超声检查

发现的异常病灶与乳腺的正常实质、导管－小叶没有相关性，所以最终影像上的病变可能不是真正的乳腺病变，而是影像构建的结构。这表明我们不能确信看到了一个真的病变，因为无法对其定位，不知是否累及了腺叶的解剖结构，以至于我们不得不进行活组织检查。作为传统超声的诊断结果，有时无法描述所有病变，有时描述病变为腺叶"外"的肿块，有时甚至漏诊，这就是超声诊断的准确性被否定的原因。

（二）边界/边缘

边界的特征是多方面的。

1. 清晰度：清楚（良性的）或不清楚（恶性的）。

2. 不规则性：光滑（良性的）或粗糙（恶性的）。

3. 晕环：无（良性）或有（恶性，最好行超声弹性成像检查）。

4. 腺体表面：连续的（良性）或中断的（恶性）。

上述情况只是假设，并不是特异性的，但晕环与Ueno 5分相一致。

（三）内部回声

内部回声即肿块内部的回声，用于判断病灶特征是实性还是混合性液体。混合性液体最终可以表现为含液体-液体层次的囊肿，可能具有良性或恶性特征。内部回声的分析如下。

1. 强度（回声水平）：以皮下脂肪组织为对照标准，将肿块的回声水平分为5个等级。

- 无回声（囊肿）。

- 极低回声（硬化性腺病，如髓样癌和恶性淋巴瘤和硬癌）。

- 低回声（纤维腺瘤、乳头状瘤和硬癌）。

- 等回声（纤维腺瘤、黏液癌和脂肪瘤）。

- 高回声（黏液癌、脂膜炎和脂肪瘤）。

2. 均匀性：内部回声均匀（良性）或内部回声不均匀/不均质（恶性），主要根据内部回声分布或纹理规律来判断。

点状高回声作为一个特定描述通常代表钙化，并根据其大小分为3种类型：微细钙化（恶性）、小钙化（恶性）和粗钙化（良性）[10]。我们同意M.Teboul 和D.Amy的观点：微钙化对于描述乳腺肿块的特征在超声诊断中不是很重要，但在钼靶检查中非常重要。超声诊断和MRI不必完全复制钼靶的特征描述，因为诊断有各自不同的标准。然而，MRI通常不能将钙化与其他低信号区分出来，其扫描的层厚通常＞1 mm，故很难扫描出直径在1 mm以内的微钙化。实际上，恶性钙化在超声上可见时已经很大，相比最终被超声可见的"微钙化"，FBU有很多敏感的征象。在超声检查中可见的钙化直径通常＞0.5 mm，且常不伴后方声影，所以图像没有特异性。超声诊断常被用作判断微钙化，表现为不能被钼靶发现的强回声点，但这些强回声点常表现为微小囊后方的微小强回声，有时伴有侧方声影。相反，当我们先用乳腺钼靶再用超声进行补充性检查时，我们也能"认出"真正的微钙化（见第七章）。

（四）后方回声

后方回声作为表现之一间接揭示肿块内的组织特征，取决于病变的衰减。通过比较相同深度的周围回声强度，将后方回声的强度分为4个等级。

1. 增强：囊肿、纤维腺瘤、乳头状瘤、分叶状肿瘤、浸润性导管癌（实性管状型）、髓样癌、黏液性癌、恶性淋巴瘤及囊内癌。

2. 无变化：纤维腺瘤、腺病、浸润性导管癌（导管内乳头状型）。

3. 衰减：瘢痕、硬化性腺病、浸润性导管癌（硬化型）及ILC。

4. 缺失：钙化、陈旧性纤维腺瘤（伴钙化）及硅胶性肉芽肿。

细胞成分较多的肿块或囊性病变后方回声倾向于增强，但内含大量纤维组织或钙化的肿块则倾向于后方回声衰减或缺失。

我们认为周边组织对后方回声的强度有非常重要的影响。如果高回声腺体基质较厚，则后方效应比退化的脂肪型乳腺更明显。在这种情况下，病变、导管与TDLUs的关系是诊断的关键，FBU检查是最佳的证明方法。当后方变化不是很明显时，我们建议适度增加皮肤上的探头压力或更好地使用组织谐波成像来增加后方回声效应。

（五）可压缩性

众所周知，良性病变容易变形，而恶性病变不可压缩。Kobayashi对此进行了主观描述[11~13]，且该描述被最近的超声弹性成像所证实。目前尚不清楚可压缩性被认为是肿块特征描述的原因，而且超声弹性成像具有更客观的特征，但仍被许多学者否定。

（六）血管

一致建议：定性彩色多普勒或等效方法（彩色血流模式）和能量多普勒（单流或双能量）是乳腺病变血管特征表现的检查方法。良性病变血管数量很少或几乎没有，而恶性病变则是多血管分布。与其他部位的肿瘤或组织相比，如子宫内膜、卵巢、子宫动脉或肌肉骨骼的肿瘤，速度测量的定量指标在乳腺的超声诊断中用处不大。更重要的是血管朝向肿瘤方向，良性病变中的血管常在外周呈弓形走行，而向心性血管很少（1~2个血管极）；恶性肿块具有多极的大而曲折的血管和成角插入的动脉血管。任何一个5 mm以内的病灶一旦被超声检查发现任一类型的血管时均应怀疑为恶性病变。

乳腺超声图像标记

通过FBU检查可以立体地显示乳腺病变。因此，超声图像的精确标记定位变得非常重要和系统化，有利于形成不是钼靶的另一种筛查技术，也有助于施行外科手术。我们将介绍被广泛接受的、由众多日本学者推出的系统化标记法[14, 15]。

1. 乳腺肿块的位置标记有4个方面的属性。

- 乳腺侧位：左侧或右侧。
- 乳腺象限：内上象限、内下象限、外上象限、外下象限及乳头下方。

- 轴向采用时钟法（经线）。
- 肿块或病灶距乳头的距离（纬线）。

2. 通过测量以下项目对病变进行定量评估。

肿瘤大小=$a \times b \times c$（mm；cm）　　（5.1）

传统超声图像中，在显示病变最大直径的平面中进行测量：（LDP=最大直径面，A切面）和垂直于LDP的平面（B切面）。

详细的测量过程如下。

（1）在A切面上测量最大径——a线
（2）测量与a线垂直的最大径——c线
（3）在B切面上测量最大径——b线

该肿瘤大小标记如下。

$$V = a \times b \times c$$

在FBU检查中，首先要有条理地扫查病灶的径向平面，测量垂直于胸廓平面的病灶前后径（有时不能使用皮肤的水平面），然后在同一切面径向测量其第二个径线；之后，旋转探头将获得与上述平面相垂直的反径向平面，再测量与上述径向平面的两个径线互相垂直的最大径。这种技术符合逻辑和标准，因此可以重复和后续测量。如果有三个正交直径，几乎所有的现代仪器都会自动计算体积。

纵径/横径比值（D/W）　　（5.2）

在传统超声显示的乳腺病灶的LDP（A切面）上测量纵横比，仅对低回声的肿瘤区域而未对高回声的边缘进行测量。这种技术不精确且不可重复：我们能够意识到这个最大的肿瘤切面伴有主观性的错误（因乳房在胸壁的位置不同而手握探头的滑动压力不同等）。

在FBU中，我们提出在径向或反径向平面测量纵横比，使用乳腺体表标记来精确标注所用的平面位置。我们强调使用最大径，尽量不施加压力，并注意该切面与导管轴的关系。在良性病变中纵横比<1，在恶性病变中则≥1，但从增生小叶发展而来的小纤维腺瘤除外（最初纵向生长，垂直于皮肤和主导管；然后变得更大，将改变倾斜位置的方向；最后，当充分发展时，其长轴与皮肤平行）。

二、影像学非肿块型病变的诊断指南

日本乳腺和甲状腺声学协会（Japan Association of Breast and Thyroid Sonology，JABTS）和日本医学超声学会（Japan Society of Ultrasonics in Medicine，JSUM）对非肿块型病变也有一个诊断指南，该指南与美国指南一致，其中提到"难以识别的病变"可以当作"影像学上肿块性病变"看待，这种病变可以单独存在或者与其他共存[8]。这些指南很少提供非肿块成像病变的特征，但在传统超声诊断中，类似于钼靶检查，有些癌症不是每个人都能观察到。乳腺MRI将病变识别和定位后，超声检查被证实用于描述其特征进而预测恶性风险，因此最初的"非肿块成像"病变在超声检查中是可见的，这表明超声检查不是发现不了某些病变，而是无法满足探测出肿块的技术要求。我们同意D.Amy的观点，在FBU检查中，我们从未发现过"非肿块成像"的病变，因为如果出现一个等于或大于导管-小叶的异常病

变，任何人都能利用FBU进行检查。在导管超声中仍然存在小叶癌和炎性乳腺癌的诊断问题，但是超声弹性成像补充了信息，可以将其与弥漫性增生、感染性乳腺炎进行鉴别（见第八章）。

本次最后提供的指南是有价值的，因为其描述了如导管增厚、导管扩张（包含浆细胞性乳腺炎）、导管内乳头状瘤等病变。然而其仍然会增加乳腺钼靶的不确定性，如结构扭曲（这是乳腺正常组织的扭曲和/或收缩，呈低回声），其特征不同于周围腺体或对侧乳房的相应和低回声区域。这些描述和其他描述都是暂时的，以消除传统乳腺超声检查的假阴性结果，因其不理解乳房结构，所以不能得出准确的诊断结果。例如，不能解释什么是正常组织、乳腺组织代表的是什么、术语"周围腺体"的概念模糊、低回声区域由什么组织形成等。由于不能观察到与乳腺腺叶或与导管-小叶树的相关性，这些非肿块成像病变不能被准确定位。此外，这些病变可形成没有肿块特征的一些图像，在没有三维坐标时仅在平面中可视化，这在传统超声检查中可任意获得，无法与乳腺的对称区域进行比较。

通过FBU检查，我们解释乳腺的解剖。

- 正常乳腺类型的描述：年青型、成年型、脂肪型、混合型、泌乳或分泌型，也必须提到腺体基质和总体血管情况。

- 每个病例对正常导管-小叶的描述，与年龄、月经周期或激素替代治疗、体质因素、营养等有关。

- 与乳腺实质或其他结构有关的异常发

现的描述：位置用钟点及与乳头的距离来标记（即"坐标"）、数目（如多灶性）、与周围结构的密切关系（如Cooper韧带、脂肪层、胸肌、皮肤——在经典的超声指南中没有被详细描述），以及所有已知的病变描述术语（如形状、边界、内部回声、后方回声、血管分布及弹性）。

在FBU检查中，我们将仅使用解剖学或病理学术语，并且始终不使用如"低回声区域"和"边界模糊"等令人困惑的术语。这些图像因操作者不同而具有不可复制的特点，其对临床医师、外科医师或肿瘤科医师而言没有参考价值。

三、超声BI-RADS评估

ACR BI-RADS-US描述了病变的7种评估类别。一类是针对完全没有表现特征的肿块，为了最终评估这类肿块需要进一步影像检查。其他6个评估类别对患者的后续处理有指导意义。

致密型乳腺很难通过钼靶进行诊断，因此腺体密度分类很重要，其关系到辐射剂量和图像的质量，也就表明会影响诊断的准确性。这种模式被转化到超声诊断中，但在超声诊断中我们也提到"致密乳腺"，致密型乳腺中的解剖和病理（描述其为"以腺体为主的乳腺"的术语是不恰当的）比脂肪型乳腺更容易观察，因为恶性肿瘤和大多数良性病变都是接近或是低回声，很难与脂肪层相鉴别。

超声BI-RADS分类有2种密度分类法。

1. 定性描述

- 脂肪为主
- 脂肪伴部分纤维腺体组织
- 不均匀性致密
- 极其致密

2. 用纤维腺体密度占据的体积分数进行定量分析。

- 0~25%
- 26%~50%
- 51%~75%
- 76%~100%

在这两种分类中，评估都是主观的，且有操作者依赖性。所谓的定量评估不是通过测量得到的，也不是超声检查的特性评估，因为可能会对一些区域进行重复扫描，以避免遗漏乳房的其他区域。在所有的病例中，根据象限、不对称性和异质性的不同，扫查结果也不同，内侧乳腺脂肪成分更多而外侧乳腺腺体成分更多。实际上，超声乳腺密度分类是参照乳腺钼靶进行的，后者可通过整个乳房标准化投影、合理的技术、电子参数的采集及钼靶的放射学原理来证明其合理性。

（一）ACR的超声BI-RADS分类（2013年版）

1. 不完整的特征描述

- 0类——需要补充其他成像评估。
  - FBU：检查有怀疑（用于微钙化）时，补充钼靶检查；当超声无法鉴别保乳术后或放疗后的局部复发与瘢痕时，需补充MRI检查；在怀疑多灶或多中心弥漫性小叶癌时需行MRI检查。

2. 完整的特征描述

- 1类——阴性。
  - ACR：乳腺超声检查无任何异常，如肿块、结构扭曲、皮肤改变、微钙化及病理性淋巴结。
  - FBU：乳腺超声检查无任何异常，如肿块、导管扩张、导管–小叶增生、病理性血管或病理性应变、皮肤改变、瘢痕及病理性淋巴结。

- 2类——良性病变。
  - ACR：超声检查未发现可疑病变，但发现良性病变：保守手术治疗后的随访、乳房内的淋巴结（包括1类）、乳房植入物、结构扭曲、油脂性囊肿、脂肪瘤、乳腺囊肿及错构瘤。
  - FBU：我们可以增加没有可疑血管的导管–小叶增生、早熟性萎缩及导管扩张的检出（图5-3-1）。

- 3类——良性病变可能性大。
  - ACR：建议短期内复查而不是活检。存在<2%的恶性风险，包括局限性实性肿块、水平方向的卵圆形肿块，提示纤维腺瘤，伴有不均匀或三个以上的微小分叶，不太复杂的囊肿或成组的微囊（簇状）。
    - FBU：我们可以增加导管内或囊内乳头状瘤、绝经后的女性或激素治

疗后导管–小叶增生，伴有血性乳头溢液的导管扩张，以及乏血供但应变增加的结节性纤维组织发育不良的检出。

- 4类——可疑异常。
  - ACR：建议穿刺活检。癌症风险可变，为4%~94%。较大的风险间隔需要细分为低风险、中等风险和高风险，对应于4a、4b和4c类，包括超声检查没有发现的所有良恶性肿块、分叶状肿瘤和其他可疑发现。在拥有一个或两个恶性肿瘤特征的情况下，我们建议行穿刺活检[16]。
  - FBU：肿块表现为可疑或具有恶性类型的血管，具有临界或可疑超声弹性成像评估，如Ueno评为3或4分，FLR值为4.00~6.00。前哨淋巴结仍处于"良性"状态。

- 5类——高度怀疑恶性。
  - ACR：恶性风险评估超过95%，常规超声检查有Stavros标准表现，或者存在恶性特征的血管，建议活检或立即治疗。
  - FBU：将恶性的典型特征和多普勒新生血管相结合，诊断更准确，Ueno评为5分，FLR>4.70（5.00）。前哨淋巴结可能仍然是"良性"表现或提示有转移，导管内多灶性传播，多中心的可疑发现。小叶癌、炎性乳腺癌均被评估为超声BI-RADS 5类。当对小病灶行外科活检或临时病理检查时，FBU检查更准确，其对超声BI-

RADS评为4和5类的病灶可能避免穿刺活检，而对大的病变可用免疫组化和激素治疗。

- 6类——已做穿刺活检，已确认为恶性

病变。

○ 建议立即采取治疗措施，我们要求超声检查对初始化疗、新辅助放疗或不完全切除后的随访进行评估（图5-3-2）。

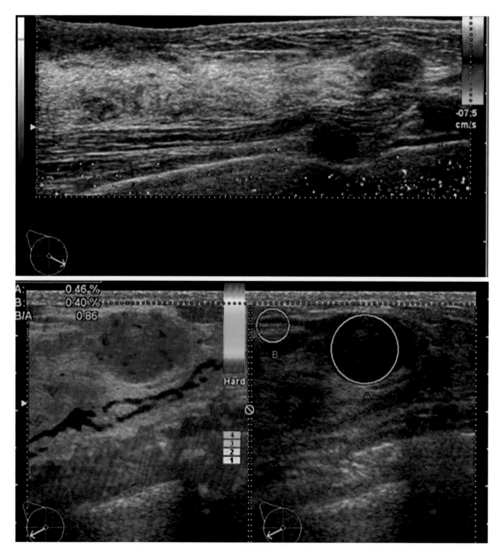

图5-3-1　患者女性，25岁，乳腺良性肿块，无明显血管；Ueno评为2分，超声BI-RADS评为2类

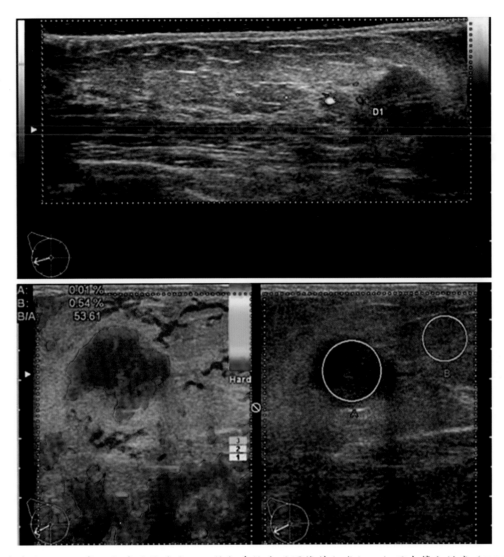

图5-3-2　患者女性，56岁，乳腺恶性肿块。二维超声检查时图像特征类似，但用中等分辨率（7 MHz）的探头扫查时有新生血管；Ueno评为5分，超声BI-RADS评为5类

参考文献

[1] AMERICAN COLLEGE OF RADIOLOGY. Illustrated breast imaging reporting and data system (BI-RADS): ultrasound[J]. American College of Radiology, Reston, http://www.acr.org /deparments/ stand_accred/birads/us_assess.pdf.

[2] D'ORSI C J, SICKLES E A, MENDELSON E B, et al. ACR BI-RADS ® atlas, breast imaging reporting and data system.American College of Radiology, Reston.

[3] MENDELSON E B, BERG W A, MERRITT C R. Toward a standardized breast ultrasound lexicon, BI-RADS: ultrasound[J]. Semin Roentgenol 36(3): 217-225.

[4] BARR G R, NAKASHIMA K, AMY D, et al. WFUMB guidelines and recommendations for clinical use of ultrasound elastography: part 2: breast[J]. Ultrasound Med Biol 41(5): 1148-1160.

[5] MENDELSON E B. BI-RADS® for Ultrasound. 13th international congress on the ultrasonic examination of the breast.International Breast Ultrasound School[J]. The 10th meeting of Japan Association of Breast and Thyroid Sonology.

[6] MENDELSON E B. Ultrasonic diagnostic criteria. 13th international congress on the ultrasonic examination of the breast.International Breast Ultrasound School[J]. The 10th meeting of Japan Association of Breast and Thyroid Sonology.

[7] MENDELSON E B, BAUM J K, BERG W A, et al. Breast imaging reporting and data system BI-RADS: ultrasound, 1st edn[J]. American College of Radiology, Reston.

[8] Diagnostic guidelines for non-mass image forming lesions by Japan Association of Breast and Thyroid Sonology (JABTS) and Japan Society of Ultrasonics in Medicine (Draft). 13th international congress on the ultrasonic examination of the breast.International Breast Ultrasound School[J]. The 10th meeting of Japan Association of Breast and Thyroid Sonology.

[9] WATANABE T, UENO E, ENDO T, et al. Lexicon for breast lesions. Shape. 13th International Congress on the Ultrasonic Examination of the Breast. International Breast Ultrasound School[J]. The 10th meeting of Japan Association of Breast and Thyroid Sonology.

[10] KUBOTA M. Lexicon for breast lesions. Internal echoes. 13th international congress on the ultrasonic examination of the breast.International Breast Ultrasound School[J]. The 10th meeting of Japan Association of Breast and Thyroid Sonology.

[11] HASHIMOTO H, MASUDA S, MIZUTANI M, et al. Lexicon for breast lesions posterior echoes. 13th international congress on the ultrasonic examination of the breast. International Breast Ultrasound School[J]. The 10th meeting of Japan Association of Breast and Thyroid Sonology.

[12] KOBAYASHI T. Clinical ultrasound of the breast[J]. Springer, New York.

[13] KOBAYASHI T. Diagnostic ultrasound in breast cancer: analysis of retrotumorous echo pattern correlated with sonic. attenuation by cancerous connective tissues[J]. J Clin Ultrasound 7(6): 471-479.

[14] KUJIRAOKA Y, UENO E, YOHNO E, et al. Incident angle of the plunging artery of breast tumors. In: Research and development in breast ultrasound[J]. Springer, Tokyo, 72-75.

[15] MIZUTANI M, MORISHIMA I, YASUDA H, et al. Lexicon for breast lesions labeling of breast ultrasonographic images. 13th international congress on the ultrasonic examination of the breast. International Breast Ultrasound School[J]. The 10th meeting of Japan Association of Breast and Thyroid Sonology.

[16] MADJAR H, OHLINGER R, MUNDINGER A, et al. BI-RADS analogue DEGUM Kriterien von Ultraschallbefunden der Brust - Konsensus des Arbeitskreises Mammasonographie der DEGUM[J]. Ultraschall, 2006, Med 27: 374-379.

第六章

▼

乳腺良性病变的乳腺多模超声

第一节　基于Stavros标准的肿块分类：良性、不确定性及恶性

Stavros等人于1995年发表了著名的标志性研究，并制定了实性乳腺肿块的超声诊断描述标准[1]。他们通过不断改进超声检查设备以提供更好的图像分辨率，从而促进超声在临床的应用。他们还证实用超声检查可准确地将一些实性病变诊断为良性，可通过随访复查而无需活检。Stavros使用当时最先进的高分辨率探头和非解剖技术进行检查，通过径向和垂直径向目标平面完成矢状面和横状面的扫描，错误的扫查方式和短线阵探头却不能显示出乳腺的腺叶结构。M.Teboul采用导管超声模式也做了类似的工作，同时发表了所用的技术，但在长达15年的时间里几乎不为人知。因此，超声检查开始主要集中在对可疑区域的评估，这些区域通常被在横向、纵向和随机平面中扫描。Stavros等人提出了一项超声检查的分类方案，前瞻性地将乳腺结节分为：良性、不确定性或恶性。

Stavros等人在1995年发表的文章中，通过超声检查424个良性病灶，其中活检发现仅有2例为恶性，癌症患病率为16.7%的人群的阴性预测值为99.5%。在活检中发现的125个恶性病灶中，有123个病灶被超声诊断分为恶性或不确定性，其敏感性为98.4%。本项工作对超声诊断分类为恶性或不确定的结节，均进行了活检。这项研究证明了在缺乏良好多普勒技术支

持时，乳腺超声检查的价值被广泛忽视。

然而，为什么乳腺超声至今仍不能被接受？超声检查仍然被认为逊色于其他的乳腺检查方法。超声作为备选的检查方法，我们将说明：不确定性肿块在FBU检查中是罕见的，FBU将病变的补充描述术语添加到实际使用的有价值的Stavros标准中[2]，并且作为超声BI-RADS分类评估的依据。

第二节　乳腺良性病变的乳腺多模超声特征

乳腺钼靶发现的许多肿块需要活检以确定良恶性。Taylor等人于2002年报道，在恶性肿瘤患病率为31%的人群中，超声诊断联合钼靶检查将特异性从51%提高到66%[3]。这种改善可以显著降低良性病变的活检率。

根据Stavros标准，被分为良性的结节必须没有恶性特征，此外，还必须满足以下3种良性特征组合之一。

- 强烈均匀的高回声
- 椭圆形、横径大于纵径（平行生长）及薄的有回声被膜
- 2个或3个轻微的分叶和一层薄的有回声被膜

当结节没有恶性特征、没有上述所列的3种良性特征组合时，则默认为不确定性。

根据Stavros标准，被归类为恶性的结节需要具有以下特征。

- 毛刺轮廓
- 纵横比＞1（非平行生长）
- 显著低回声
- 边缘成角
- 后方声影
- 点状钙化
- 导管扩张
- 分支状态
- 微分叶状

许多良性乳腺疾病在超声上都不具有特异性。然而，一些肿块如单纯囊肿、皮脂腺囊肿和乳内淋巴结等具有特征性表现，我们建议作为一种特异性诊断。几乎所有高回声肿块都是良性的。

当复杂囊肿或扩张导管内容物显示彩色多普勒血流时，这些是由实体组织而不仅是碎片或血凝块组成。然而，我们已经看到实性肿瘤在彩色多普勒成像中缺乏血流，这时假设其为良性肿块，利用敏感的超声仪器和高频探头可能会改变血管的显示程度。一些研究者回顾了彩色多普勒或增强多普勒超声区分良恶性病变的能力，结果变数较大。不幸的是，多普勒超声通常不用于乳腺实性肿块的良恶性鉴别。当传统超声偶然诊断出病变时，肿块和小叶解剖结构的相关性较低，多普勒特征没有得到系统的应用，并且大多数超声检查者没有使用超声弹性成像，所以超声检查的敏感性和特异性在不同的国家和地区存在很大的差异。

基于由Stavros提出的BI-RADS分类标准，结合良性病变的特征，我们对导管超声、超声多普勒及FBU进行探讨。

第三节　乳腺囊肿与纤维囊性发育不良

乳腺囊肿可以发生于任何年龄，通常发生在30~50岁。超声是一种理想的非侵入性的检查方法，可用于区分囊实性肿块。

我们介绍以下2种病原学类型的囊肿。

- 小叶腺泡扩张引起的囊肿扫描时呈圆形或卵圆形，这被认为是通向小叶的导管阻塞或液体分泌和再吸收的不平衡造成的。而我们认为囊肿大小和局部敏感性（乳房疼痛）依赖于月经周期（月经前增加）和激素替代疗法。一些小叶囊肿彼此连通、一些残余的管壁与不完整的分隔相似，或者直径＜1 mm的微囊被纤维组织包裹得很像实性结节。

- 其他囊肿由导管本身发生，其体积较大、多呈卵形、长轴平行于皮肤，且有可见的乳腺管。乳管壶腹部的囊性扩张是一种特殊类型，具有特定的乳晕后位置，有时可与导管连通。最有价值的论点是，在导管超声引导下行细针穿刺抽吸，单纯的导管囊肿部分随着内容物被抽吸后塌陷，从而恢复管道的形状。

乳腺囊肿的典型超声表现是具有完整包膜、边界清晰、通常无回声和无血管结构、后方回声增强及有侧后方声影（即Kobayashi良性征象）[4]。

当乳腺囊肿含有蛋白碎片时，会出现有回声表现，类似"实性"病灶，特别是在乳腺感染或溢乳的情况下。在慢性乳腺炎中，没有显著的血流信号。但在急性乳腺炎中，乳腺囊肿周边可能存在不完整的血管晕，与炎性和皮肤水肿有关。

部分乳腺囊肿因囊内增生而表现为有回声结构，形成可见的轴向或放射状血管，以导管内乳头状瘤为代表，其他囊肿可能含有不完整的分隔，这是由一定数量小叶囊肿的不完全融合导致的。较大的囊肿通过腺泡的"迅速相聚"形成，伴随小叶特有基质的融解，因此不完整的隔膜实际上并非新生组织，而代表的是组织不完全的再吸收，这些结构和分隔是良性上皮所为。尽管命名为"复杂性囊肿"是不合理的，但由于上述原因通常这样描述（这样的情况类似对卵巢囊肿的描述）。

真正复杂性囊肿呈囊壁高回声增厚、边界模糊不清或边缘向外伸入到周围实质、内部异质的低水平回声、厚的隔膜或内部存在实性成分，这些特征提升了恶性肿瘤的可疑性。在这些病例中广泛推荐使用抽吸或活组织检查进行干预，但我们认为在导管超声中加入多普勒超声和/或超声造影剂来增强对血管的研究可以避免不必要的活检。此外，通过超声弹性成像评估硬度可以将具有复杂BGR征象的感染性囊肿与Ueno评为4或5分的囊内癌区分开。囊肿的致密含量可能代表乳状分泌物的慢性感染，通常由腐生菌、致病性葡萄球菌、链球菌或其他细菌（如大肠杆菌、白色念珠菌或几种菌群组合）导致[5]。这些慢性感染虽然被低估，但囊性抽吸获得的病理细胞学结果通常证实：最后进行了不必要的手术治疗。因此，当根据抗菌谱进行感染治疗时，结果证明是一个良性病

变。此外，许多病例同时出现囊肿和导管扩张，并伴有致病菌引起乳头糜烂和溢液（见第六章第九节）。

在FBU检查中，囊肿位于腺叶的周边，通常在TDLUs区域，起源于小叶腺泡或腺叶的中央区域，由管道的节段性扩张或直接由导管壶腹扩张形成。囊肿的位置非常重要，因为在发现外周囊肿时，我们必须通过检查整个腺叶以找到其他囊肿，基于T. Tot的"病叶"理论[6]，即使病变位于不同的径向平面，我们也可以很容易通过导管树的细小分支显示囊肿之间的连接，这些小分支引流至中心轴主导管，其路径朝向乳头。有许多病例在相同的腺叶或不同的腺叶中出现与导管扩张相关的囊肿，没有显著的血管系统，通常与慢性乳腺炎有关（见第六章第九节）。

超声可以诊断出无并发症的囊肿，准确率接近100%。Kobayashi所描述的后方效应，以侧方声影、后方回声增强表示，与囊肿大小、囊内容物及其充溢程度表现相似。当肿块仅为几毫米或位置深在（特别是在胸壁附近）时，后方回声增强可能较弱，但使用THI技术进行对比增强很有用。小囊肿，尤其是结节性纤维囊性病变，表现为0.5~1.0 mm的小高回声灶，没有明显的后方效应，超声上可被误诊为钙化。此外，在超声上观察到的微钙化对于恶性肿瘤而言太大，但对于后方回声增强而言太小。对于这种情况，有良好分辨率的高频探头的超声、弹性成像、THI技术及四维超声技术的FBU检查可以进行鉴别诊断（见第七章）。

有一种特殊的囊性发育不良是勒克吕病（Reclus disease），呈现出扩展倾向的病变，

部分研究人员认为其具有恶性风险。这种发育异常代表遗传性疾病，可能与获得性病因-致病性因素相关，恶性风险与非勒克吕病例类似。事实上，囊肿并不是真正的癌前病变。因为囊性疾病是最常见的发育不良，大约见于2/3的病例[7]，而被错误地归到乳腺癌风险中，所以，其与乳腺癌的关系最常见（根据统计加权平均值）。

纤维微囊性疾病的结节形式可能在钼靶、导管超声，甚至超声弹性成像上与乳腺癌类似，但它的缺血管特点表明疾病进展缓慢、可以随访观察、避免不必要的活检。对于结节形式的纤维微囊性发育不良，超声弹性成像的评分必须用复合BGR征象来完成，该征象呈现了与单纯较大囊肿相似的弹性图或复合BGR征象，该复合征象体现的病灶可表现为组合的、多发的或单独的小BGR征象，类似于复杂性囊肿、血肿及坏死等[7]。

根据壁厚和大小，钙化囊肿表现为"蛋壳样"病变，有或无后方声影。然而，在钼靶检查中观察到的腺泡细小钙化可能在FBU模式中被忽略。

良性囊肿外周新生血管与Ueno评为4分的情况不一致，中–高FLR值（3.20~11.57），可疑为恶性，乳腺钼靶表现对应超声BI-RADS 4类。多普勒超声和实时超声弹性成像之间的不一致是纤维微囊性发育不良的特征性表现（图6-3-1~图6-3-28）。

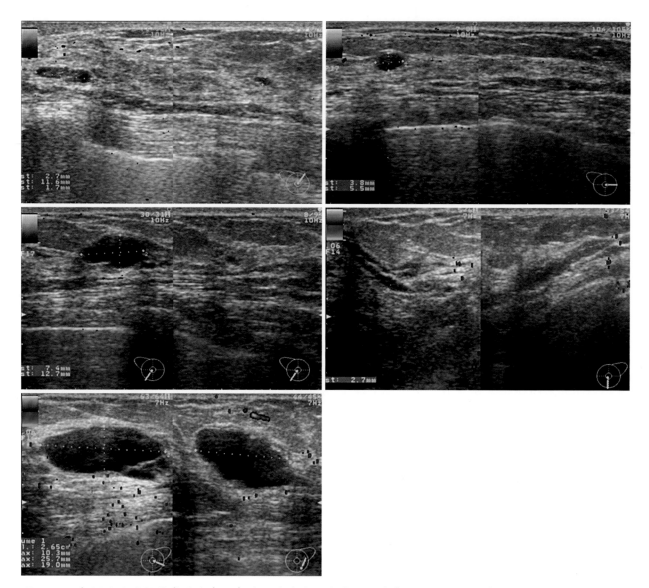

图6-3-1　本例呈现的纤维囊性发育不良是一种连续性疾病,从导管扩张、小叶微囊增大、假性分隔囊肿形成。没有出现可见的血管异常,小叶结构得以保留。该疾病通常是双侧不对称的,可能与导管扩张或小叶增生有关。月经前期,囊肿较大,可能会出现乳房疼痛;月经后期,囊肿可能不可触及

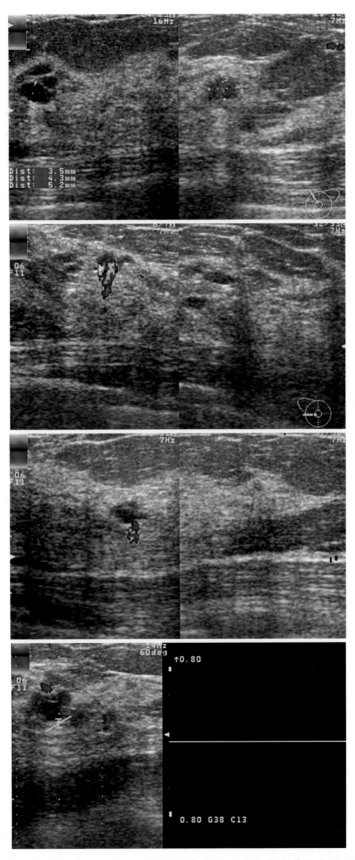

图6-3-2 患者女性，38岁，导管超声显示簇状纤维性微囊变和后方彩色多普勒导致的闪烁伪影，其与真正血管的鉴别诊断很重要

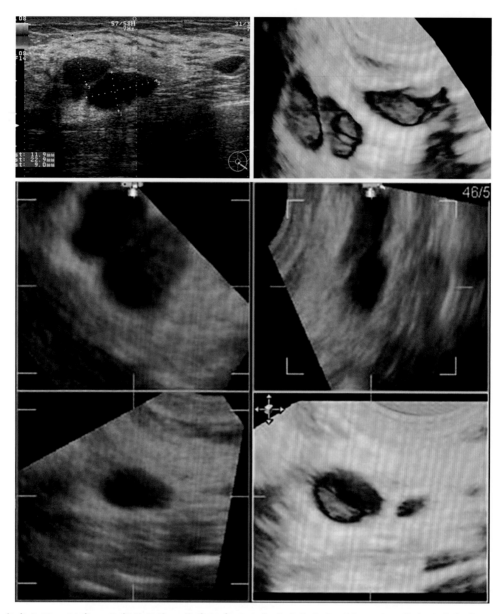

图6-3-3　患者女性，28岁，致密型乳腺。导管超声显示囊肿的大小和形状不同，最大的内部有假性分隔，实际代表更小切线位置病变的真正囊壁。三维或四维超声可用于复杂性囊肿的鉴别诊断。实时多普勒能够显示出小型浮游颗粒形成的"暴风雪"征或"降雨"征

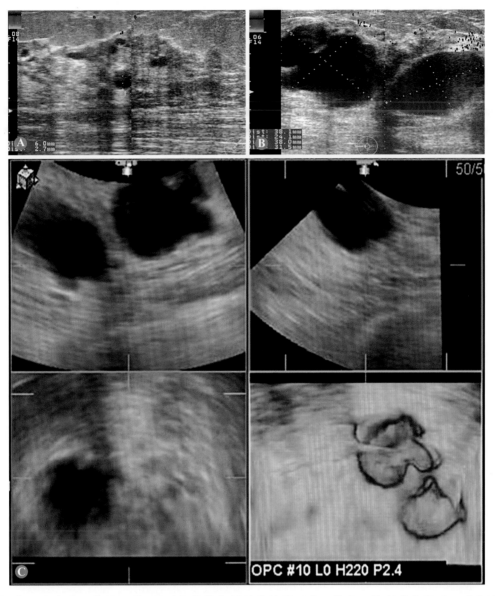

图6-3-4　与图6-3-3为同一病例，图C的形状很像分隔的囊肿壁，在二维和四维超声上显示一对彼连囊肿的囊壁边缘

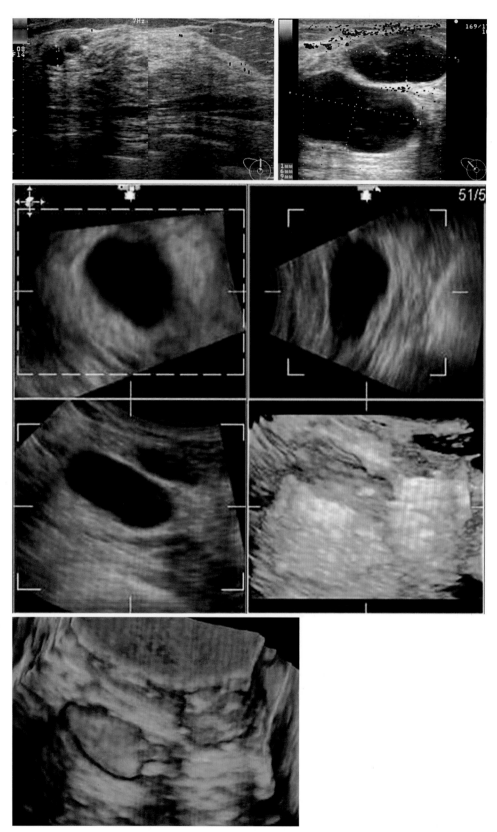

图6-3-5　患者女性，44岁，混合型乳腺。导管超声显示纤维囊性变，四维超声表现为多房轮廓和像假分隔的不完整的残余囊壁

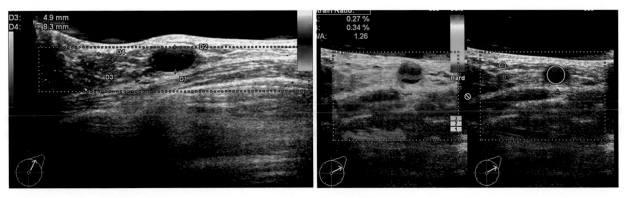

图6-3-6　患者，38岁，FBU显示薄而致密型乳腺内存在纤维囊性变。建议使用水囊长探头进行超声弹性成像，否则不足的脂肪组织难以评估乳腺的相对硬度

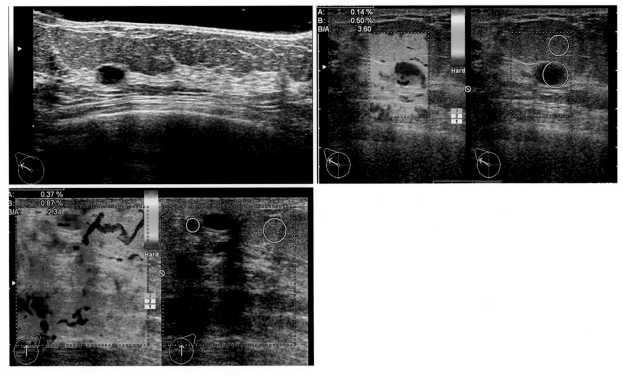

图6-3-7　患者女性，41岁，纤维囊性增生伴有囊壁增厚，超声弹性成像表现为典型的BGR征象、FLR值低，提示为良性病变。正是小囊肿的绿-红色弹性图像，将该"实性"评估为良性病变

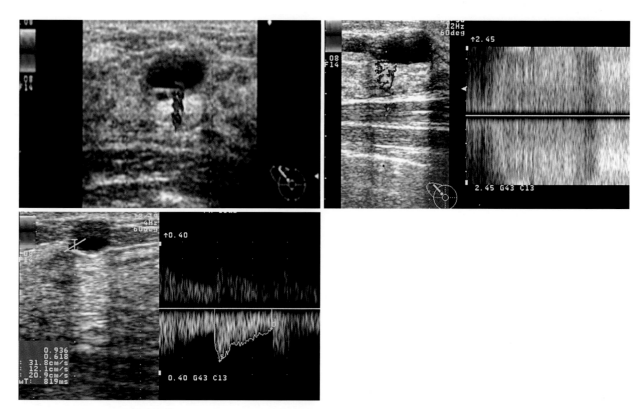

图6-3-8　彩色和频谱多普勒模式下囊肿后方的闪烁伪影，与正常血管的血流信号，甚至与小血管的血流信号相似

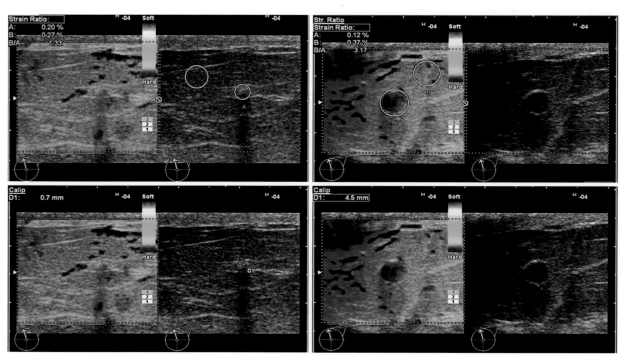

图6-3-9　实时超声弹性成像的良性钙化：小叶簇状微钙化直径＞0.5 mm，FLR值低至1.33；良性钙化小囊肿，FLR值为3.17

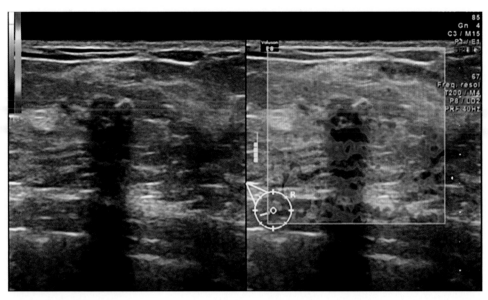

图6-3-10 结节型纤维微囊性异常增生，假性恶性肿瘤：囊肿钙化、相邻低回声肿块呈现BGR征象可以进行鉴别诊断，并避免不必要的活检

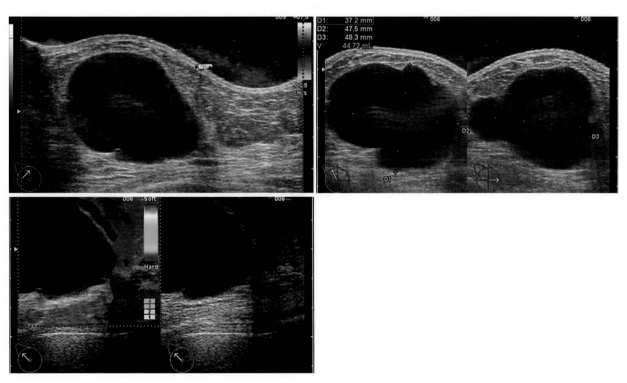

图6-3-11 患者女性，83岁，巨大导管型乳腺囊肿，多囊轮廓表明存在分支导管囊肿。水囊装置可以更好地评估无变形的囊肿和周围组织，可以根据三个轴估计体积，而通过乳腺钼靶测得的尺寸总是过高，因为受压组织的直径减小、病灶投射出最大的错误直径

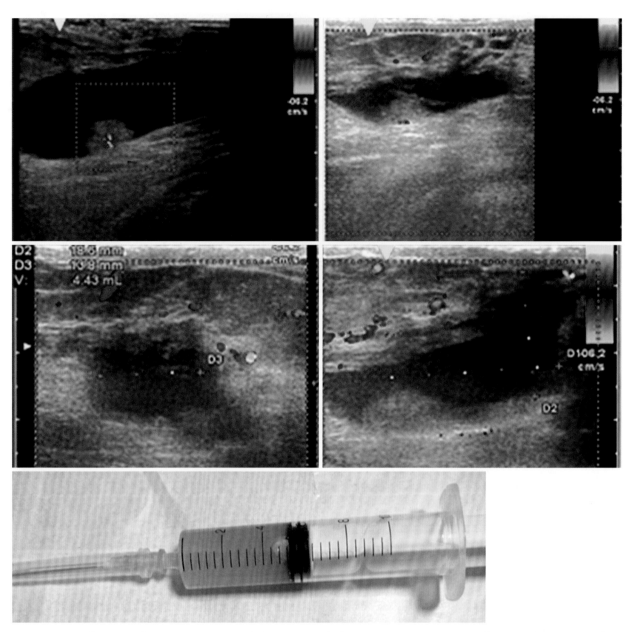

图6-3-12　超声引导下穿刺抽吸出85 ml淡黄色液体，尽管有囊性乳头状瘤，但细胞学检查是良性的。细菌学检查鉴定出金黄色葡萄球菌，确定了敏感的抗生素感染，并进行了对症治疗。1年后随访检查显示1 ml的残余囊肿，没有任何增加。普通的注射器既可以用于局部麻醉，也可以穿刺抽吸，运用较小的压力即可穿透囊壁并抽出液体

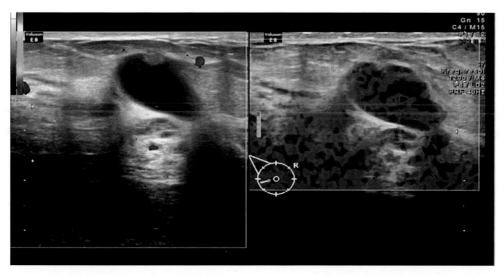

图6-3-13　复杂性囊肿的超声弹性成像：伴有囊内小乳头状瘤，整体表现为良性应变和囊内的漂浮回声，有形内容物成分形成复杂BGR征象

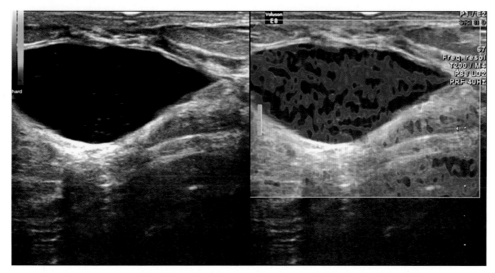

图6-3-14　大囊肿伴有非均匀内容物的超声弹性成像，漂浮的碎片表现出复杂的BGR征象

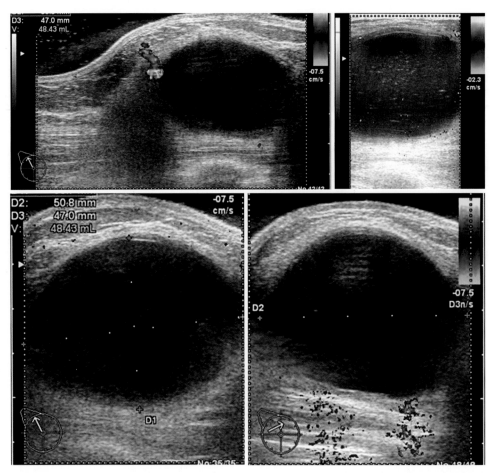

图6-3-15　巨大囊肿为48.4 ml、囊内有颗粒物漂浮、外周没有多普勒信号，证实感染了金黄色葡萄球菌，经抽吸引流和抗生素治疗后完全愈合

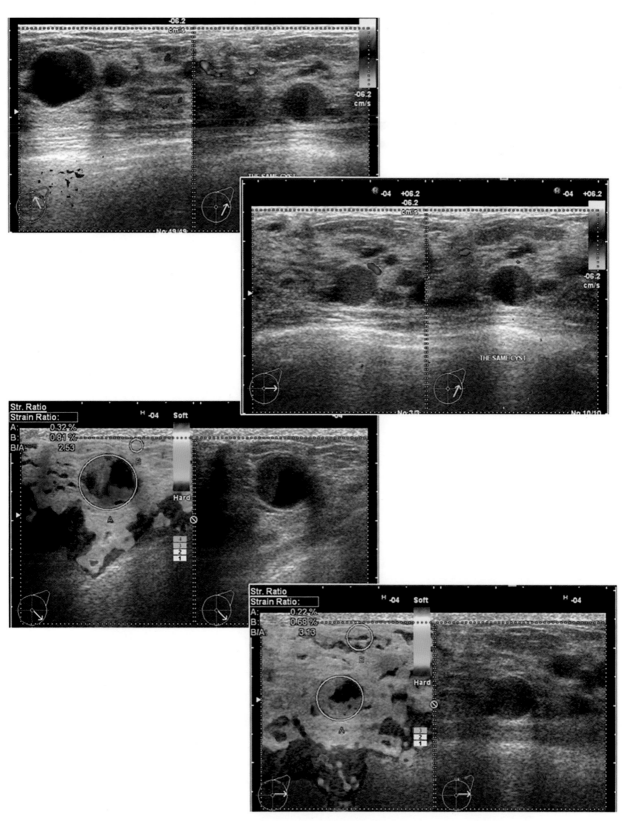

图6-3-16　纤维囊性变的FBU检查：液体/碎片分层，类似"实性"病变，但弹性成像显示为BGR征象，顺时针放射状导管超声扫描显示垂直分层或斜向分层，这是根据腺叶倚对重力的方向形成的

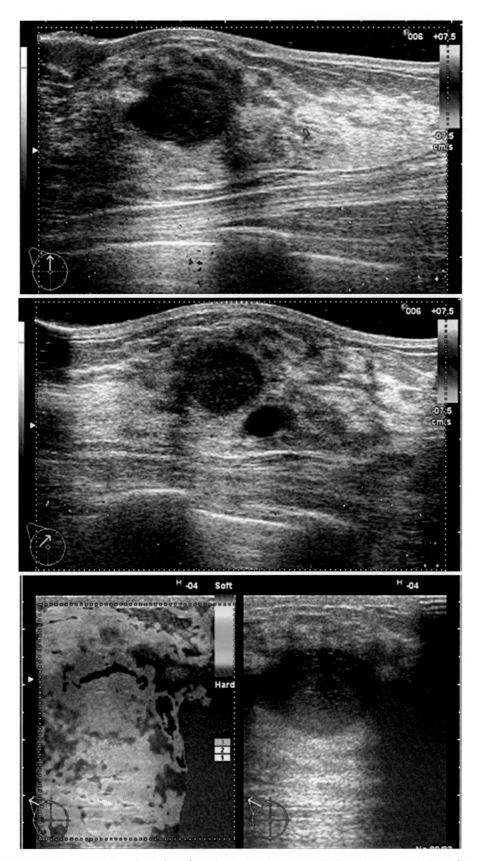

图6-3-17　浓缩囊肿的FBU检查：在导管超声和实时弹性成像上很像实性病变，但内部没有新生血管，呈Kobayashi征

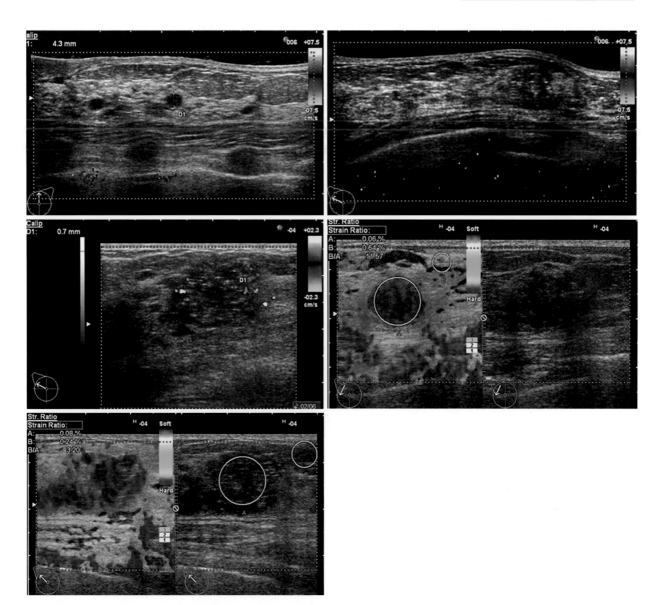

图6-3-18　患者女性，49岁，先前行纤维囊性变切除术。双乳多发囊肿和右乳9：30方向1个肿块，肿块边界不清，后方回声良性增强，伴有小囊肿和多个高回声的不均质结构，这些结构不到1mm，还有很像钙化的水平伪影

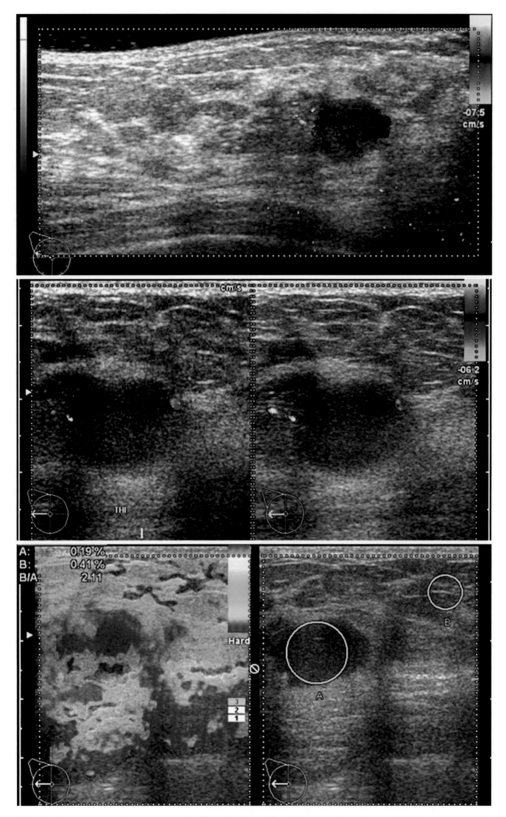

图6-3-19　感染性囊肿的FBU检查：假性结节、边界不清、外缘水肿、周围血管增多、内部存在低回声结构。高分辨探头扫描显示分层的碎片和较厚的囊壁；超声弹性成像显示为BGR征象

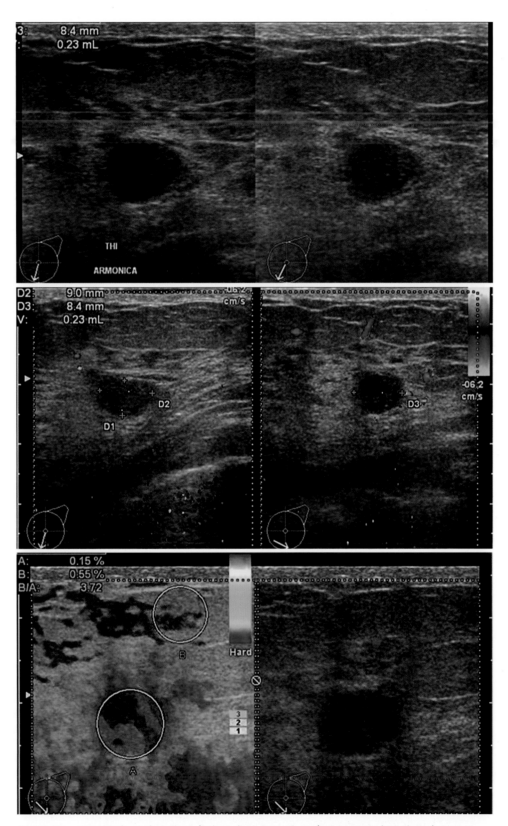

图6-3-20　FBU检查可作为鉴别感染性囊肿与边界不清的假性结节的最佳诊断方法

第
六
章

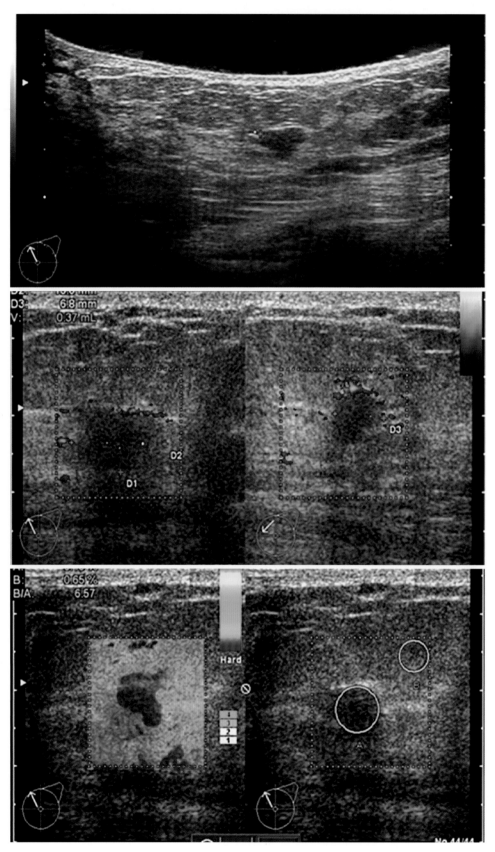

图6-3-21 感染性囊肿的FBU检查：左乳 6：30方向假性结节，明确显示碎屑、局部显著的血流及复杂的BGR征象

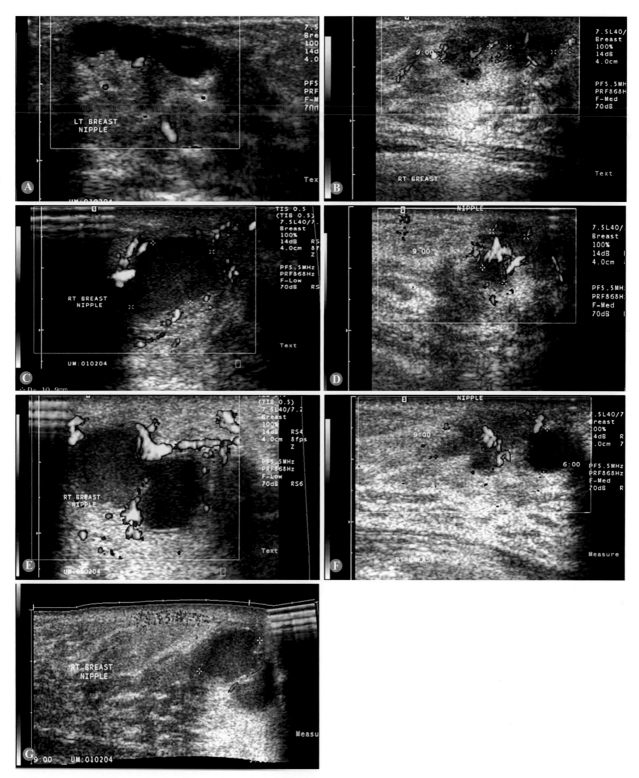

图6-3-22　部分囊肿感染伴急性乳腺炎：感染囊肿内部呈现低回声，该透声病灶周围炎性血管增多（图A、图C、图E、图G）。抗生素治疗后10天，感染的囊肿几乎完全吸收（图B、图D、图F）

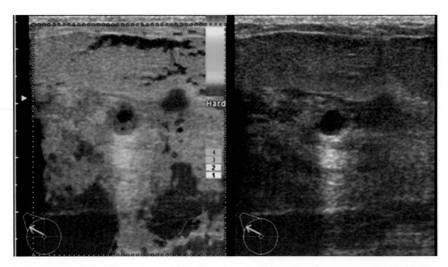

图6-3-23 纤维囊性变超声弹性成像显示一对BGR征象：一个是可测量的独立囊肿，另一个是处于TDLUs位置的结节

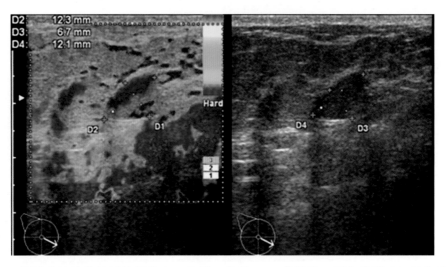

图6-3-24 TDLUs位置呈假结节的纤维微囊变：呈斜三角形、回声增强、侧方声影及BGR征象，从原理上来源于TDLUs的小叶微囊，通过超声无法测量

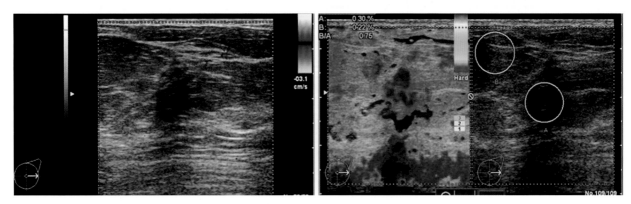

图6-3-25 TDLUs位置呈假恶性肿瘤：呈低回声、高大于宽、伴后方声影、轮廓不清晰、无异常多普勒血流信号及很少的细小囊肿（即使有细小囊肿，其大小也不超过1 mm）。弹性成像总体上呈BGR征象，尽管乳腺钼靶有可疑特征，但避免了不必要的穿刺活检

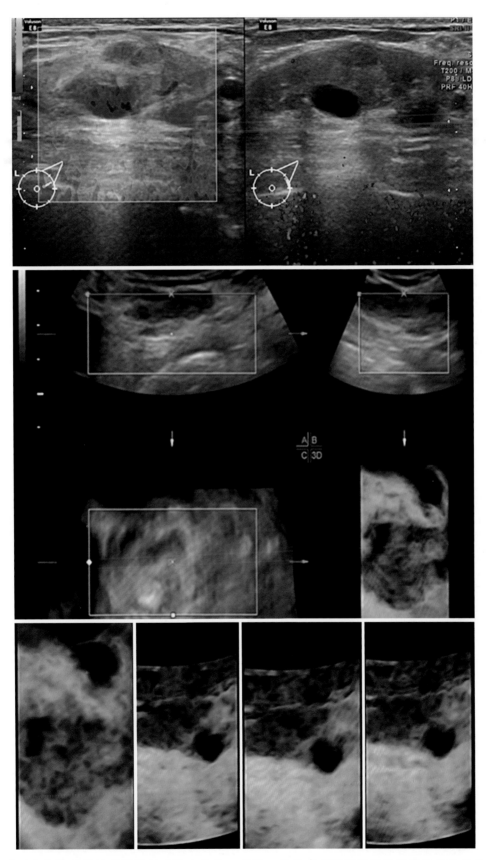

图6-3-26 对于尚未提供弹性成像的超声检查设备，采用四维超声可获得明显的纤维微囊变的结节表现，因为微囊与"实性"纤维组织形成了更好的对比

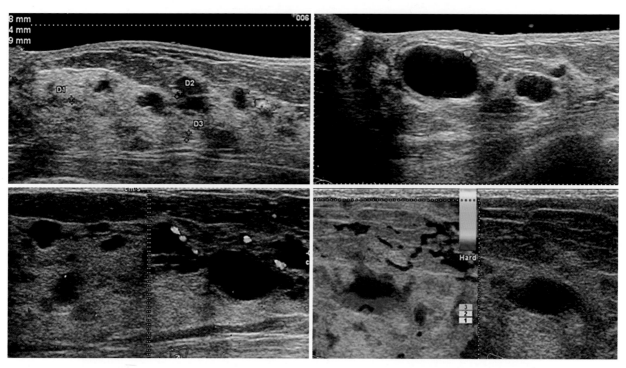

图6-3-27　广泛性纤维囊性变的FBU检查：勒克吕病，呈现多个大小不同的囊肿和小导管扩张。本例因高催乳素血症导致明显的血管结构

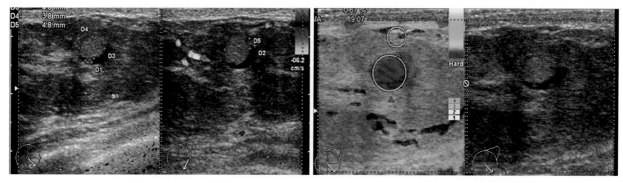

图6-3-28　囊内实性结节的FBU检查：左乳4：30方向显示<5 mm的囊内实性结节性增生，外周多普勒信号较多，Ueno评为5分，FLR值升高，该病变高度怀疑为囊内癌，由于囊壁光滑，钼靶呈良性表现

第四节　乳腺腺病与导管增生

乳腺腺病是一种乳腺异常增生，位于TDLUs，导致小叶增大和数量增加。一些研究人员认为腺病是癌前病变，特别是硬化性腺病患者，与没有小叶不良的女性患者相比，其患乳腺癌的风险增加了1.5~2倍。

腺病与乳腺致密程度有关，临床症状表现为乳房疼痛，与经前综合征（乳房痛）相关或不相关。激素检查常显示激素紊乱，主要是雌激素过多，其他病例与激素替代治疗的病史有关，常见于绝经前卵巢功能病理改变，或预防绝经后过早骨质疏松症。有些病例是由于在开展辅助受精技术中有激素治疗的历史。食物中被忽视或未被充分告知的雌激素类物质的增加，可能是导致不明原因病例乳腺增生的原因。

病理上，腺病有多种类型：大汗腺腺病、微腺腺病、硬化性腺病（绝经后）、单纯性腺病或管状腺病。腺病和硬化性腺病仍保持小叶结构，但形态变得扩大和扭曲。

一些病例在影像学上表现为肿块（肿瘤腺病）或非特异性的钙化。在乳腺钼靶和超声上，尽管周围有像乳腺癌那样明显的反应，但肿瘤腺病在中心区呈相对较低的密度，常规超声和钼靶检查通常不能明确诊断，需要进行活检。据估计，每年有超过100万的美国女性进行乳腺活检。2014年发表的一项研究发现硬化性腺病占这些病例的27.8%，62.4%的活检同时伴有无异型的增生性疾病，55.1%的活检伴有非典型增生[8]。

腺病的重要性高于乳腺纤维囊性变，因为（硬化性）腺病可被视为增生性病变的组成部分，可伴有其他增生性病变，如导管内和/或硬化性乳头状瘤、复杂的硬化性病变、纤维腺瘤、原位癌及浸润性癌[9]。

硬化性腺病好发于更年期女性，病灶有浸润边缘，扩大的小叶被瘢痕样纤维组织扭曲，可能与DCIS有关。病理上，乳腺硬化腺病是一种良性的小叶中心病变，由紊乱的腺泡、肌上皮和结缔组织构成，在肉眼和显微镜下的表现都类似于乳腺癌。

常规的临床和放射/影像学诊断是困难的，因为在钼靶和乳腺MRI上看不到正常的小叶，导致初始小叶异常增大（如腺病）无法诊断。在常规的超声检查中，尽管小叶是可见的，由于忽略了乳腺实质的导管-腺叶结构，所以一直未被研究。此外，腺病与各种增生性病变密切相关，包括上皮增生、导管内或硬化性乳头状瘤、复杂的硬化性病变、钙化、大汗腺样改变、浸润性和原位癌。因此，在可疑病变中，我们常依靠细针吸取细胞、空芯针活检或手术切除活检做最终诊断。这些有创性诊断方法的缺点（包括可能的错误和不良反应）是增加了成本、可能留下瘢痕及为后续的随访检查增加了诊断难度。

微腺性腺病是一种特殊的病理形态，其特征是增殖的圆形小腺体不规则的分布在致密的纤维组织和/或脂肪组织中。这些腺体呈现富含嗜酸性粒细胞的开放管腔，通常没有其他类型腺病所见的外层肌上皮层，类似于管状癌。尽管认为微腺性腺病是良性的，但它具有发展为浸润性癌的潜在风险，如果没有完全切除，则存在复发的倾向。

大汗腺（腺肌上皮）腺病和管状腺病是微腺腺病的罕见变种，应区别于管状癌。处理小叶增生的重点是良性和癌前病变的非特异性影像学表现。此外，典型的小叶增生和原位小叶癌，统称为小叶瘤变，都有非常相似的组织学表现，唯一的区别是上皮增生的程度。

腺病的临床表现和乳腺钼靶表现均无特异性，可表现为触诊时弥漫的均匀韧度，也可是肿块样触感伴钼靶上弥漫不均匀浑浊区或是假瘤样局部肿块（结构扭曲、伴或不伴有微钙化的肿块占40%~55%[10]、密度不对称及与浸润性乳腺癌相似的恶性类型[11]）。

硬化性腺病在超声上可表现为局灶性或弥漫性，但在临床上，有80%的病例不能被触及。在极少数情况下，它可能引起皮肤皱缩。

在常规超声中，腺病通常没有多少代表性词汇和任何特征性表现，有时可参考乳腺钼靶的描述。根据偶然得到的组织学资料，相关研究者认为小叶增生/小叶瘤变是一种罕见的情况，最常见于更年期女性。尽管通常伴有乳房痛，但无法确定临床异常的程度。实际上，由于激素替代疗法或辅助生育技术，小叶增生在FBU检查中更常见。这个技术可以显示多发病灶（在同一叶，病变连接到同一主导管）和/或多中心（在不同的乳腺叶，位于同一或不同象限）小叶受累。

在描述腺病及探查不足厘米级的恶性相关病变时推荐使用FBU检查。导管超声可以显示腺病的小结节样的多个小叶和相连的导管（通常在短轴上显示扩张达4 mm）、等回声或低回声、圆形或椭圆形、边缘规则或不规则。在使用<14 MHz的探头扫查时，我们可见小叶明显扩大或呈融合状的没有明显的脉管系统。其特征与导管相连的多发假结节相似，位于TDLUs或像路边的树一样排列在导管两侧。单纯性腺病的Ueno评为1分，硬化性腺病的Ueno评为2或3分。

通过监测小叶大小，我们可以发现可疑的病理变化，如局部新血管形成或不均质声影，这些对恶性肿瘤具有很高的预测价值。

在对腺病的探查中，三维或四维超声在对多平面微小结节形状的显示、与输乳导管（呈管状结构）的鉴别诊断方面是有价值的，这些导管在长轴和短轴上呈管状结构。

年轻致密型乳腺常表现为"生理"腺病，表现为大量小叶即明显的或毗邻的TDLUs，位于乳腺腺叶边缘、直径均匀增大且达与导管树相连，但是无病理性血管组织。Ueno评为1或2分，组织硬度低。

腺病可自发或在治疗后复发，通常与其他增生性病变相关，如多发性纤维腺瘤或乳腺癌。腺病是一种癌前病变，易发于绝经后女性、长期使用避孕药及激素治疗辅助生育后的绝经前患者。在4~6个月后的随访检查中，我们发现腺病经常迅速发展为恶性病变，包括以各种导管或小叶癌的形式。

假设非典型小叶增生将发展为浸润性癌的风险增加了4倍，发展为小叶原位癌的风险增加了10倍，那么超声的BI-RADS分类方法必须将这些病变归入第三类。小叶增生的治疗可以是简单的期望等待，也可以是随访检查，甚至是激进的治疗（如化疗或双侧预防性乳房切除手术），一些学者认为激进治疗就是过度治疗。

导管增生是指在导管壁上排列的导管上皮细胞的变大和数量的增加，弥漫或节段性的，与周围邻近的相似导管相比管径增加。在导管超声上，导管上皮增生的厚度为1.5~3 mm，鲜有厚度更大的情况，中央线标志有时可见。解剖学上，导管上皮细胞排列在一层立方细胞中，外围的导管周围有罕见的肌上皮细胞。

在病理学上，真正的导管增生表现为多层上皮细胞、形态一致的细胞排列规则，如普通或单纯性增生，也可以是非典型细胞的不规则排列、无恶性征象，如非典型增生。

许多研究表明，导管增生是一种癌前病变，非典型增生可将患癌的风险提高8倍。此外，存在病理连续性，从单纯增生到中度增生（上皮细胞的增殖超过4个，像花朵一样增生、管壁增厚、管腔扩增\闭塞），一直到不典型增生、导管原位癌、微浸润性及浸润性导管癌。

导管管腔是空的，因此在导管超声上可以看到管壁是一对接触的线状低回声，被代表真实管腔的高回声线（中心高回声线征）隔开。在生理性导管增厚过程中，主导管可能出现纵向或褶皱的上皮层，在年轻乳腺中更为突出，由于增厚至3.0 mm，中央高回声线失去平行性和连续性，导致导管超声上出现假性增生。随着年龄的增长，褶皱逐渐减弱，直至消失；壁变薄（主导管道直径逐渐减小至0.8 mm），真实管腔对应的中心线标志位置良好。

虽然单纯性增生不会引起导管增厚，但轻度、中度或重度上皮增生是多种异型细胞和局部异常影像表现的细胞类型的混合物（包括上皮细胞、肌上皮细胞和化生性大汗腺细胞）。与此相反，非典型的导管增生被认为是一种形态学上类似于低级别乳腺导管原位癌的导管增生，其风险随着均匀细胞群的存在而增加。大多数不典型的导管增生病灶小而局限，仅累及导管的一部分或仅累及<2 mm的少数小导管。当存在微钙化灶时，乳腺钼靶通常怀疑这种情况，但其体征并不特殊（只有31%的病例在活检时出现了不典型增生）。超声对微钙化不敏感，FBU检查可以发现并鉴别导管异常，这在乳腺钼靶、CT或MRI中是不能做到的。

在诊断出异型性后的10~15年，患者被诊断为恶性肿瘤的风险增加，但通常在FBU上，我们可以更早地诊断出直径<5 mm的微小癌。否则，浸润性乳腺癌会合并存在于异常的、弥漫性或局部增厚的、具有良恶表现的导管。

绝经前后女性的乳腺增生很容易诊断，建议常规随访。基于综合风险因素的化疗预防尚不确定其必要性，而6个月的短时间随访是FBU认为最具效益的无创选择。

在导管超声中，通过比较可疑导管与周围导管，并结合临床资料（年龄、哺乳期），我们容易诊断为导管增生。我们可以找到直径为2.5~3.5 mm的圆柱形导管，单纯性增生的中央高回声线显示清晰，而节段性增厚且管腔没有很好显示的则怀疑为非典型增生。在所有病例中，多普勒检查均未见导管周围血管异常，导管超声弹性评为1分（绿色、黄色、红色）或2分（包括周围腺体间质），均具有良好的组织弹性。

在鉴别诊断方面，我们应该区分导管增生和导管乳头状瘤，这将在下一节中说明。

许多病例同时表现为导管增生和导管扩张，管腔内充满了各种有回声性液体：透声性好的为浆液性液体，低回声至等回声的为蛋白性液体，包括乳汁、脓液、黏液分泌物或血液。高分辨率探头可以区分导管壁和导管内容物，但在导管内容物密集的情况下，超声弹性成像效果更好。此外，通过FBU的径向技术很容易检测到导管液中小的导管内乳头状瘤。

第五节 放射状瘢痕与复杂性硬化病

放射状瘢痕和复杂的硬化性病变不是真正的乳腺瘢痕，它们被认为是具有不确定性重大意义的良性伪浸润性病变。这些病变具有复杂的结构：以带有内嵌导管的纤维弹力核为中心，内部裹入导管，周围是放射状导管–小叶。这些导管–小叶表现为上皮增生、腺病、导管扩张和乳头状瘤病。我们建议"放射状瘢痕"一词用于直径<1 cm的病灶，而"复杂硬化病灶"一词则用于直径≥1 cm的病灶。

放射状瘢痕被认为是非典型上皮增生的前期病变，包括非典型的导管内增生、非典型小叶增生、原位小叶癌、DCIS，但没有证据表明良性与恶性发展阶段的间隔时间。

放射状瘢痕的钼靶表现为非特异性的，可能与癌相似。通常是一个"黑星"，从放射中心区放射出又长又细的针状体，而乳腺癌则呈现出一种由针状体环绕的致密的中央不透明区。到目前为止，对于放射状瘢痕或复杂硬化

性瘢痕，乳腺钼靶与大体病理最吻合，因为胶片上的图像是通过整个三维病灶的投影得到的，断层成像方法（层析成像、MRI、US）通常不与乳腺钼靶和病理报告一致。

FNAB或空芯针活检在诊断中的作用有限，因此，对提示为放射状瘢痕的针状病灶或乳腺钼靶检查为复杂的硬化病灶，我们建议应手术完全切除。

放射状瘢痕和复杂硬化性瘢痕在MRI中的表现同样无特异性，表现为结构扭曲、非肿块性病变、局灶病灶、无异常（隐匿性），伴或不伴可疑的顺磁造影增强，大量的病例表现类似于乳腺浸润性癌[12]。

常规超声用于补充检查，借用了乳腺钼靶的描述术语。对放射状瘢痕而言，超声没有特异性表现。然而，作为最初的检查方法，除了排除可触及的肿块，超声不能鉴别这种病变。在这种情况下，超声作为引导活检的方法是有价值的，但诊断并没有明显改善。

FBU作为一种断层技术，不能像乳腺钼靶那样显示出放射状的瘢痕，但能够识别直径>2 mm的异常实质，并且可以在没有活检的情况下提示恶性肿瘤的风险。导管超声可以证明任何类型的乳腺病变的导管连接、提示硬化过程的声影和不规则轮廓（与在恶性病变中的相似）、不明显或呈良性的血管结构、只有很少的细长的弧形血管。超声弹性成像Ueno评为2~4分，但通常存在复杂/综合BGR征象。由于硬化强度高，超声弹性成像可能高估诊断。对于可疑病例，我们建议行3~6个月的随访，而不是进行手术（图6-5-1~图6-5-10）。

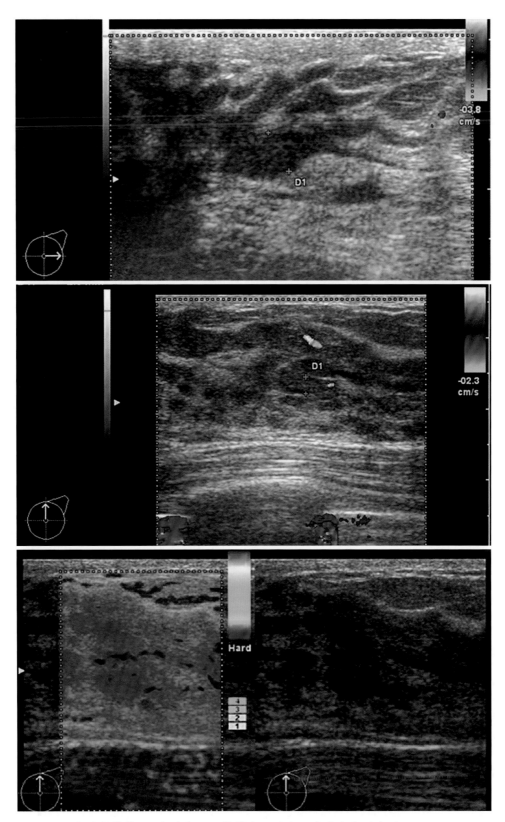

图6-5-1 弥漫性导管–小叶增生，无导管中心性高回声线和良性表现

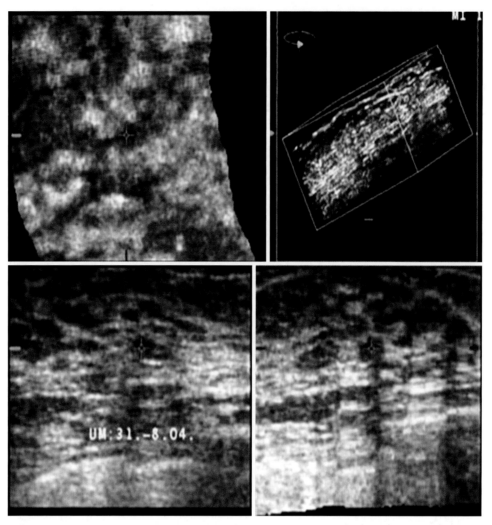

图6-5-2　三维超声在评估乳腺实质中的应用：腺病中肥大的小叶被更好地描绘出来，它们与导管树相连，并且不规则的轮廓和微结节显示在三个平面上（相同的小叶被标记在三个正交平面上）

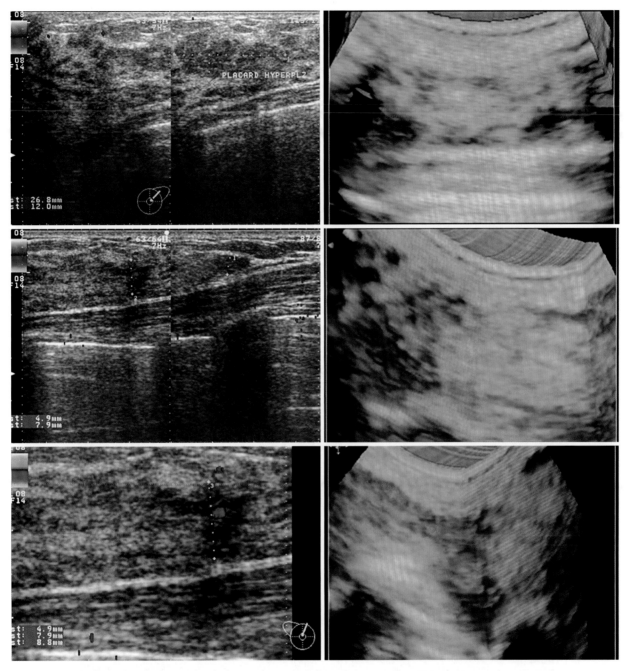

图6-5-3　与导管超声相关的四维超声在小叶增生评估中的用途：尽管四维超声探头性能不佳，并且缺乏用于采集软组织（特别是乳房）的四维超声软件，但我们可以使用四维超声来更好地理解有小叶增生的乳房的解剖。容积表征特别适用于外科医师，尤其是肿瘤方面的医师

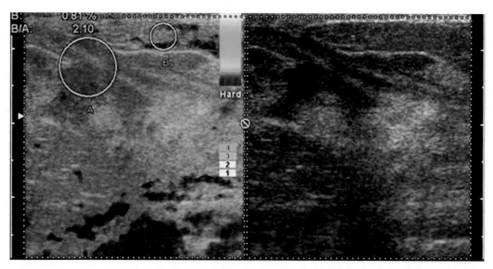

图6-5-4　导管增生，Ueno评为1分，超声BI-RADS评为1或2类（与年龄相关）。乳晕周围增厚的导管突然中断，中心线征缺失

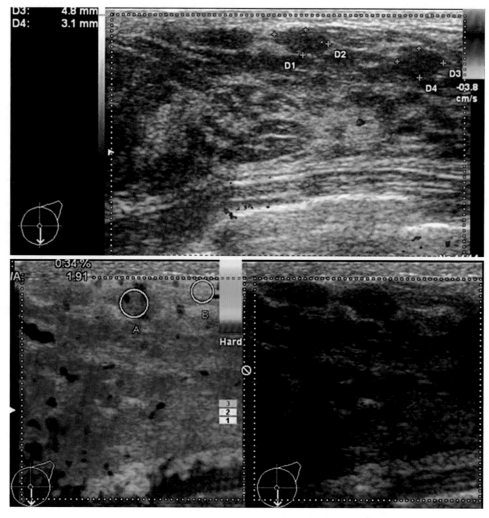

图6-5-5　小叶增生，无血管异常。Ueno评为2分，超声BI-RADS评为2类

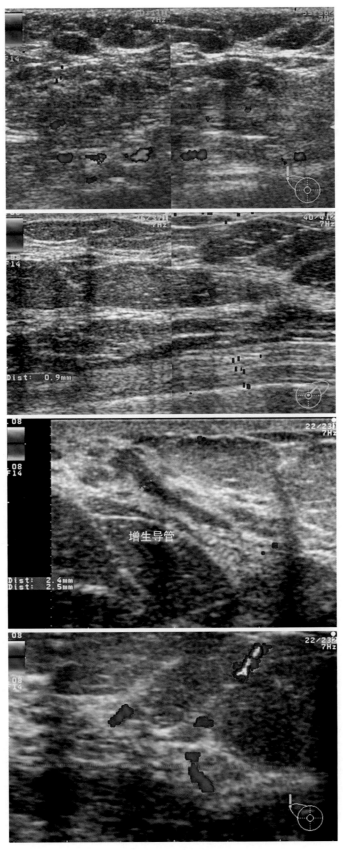

增生导管

图6-5-6 脂肪型乳腺的导管-小叶增生，以实质萎缩为基本结构，超声多普勒的显著血管结构对进展活动有重要意义，可被认为是危险因素

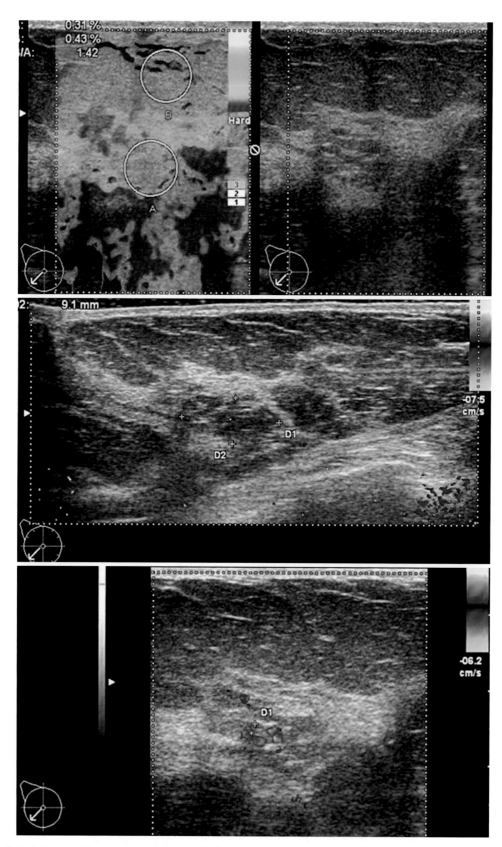

图6-5-7　患者女性，51岁，FBU显示局灶性导管-小叶增生伴明显新生血管，Ueno评为2分，FLR值为1.42。因为发生乳腺癌的风险很小，超声BI-RADS评为3类。病变区域的多普勒信号增加是主要的描述，而超声弹性成像只是作为补充，必须短期随访

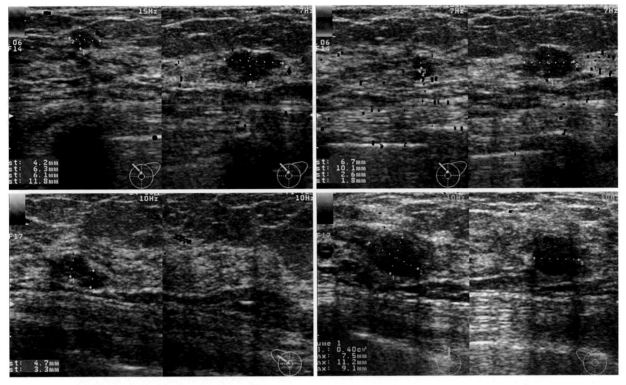

图6-5-8　患者女性，49岁，双侧结节性腺瘤样增生，周围新生血管仅见于最大肿块，良性表现提示活跃的纤维腺瘤

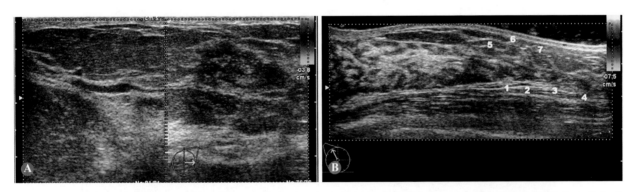

图6-5-9　导管–小叶树的不同表现：在小导管内的一个终末扩大的导管分支，止于没有明显血管系统的小叶分支（图A），这可能被认为是年轻成年女性乳房的一个正常表现，但出现在老年患者中则提示导管–小叶良性增生。在导管–小叶树周围有明显的TDLUs分布在主导管的两侧，就像道路两侧的树木一样

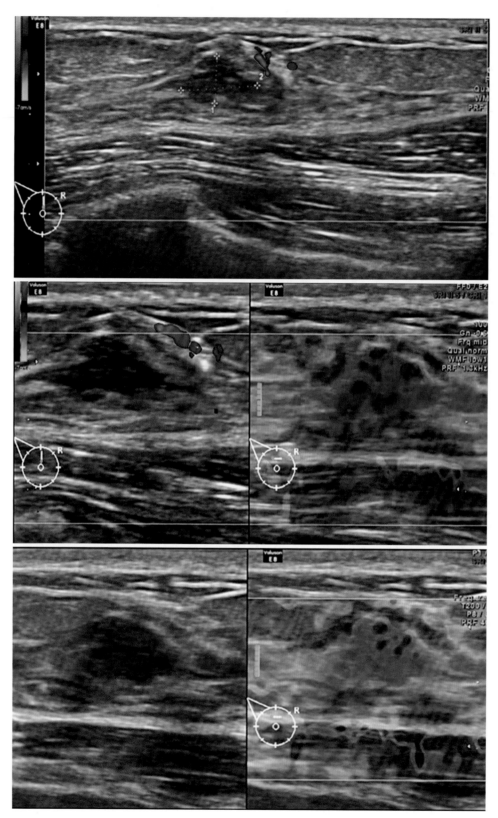

图6-5-10　位于乳腺小叶TDLUs的假性结节样增生，末端导管指向图像左侧，朝向乳头方向。二维超声提示可疑的边缘不规则的低回声表现，但周围血管和Ueno评为2分，提示存在纤维微囊性腺病

第六节　乳腺纤维腺瘤

在临床上，乳腺纤维腺瘤是一种可移动的、无触痛的肿块，是最常见的乳房实性、良性肿瘤，好发于育龄女性。多病灶性和双侧性是各年龄段的共同特征，可能与雌激素过多有关。

乳腺纤维腺瘤是一种异质性肿瘤，由纤维基质、增殖导管及腺泡组织组成。上皮和基质成分的数量不同，导致了超声图像上的一些变化。它被认为是多克隆增生，因此是良性的。终末导管与多个盲端腺泡的关系在早期阶段保持良好，称为纤维腺瘤性结节或纤维腺瘤样增生。一个发育良好的纤维腺瘤是由较小的纤维腺瘤样结节合并而成，当这种病变的扩展是由中央增生引起时则称为凝结，由周边增生小叶的融合形成时则称为增积[13]。

乳腺钼靶对小的乳腺纤维腺瘤不敏感，直径为1 cm大小的乳腺纤维腺瘤不能与囊肿区分（尤其是在乳腺致密的情况下），具有放射学特征的"爆米花样"外观的粗钙化罕见。

超声图像上纤维腺瘤的典型良性特征，由Stavros[1, 2]命名，并由超声BI-RADS词典收录：边界清楚的等回声或低回声肿块，可以是椭圆形、圆形或分叶状（3个或更少的局限的微分叶）。超声上良性实性肿块的其他特征：水平生长大于垂直生长，长轴通常与皮肤表面平行，良性结节的深-宽度指数<0.7[14]。与囊肿相比，纤维腺瘤伴有侧方声影的后方回声增强强度较低。Kobayashi[15]描述了这一征象，

且在增加压力探头或使用THI时得到加强，表明结节是良性的，但也有一些黏液瘤具有类似的后方效应。超声上透明样变或具有大钙化的纤维腺瘤为混合的后方声影。

纤维腺瘤的直径通常为2~3 cm，甚至更小，有些可能很大。"巨大纤维腺瘤"特指直径超过10 cm的纤维腺瘤，必须与叶状肿瘤相鉴别。

FBU不仅能发现与常规超声中描述的纤维腺瘤相同的形态学表现，而且可以显示纤维腺瘤与导管树的联系，放射状扫查易于显示和理解。这些病变主要出现在乳房致密的青少年或年轻女性（15~30岁），通常伴有雌激素过多，表现为弥漫性导管或小叶增生。与异常增生的相关性解释了纤维腺瘤的多样性（通常双侧发病，大小不等，与乳腺腺病有关，有时与纤维囊性乳腺病有关）。

导管超声可显示纤维腺瘤的小叶起源，直径超过1 cm的纤维腺瘤的纵横比明显<0.7，而小的病变通常纵横比逆向，类似于初始是垂直于导管长轴和皮肤的正常小叶。随着小叶的生长逐渐倾斜，纤维腺瘤最后变得水平[16, 17]。此外，高分辨率的FBU更好地解释了纤维腺瘤的分叶状结构，2~4个小叶组成一个包块（累加物），有薄的分隔与周围基质隔开，与输乳导管有单独的连接，从而证实了它们的起源。在高级阶段，纤维腺瘤变得更加均匀，但与导管树的联系在致密型和脂肪型乳腺中都得到了很好的说明。放射状扫查和反放射状扫查是标准的扫查方式，并提供了容积估计的可能性，这比随机测量的简单的2~3个径线更利于后续随访检查。

纤维腺瘤完整的超声表现包括一些具有特征的血管,如周边极少数分支、粗糙而弯曲、呈篮球状或形状规则及向心性。血管的数量和大小与肿瘤的数量和大小成正比,而放射状扫描可能会追溯到血管的起源(Cooper韧带的浅部或深部,乳晕周围的血管环)。与其他器官相反,在乳腺频谱多普勒中,良性肿瘤的测速指标RI、PI和S/D通常低于恶性肿瘤,这可能是在乳腺导管癌或小叶癌中经常遇到促结缔组织而使硬度增加所致。纤维腺瘤的RI通常<0.65,但定量频谱多普勒比定性彩色多普勒、能量多普勒的意义要小很多。能量多普勒对于具有以上特征的纤维腺瘤具有非常好的提示作用。日本有研究小组提出了一个显著的血管征象,即乳腺肿瘤中滋养动脉垂直的注入角度,乳腺纤维腺瘤没有而乳腺癌却存在这一征象,其临界点为30°,对诊断恶性肿瘤的敏感性为86%、特异性为88%[18]。

最小的纤维腺瘤的表现比厘米级肿瘤的特异性小,使用12 MHz的高频探头探查,只在显示与导管树有连接且没有显著的血管时才提示良性可能。良性钙化在乳腺纤维瘤中是罕见的,在超声上的显示率比在乳腺钼靶中低。FBU检查总能显示肿瘤,而乳腺钼靶只能显示部分肿瘤或钙化。在常规超声和FBU中,纤维腺瘤的钙化通常是偏心的,表现为非特异性点状高回声、伴有或没有后方声影。目前,长的高频率探头将更好地显示血管和内部回声。

对于可疑的病例,我们可以使用超声弹性成像进行更详细的诊断,避免不必要的活检。大多数纤维腺瘤评为2分,但部分亚厘米级的病变评为1分,评为3分者用于描述超声弹性成像硬度增加的纤维腺瘤,但很少见。而在乳房X线摄影检查中"爆米花样"钙化的病变可能评为4分,类似恶性肿瘤,但与良性病变的血管类型不一致。这导致FBU成为诊断"实性"良性病变的最佳方法,其中包括纤维腺瘤。定量超声弹性成像可以增加有价值的信息,对于没有内部钙化的良性结节,FLR<4.7(5.0)(图6-6-1~图6-6-10)。

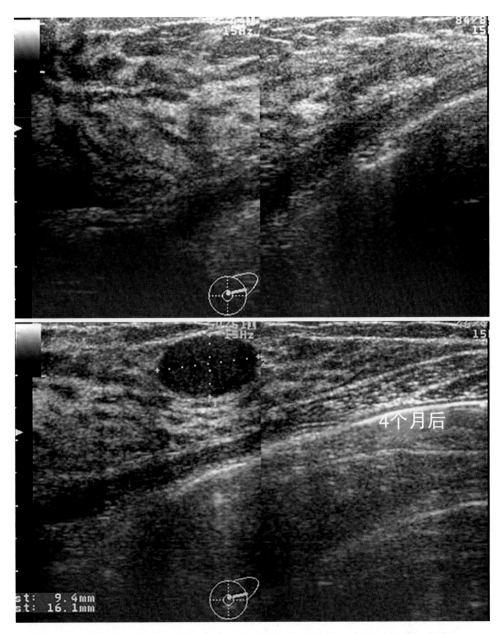

图6-6-1　左乳中度小叶增生伴乳房痛的年轻患者，间隔4个月的随访观察发现结节。根据Stavros标准，提示为良性纤维腺瘤

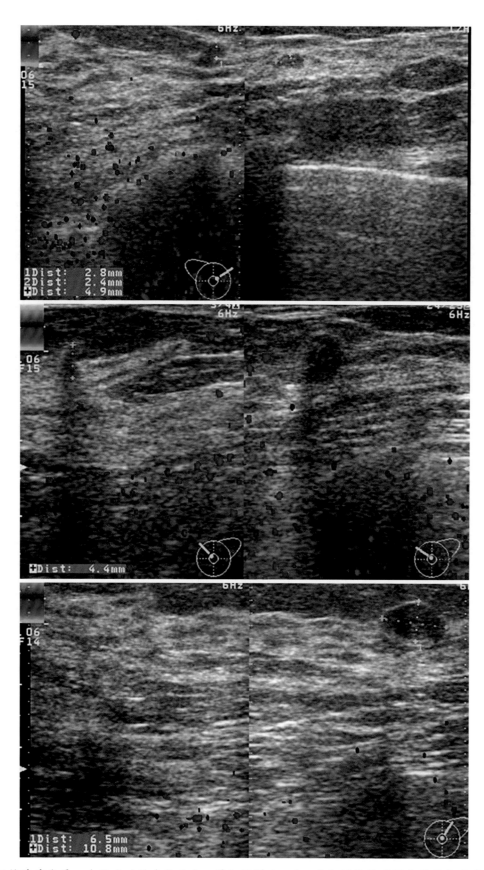

图6-6-2　纤维腺瘤发展：由于小叶的生长方向，最初纵横比＞1，后期纤维腺瘤扩大并平行于皮肤，亚单位的纵横比发生变化

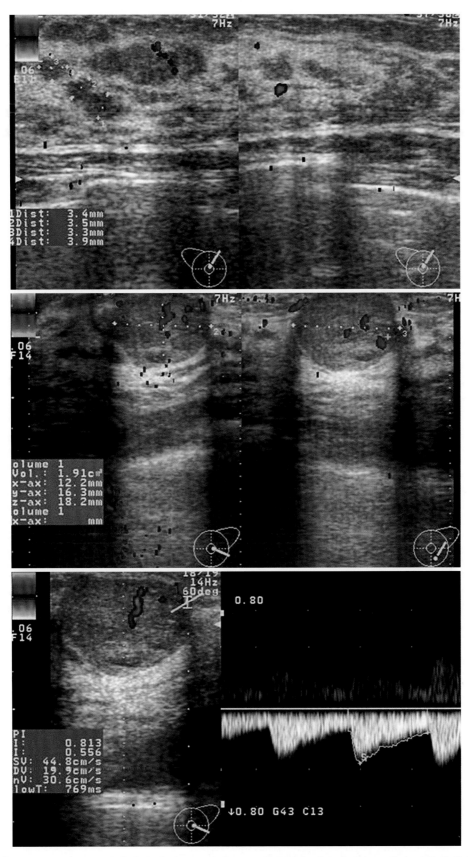

图6-6-3　患者女性，20岁，纤维腺瘤发展的不同时期，从小叶增生到小叶累加，最终形成结节状病灶。根据Stavros标准，提示为良性病变

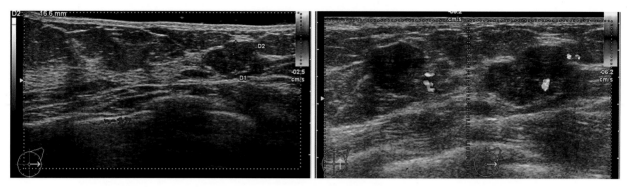

图6-6-4　患者女性，28岁，左乳3：00方向结节状病灶。根据Stavros标准，诊断为良性。病灶与脂肪组织相似，但超声多普勒显示良性病变的血管增加，有助于进一步诊断和评估

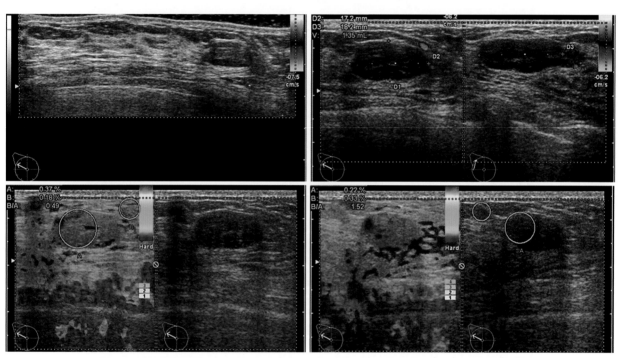

图6-6-5　患者女性，34岁，超声表现为典型的导管内纤维腺瘤，周围血管较少，Ueno评为2分，FLR值低（0.49~1.52）

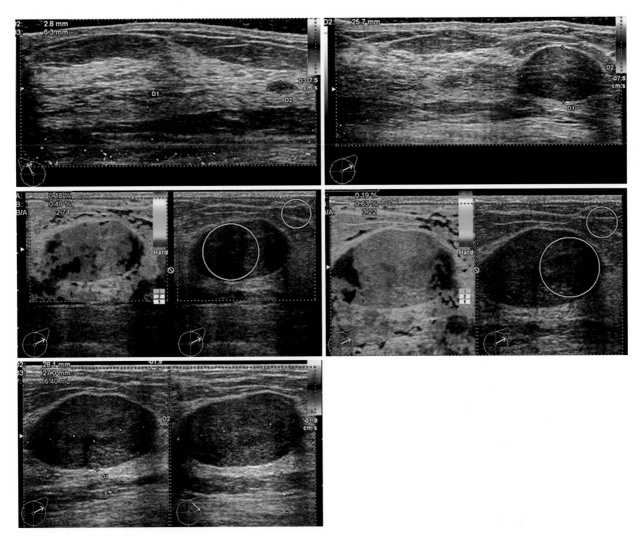

图6-6-6　患者女性，52岁，右乳 11：00发现小的亚厘米级小叶增生，良性特征；左乳12：00方向发现典型纤维腺瘤，根据Stavros标准，提示为良性；Ueno评为2分，FLR值较低

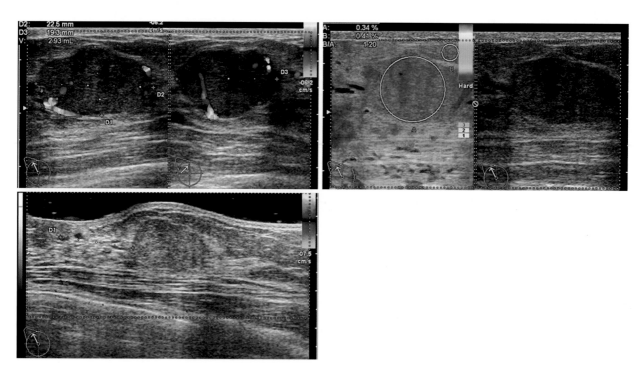

图6-6-7 FBU显示右乳11：00方向发现乳腺结节，血管周围呈弧形，穿透角较尖。根据Stavros标准，诊断为良性；Ueno评为2分和低FLR值（1.20），与脂肪测值相近。导管超声提供了一个大的视图来展示病变的精确位置和它的导管连接，这对于等回声肿块的乳腺病因学是必不可少的，放射扫描和反放射扫描能够观察包块的容积特性

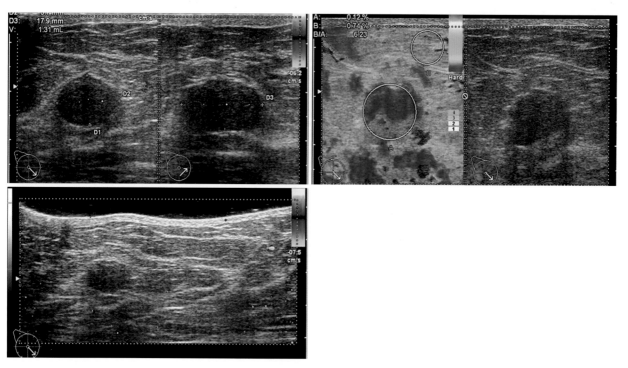

图6-6-8 FBU在结节性纤维-微囊性增生型与纤维腺瘤鉴别诊断中的应用：二维超声特征与纤维腺瘤相似，但多普勒信号在周围较弱，内部未见血管，超声弹性成像表现为BGR征象，与囊性病变一样

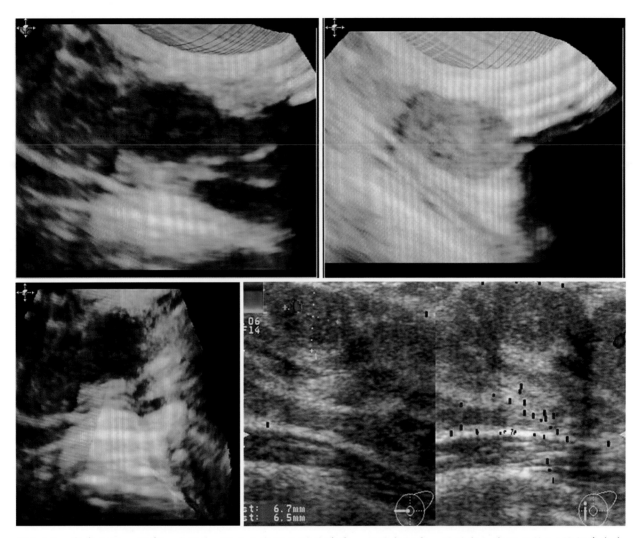

图6-6-9　患者女性，19岁，左乳9：00方向发现小纤维腺瘤，以放射扫查、反放射扫查及三维/四维超声来表现。在这种情况下，四维超声可以进行复杂的数据分析，可以调整、切割和旋转所选体积的透明度，有助于增强对比度，更好地说明导管系统中的连接；容积再现技术尤其受到外科医师和肿瘤学家的支持，对那些不得不做出决定的患者来说更有意义

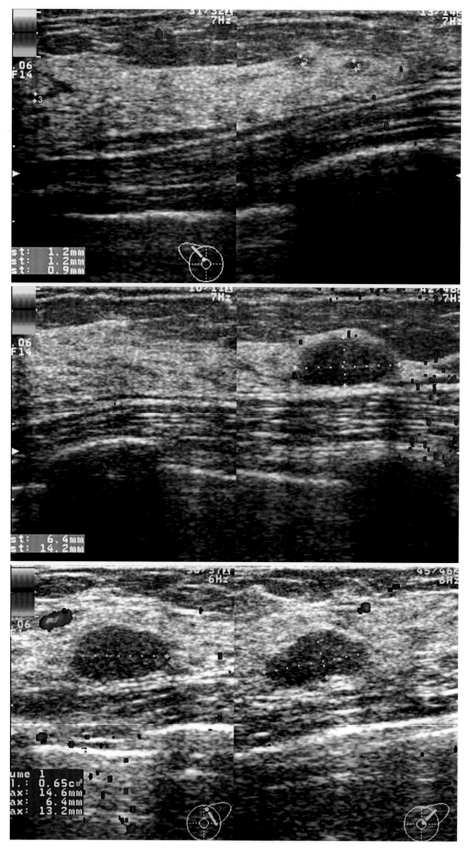

图6-6-10　患者女性，49岁，乳腺导管生理性萎缩，间隔6个月随访未见残余小叶和纤维腺瘤改变。当比较肿瘤体积和血流时，我们可以更好地评价这种进程，减少的血流是一个很好的良性预测因子

第七节　乳腺叶状肿瘤

乳腺叶状肿瘤是纤维上皮肿瘤，通常较大（一般直径＞4 cm）且生长迅速。从影像学的角度而言，一般不易与纤维腺瘤区分。

乳腺叶状肿瘤占乳腺肿瘤的0.3%~1%，平均发病年龄为45岁，多发生于绝经前期，但也有青春期发病的案例。

在组织学上，乳腺叶状肿瘤被描述为类似于管内纤维腺瘤，具有异质性增加的基质细胞。但其又与纤维腺瘤存在差异，表现为具有高度细胞基质的囊内上皮增生和存在有丝分裂活性的囊肿。叶状肿瘤分为2种类型：一种是良性叶状肿瘤，表现为少数有丝分裂和极少的细胞增生；另一种是恶性叶状肿瘤，表现为明显的细胞增殖和大量的有丝分裂活动。在手术边缘没有完全切除干净的情况下，恶性叶状肿瘤存在复发的可能性。

乳房X线摄影在诊断叶状肿瘤中的价值有限，原因是：通过体格检查即可检出肿瘤，叶状肿瘤的放射学特征没有特异性。其在乳房X线摄影上表现为大的圆形、椭圆形或分叶状肿块，一般边缘局限、边界清晰，小部分病例可见晕环和典型的粗大斑块样钙化。

从常规超声的角度而言，良性叶状肿瘤与纤维腺瘤不易区分，从生长迅速、体积较大和不均匀的囊性回声区方面作为对叶状肿瘤的诊断。不均质的实性包块包含单个或多个圆形或裂隙样囊性区、后方回声增强是超声诊断叶状肿瘤强有力的证据。实性部分常可探及血流信号。

恶性叶状肿瘤表现出与乳腺癌相同的特征：血供丰富、低回声性及超声弹性成像硬度增加，而硬度的增加对于肿物的恶性进展具有高度的敏感性和特异性。超声弹性成像技术最适用于叶状肿瘤的检查，能够很好地鉴别其良恶性[19, 20]。"硬环征"是叶状肿瘤特异且固定的超声弹性成像表现，主要是弹性较好的中心区和外周有限的高硬度区。但是，只有5%的纤维腺瘤具有"硬环征"表现，可以用于二者的区分[19]。

我们使用FBU对叶状肿瘤检查的优势是可以检查所有乳腺腺叶，从而探索包括常规超声肿瘤特征在内的整个乳腺实质，并借助多普勒和实时超声弹性成像进行补充完善。相反，由于常规超声线阵探头较短，无法利用其检测叶状肿瘤外的正常乳腺组织，也由于较高的肿瘤密度需要采集较高的电参数和较大的X线辐射剂量（使得其他乳腺组织过度曝光），同样也无法检测到叶状肿瘤之外的乳腺。此外，通常体积较大的叶状肿瘤具有比其余乳房结构更高的硬度，不能实现良好的压缩，乳房X线摄影的质量不能得到保证（压力不均匀，组织拉伸不足）。

MRI可用于对整个乳腺的检查，其缺点是检查费用高、普及度不高。此外，MRI不能区分叶状肿瘤和纤维腺瘤，二者均表现为T_1、T_2低信号和不均匀增强。周围乳腺组织T_2加权像上的信号增强是比较特异的征象，21%的叶状肿瘤可有此征象[21]。当不存在此征象时，根据时间-强度曲线上叶状肿瘤和纤维腺瘤的可疑恶性表现，会造成高达30%的假阳性结果而高估肿瘤的恶性程度。T_1加权像上的高信号和不规则囊壁分别与病理组织学上的出血性梗死和坏死相对应[22]。

检查叶状肿瘤其他的乳腺组织是必要的，因为在较大的叶状肿瘤（通常是良性的）的后方和周边，能够发现小的恶性病变，而这通常容易被乳房X线摄影和体格检查漏诊。

随访增大的"纤维腺瘤"需要穿刺活检，但是直径>4 cm的病变更适合切除，因为病变的异质性会造成穿刺组织不能代表整体的病理改变（图6-7-1，图6-7-2）。

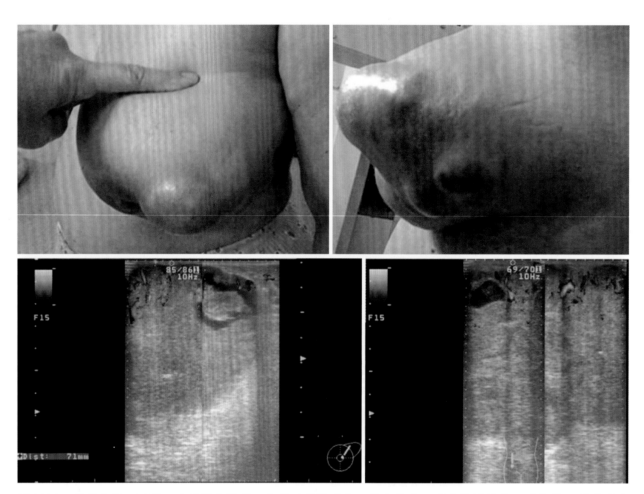

图6-7-1　患者女性，58岁，左乳巨大肿物。主要以实性为主、伴少许无回声液体的混合回声包块、明显的后方回声增强和Kobayashi征、相对少的血供均支持良性叶状肿瘤的诊断

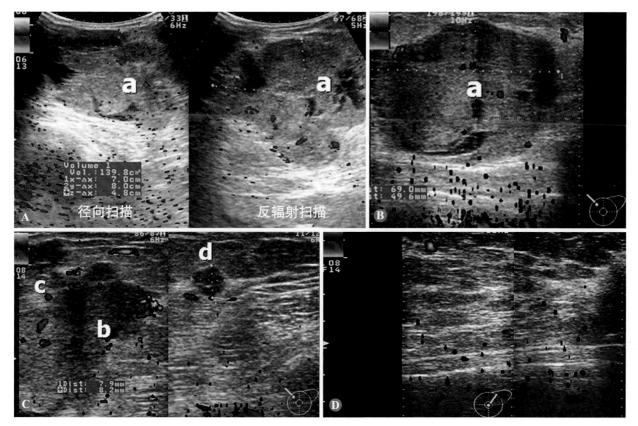

图6-7-2　患者女性，39岁，长期服用避孕药，3年前超声发现左乳有直径为1 cm的纤维腺瘤。乳腺钼靶显示为阴性，左乳巨大包块，可疑叶状肿瘤，随后的穿刺活检证实为良性叶状肿瘤。导管超声上该肿瘤直径最大可达8 cm，估测体积约为139.8 cm³，不均质，实性为主，伴小的囊性区，良性血供（a）均支持病理诊断。在大的肿瘤后方可见多个较小的低回声病变（b、c、d），分叶状轮廓，没有明显的后方效应，恶性类型的新生血管，提示小叶多灶性浸润性癌。图C、图D是对侧乳腺的对称扫查

第六章

第八节 错构瘤与脂肪瘤

错构瘤、脂肪瘤与纤维腺瘤的主要不同在于含有脂肪。利用乳房X线摄影很容易发现错构瘤和脂肪瘤，其在超声上也存在一些特异征象。

错构瘤被认为是发育上的缺陷（希腊语中hamartia意为错误或缺陷），可以发生在多处和几乎所有的组织或器官，如骨错构瘤、神经病变（Von Recklinghausen综合征，即冯•雷克林霍森综合征）、肺、卵巢、睾丸、消化和多发性错构瘤综合征等。流行病学认为女性主要的发病年龄在35岁以上，但事实上并不是所有的结节都能够触及，而且也没有对所有年轻女性进行筛查，因此也就不能排除该病变更早发生的可能性，尤其是青春期当乳腺芽分支进入乳腺叶时。这一观点与"错构瘤"和"乳房中的乳房"的术语一致，在乳房X线摄影上有相应的表现。

Arrigoni于1971年首次描述了乳腺错构瘤，临床上主要表现为软的无痛性肿块，有时较大，与叶状肿瘤相比进展慢。错构瘤常表现为单侧乳腺的增大，不可触及肿块，但是在乳房X线摄影上具有特异性表现。

乳腺错构瘤在病理上表现为正常乳腺内纤维、腺上皮成分和脂肪组织的良性增生，没有放射状结构，被包膜和结缔组织环绕，这一结构证明了该病"纤维-腺体-脂肪"的名称。

一般而言，乳房X线摄影上表现为有边缘局限、圆形或椭圆形、有薄包膜的混合回声包块，包含有透X线的脂肪和不透X线的纤维腺体组织。偶然发现病变的大小不一，当出现临床改变时，病变往往较大，且比对侧乳房明显增大。

在常规超声中，错构瘤表现为局部回声不均匀，包含大量低回声组织（代表脂肪）和纤维腺体成分（类似于正常的乳房组织），通常难以描绘边缘，而且表现不特异。当被发现时，因其比纤维腺瘤更软，看起来像一个"良性的肿瘤"。实际上，超声检查通常作为补充手段，诊断主要依靠乳房X线摄影检查。

在导管超声中，我们很容易发现错构瘤，其主要表现为与导管-小叶的分支没有连接、包含一些弯曲的导管、中心线不是放射状，还有小叶、腺体间质的非特异性低回声区，通常血流不太明显或呈良性表现，超声弹性成像提示为良性，FLR值降低。此外，FBU可分析乳腺腺叶周围的结构，这些结构被压缩移位，但保持朝向乳头的正常方向。短探头或全景扫描具有较低的分辨率、不能校正所有轴的测量值，通过使用长线性探头和水囊装置，可以更好地扫查大的错构瘤和周围组织。

其他脂肪病变（包括脂肪坏死），我们将在脂肪瘤部分和其他章节中讨论。

脂肪瘤表现多样，可表现为脂肪组织内分界欠清的均匀低回声，也可表现为乳房内其他部位的不均质包块。乳房X线摄影上，致密型腺体的脂肪瘤显示清晰，表现为透X线的无钙化包块（罕见情况下，脂肪坏死区可表现为钙化），有时可见薄的纤维包膜。

脂肪瘤在超声上很常见，但是乳房X线摄影很难发现脂肪型乳腺内的脂肪瘤。超声常表现为结节样病变、规则、轮廓欠清晰、位于脂肪层内、多普勒检查无明显血管、具有Kobayashi征、Ueno评为1或2分。乳房的脂肪瘤常表现为直径在1~2 cm的高回声团块，小的脂肪瘤中有大量的脂肪细胞，有较高的内部回声。这些肿块经常多发、大小不等、有时可触及（尤其在患者体重减轻时），经常在躯干和四肢的皮下脂肪层见到类似的病变（多发脂肪瘤可能是先天性或获得性疾病）。

大的脂肪瘤表现为薄的包膜、低回声、可触及、与腺体结构分离。大的脂肪瘤少见，常独立发现，体积较大，存在演变为脂肪肉瘤的潜在风险，但是发展为真正乳腺癌（导管上皮恶性增殖或小叶癌）的风险并没有升高。大的低回声的脂肪瘤需要与绝经期被Cooper韧带勾勒的膨胀的正常脂肪组织相鉴别。

总之，脂肪瘤和错构瘤可能挤压乳腺实质，与导管树不相关，内部不均质，无可疑的弹性大幅度降低的血管。观察和超声随访检查是最好的处理方法，这样可避免不必要的活检。当大的错构瘤或脂肪瘤引起不适或影响美观时，我们建议对整个乳腺结构准确评估后再进行外科处理，因为有可能发现不同的相关病变。我们建议联合超声和乳房X线摄影进行检查和诊断，以指导医师对良性病变的处理（图6-8-1~图6-8-7）。

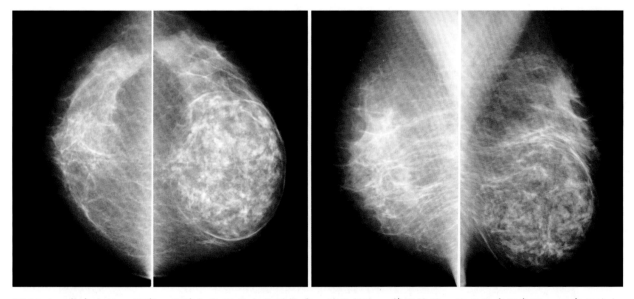

图6-8-1　患者女性，47岁。乳腺钼靶显示左乳错构瘤、肿块较大、薄纤维鞘、位于乳房下象限、回声不均匀

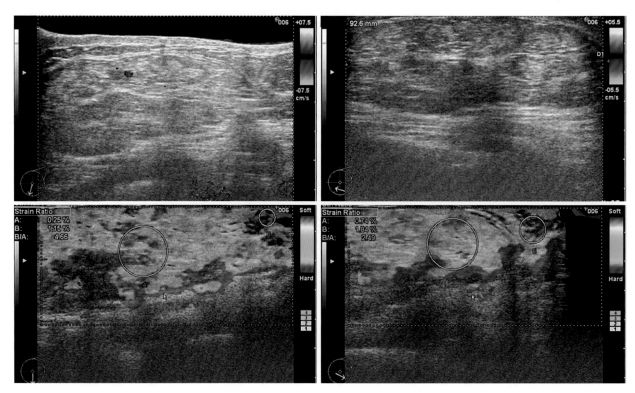

图6-8-2　与图6-8-1为同一病例，FBU、导管超声和RTSE的放射状和反放射状切面显示有包膜、混合的腺体和脂肪、乏血供，Ueno评为2分

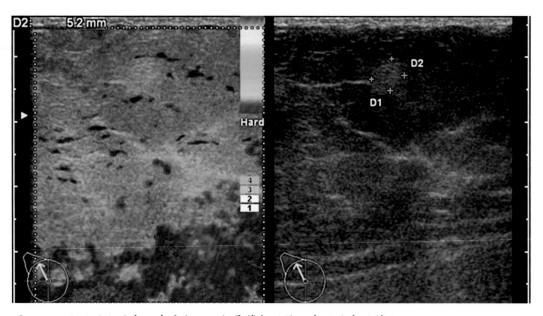

图6-8-3　脂肪层小的高回声病变，不与导管相延续，表现为良性特征

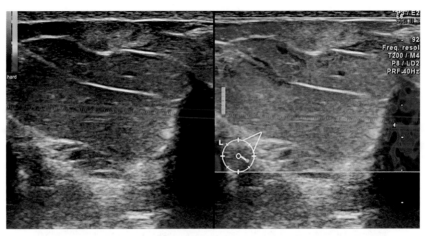

图6-8-4　位于皮肤和浅层筋膜之间的浅表的脂肪瘤，表现为高回声、不伴有后方声影、弹性减低、被上述两层结构所局限

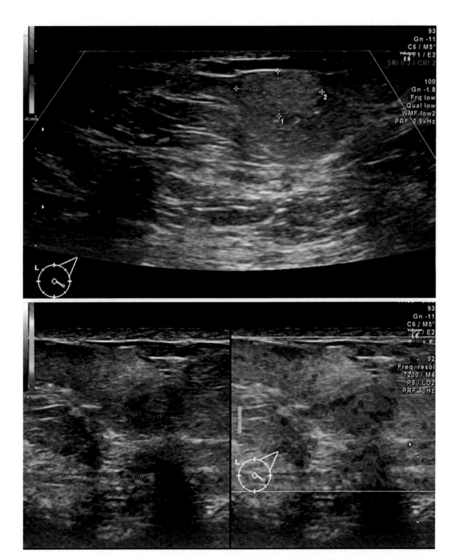

图6-8-5　位于脂肪层内、浅筋膜下方、腺体前方的脂肪瘤。此类高回声病变不与导管相延续，表现为良性特征，一般无痛，偶可触及，多年无变化，多发于乳房或身体其他部位，Ueno评为1或2分

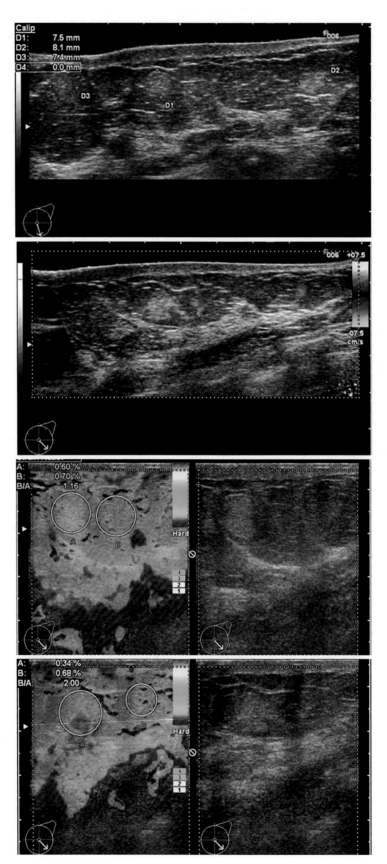

图6-8-6　家族性多发脂肪瘤病，常染色体显性遗传，躯干部位包括乳房和四肢多发的脂肪瘤。一般表现与腺体组织相似，位于Cooper韧带之间的脂肪组织内

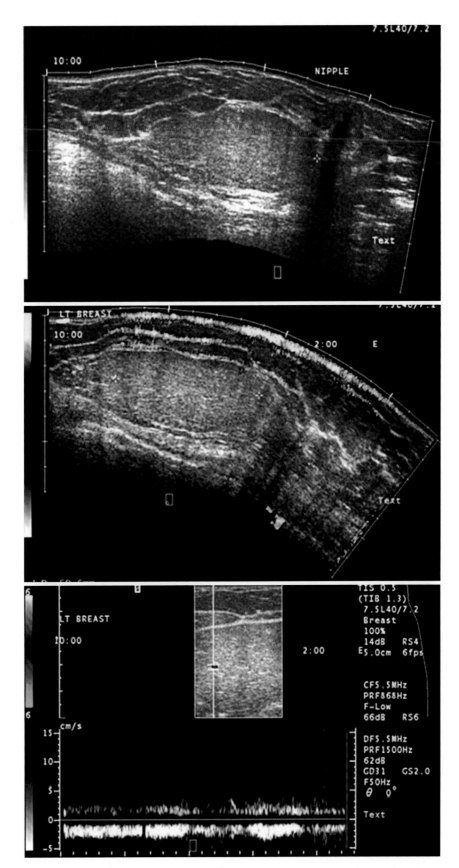

图6-8-7 腺体前方脂肪层内大的脂肪瘤，可见细的血管和薄的假包膜。全景成像在评估解剖方面是有用的，就像是在水平方向上的测量

第九节　脂肪坏死

乳房脂肪坏死是脂肪组织的良性非化脓性炎症，常偶发或继发于外科创伤（尤其是乳房再造术后移植物乏血供的情况）。有些病例发生在动物咬伤或放射治疗后，与乳腺癌相关的脂肪坏死的病例罕见。乳腺导管扩张导管内炎性物质蔓延至周围组织、纤维囊性病变伴大囊肿形成等引起化脓或坏死的病变也可引起脂肪坏死，但亦比较罕见。

在临床上，脂肪坏死的表现可与乳腺癌类似，此时脂肪坏死表现为可触及的界限不清的包块，伴有皮肤回缩、皮下血肿、红斑和皮肤增厚，常描述为"橘皮样"皮肤。

乳房X线摄影上表现为致密的分叶状包块和皮肤增厚，超声和MRI并不总是能够很好地区分脂肪坏死和恶性病变，甚至该病变大体上也表现为恶性肿瘤的外观。但是，组织学诊断脂肪坏死毫无困难，表现为无核的脂肪细胞被组织巨细胞和泡沫细胞环绕。当不能排除恶性时，我们建议进行活检。

FBU作为可以选择的检查手段，能够评价恶性风险并对病变进行更好的定位。乳房脂肪坏死与乳腺导管树不延续，脂肪坏死轮廓弥散，与周围脂肪组织分界不清，与乳腺癌相比血供稀疏，Ueno评为2分或混合的BGR评分。

有些病例，尤其是放疗后的脂肪坏死，皮下脂肪弥漫性硬度增加，但是含有导管树的腺体和周围的间质表现为正常硬度。深部的脂肪坏死在导管超声上很难与乳腺癌相鉴别，联合多普勒和实时超声弹性成像有助于诊断，我们建议使用FBU短期随访，对于一些进展不明确的特殊病例可进行活检。

脂肪坏死（新生儿脂肪坏死）可表现为小的低回声病变、伴有高回声环（周围纤维反应性改变或受伤后出血浸润脂肪组织）、整个区域硬度增加且伴有疼痛、保守治疗可吸收坏死组织、纤维化表现（肿瘤样外观），有些病例可有钙化。腋窝淋巴结可进一步确认炎性浸润的过程，表现为淋巴门低回声区，与良性组织增多症的表现一致（图6-9-1，图6-9-2）。

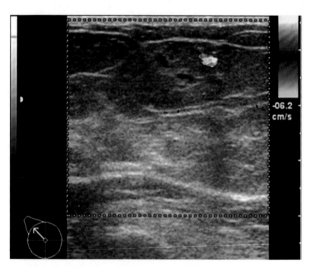

图6-9-1　腺体前区的脂肪坏死伴假囊性病变，继发于陈旧创伤区域，不与导管相延续

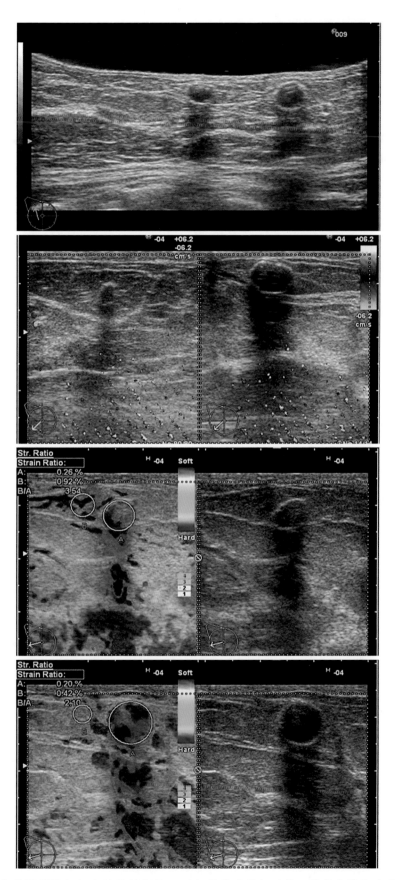

图6-9-2　腺体前区脂肪组织内的囊性钙化，不与乳腺实质相延续，外伤史被认为是可能的病因

第十节 乳头状瘤

乳头状瘤是由纤维血管基质支撑的上皮细胞组成的单一结构发展成为纤维血管轴心被覆树状上皮细胞层；多位于乳晕区主导管内，也可位于外周导管，部分位于囊内；常伴有浆液性的或血清血性乳头溢液，受累导管常扩张，偶呈囊状；双侧多灶性发病，提示存在系统危险因素，如内分泌紊乱或长期服用避孕药。

在常规超声中，乳头状瘤被描述为低回声或纤维腺体样组织，但是"纤维腺体"并不是精确的解剖学结构。乳头状瘤可表现为不连续、轮廓清晰、浅分叶或微小分叶状肿块，或者与导管的形态一致，如位于囊内或扩张的导管内，可以被液体勾勒清晰。

FBU检查能够更好地阐述乳头状瘤导管内的位置，通常是位于乳晕中央区，会导致正常外周导管明显变窄。多普勒超声常不能探及血管轴心，但是当发现带有乳头状瘤的病变存在明显血管时，则需要与不典型增生和DCIS相鉴别。

多普勒导管超声可以很好地区分2种类型的乳头状瘤：一种类型为单发的，位于乳晕中央区大导管内的乳头状瘤，几乎均为良性；另一种为多发于小叶内向导管内延伸的乳头状瘤。导管超声对乳头状瘤的精确评价为该病的随访提供了便利，发现可疑征象及时干预，如导管超声活检或外科活检。

在超声弹性成像上，乳头状瘤表现为软的结构，Ueno评为1或2分，导管内的恶性病变评为3或4分。

乳头溢液常与导管内乳头状瘤有关，浆液性或黏液性，黄色、墨绿色或棕红色，细菌学检测通常可检出葡萄球菌或链球菌，（细菌感染可能是导管上皮增生的原因）。对于乳头溢液，尤其是血性溢液，临床上尤其重视细胞学研究，而乳腺慢性感染经常被忽视或低估（见本章第十四节）。

某些扩张的导管内伴有沉积物。其可被混淆为导管内乳头状瘤，但是导管管径会逐渐减小，而且弹性较好，Ueno评为1分或BGR征象。

导管内乳头状瘤进展为恶性病变的风险很低，然而，有很多病例表明，对大的良性乳头状瘤和邻近病变进行外科切除后，有时会有残留的病变。乳头状瘤主要发生在导管乳晕周围区，而恶性病变常起自终末导管–小叶单元，且多位于外周（图6-10-1~图6-10-7）。

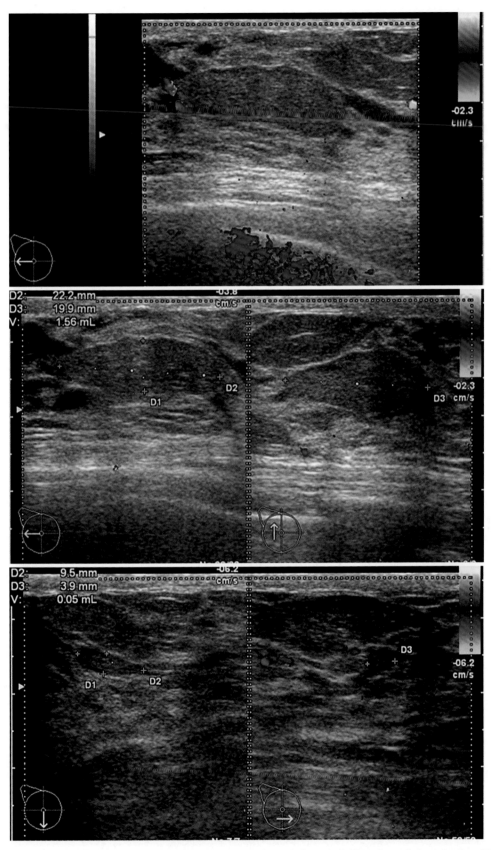

图6-10-1　多普勒导管超声显示：中央导管充满乳头状瘤，伴节段性导管扩张，病变呈卵圆形等–低回声结构，可见血管束。导管内肿块外的小导管扩张和邻近导管扩张可能与乳头溢液有关

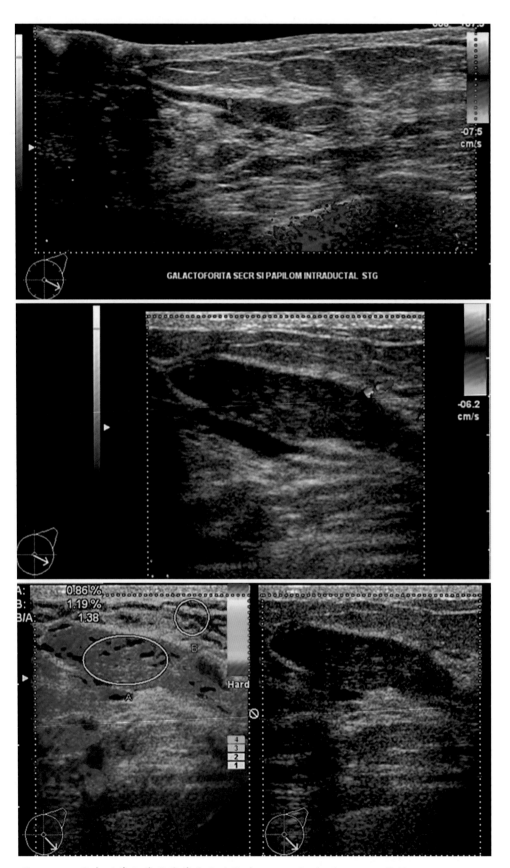

图6-10-2 伴有滋养血管的导管内乳头状瘤，Ueno评为1分，FLR值低

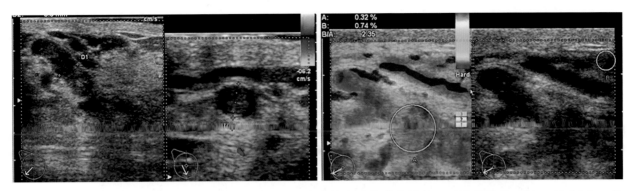

图6-10-3　放射状和反放射状切面扫查，右乳8：00方向扩张的导管内填充一不均质结构，Ueno评为3分。其邻近单纯导管扩张，Ueno评为1分。需要与导管原位癌相鉴别，乳头溢液的细胞学检查是必须的

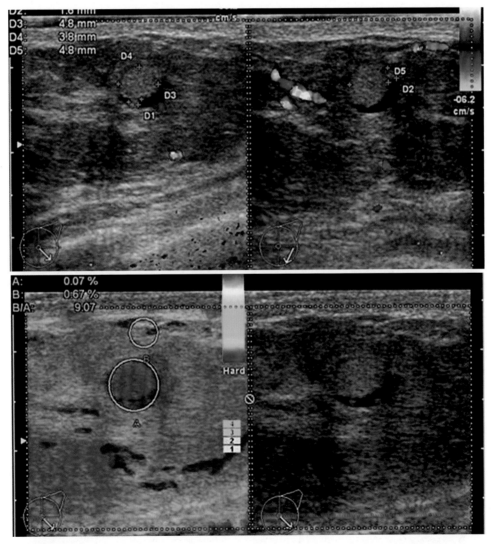

图6-10-4　放射状和反放射状切面扫查，左乳4：00方向可见一囊内乳头状瘤。因囊壁的高张力，Ueno评为4分，良性诊断的依据是缺乏新生血管

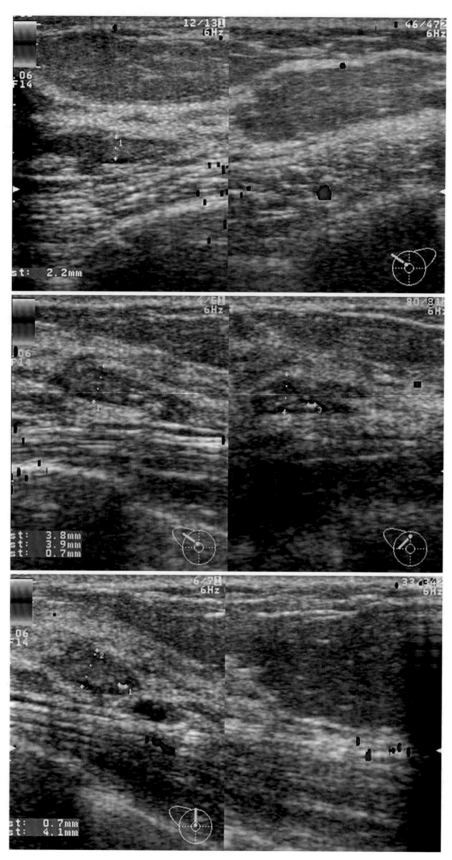

图6-10-5　乳头状瘤

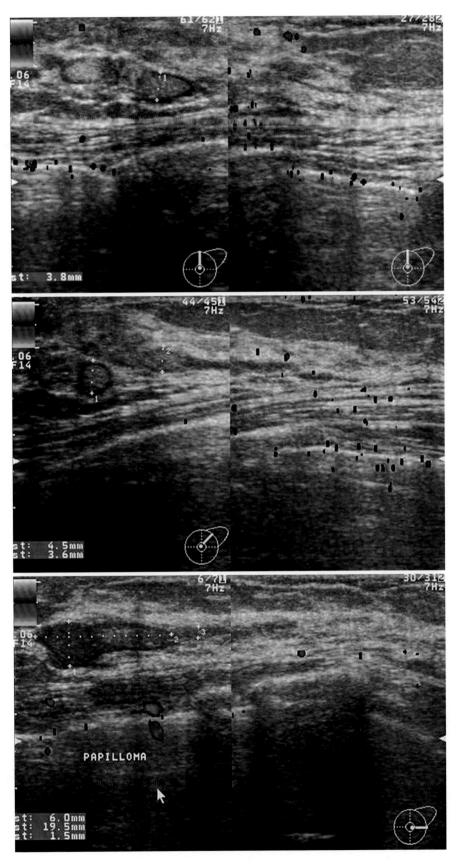

图6-10-6　与图6-10-5为同一病例，双侧中央导管内乳头状瘤，管腔内肿块导致节段性增厚，导管壁作为低回声晕勾勒出肿块形态

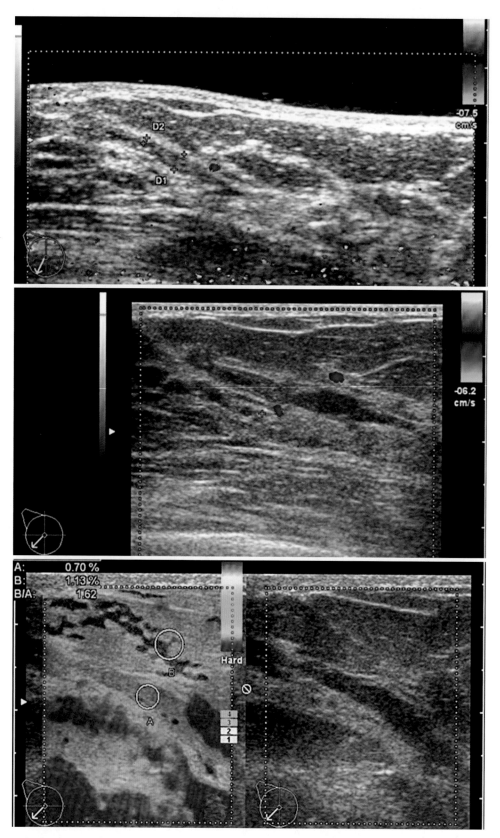

图6-10-7　导管增厚失去中央导管高回声征象（长探头采集）。高频短探头显示导管壁和不均匀的导管内容物，低回声和等回声的表现使之不易区分是导管内乳头状瘤还是导管内流体。致密节段Ueno评为1分，低回声成分为BGR征象，这种表现与浓缩的导管一致

第十一节 导管扩张症

导管扩张症（特异性导管周围乳腺炎、浆细胞乳腺炎、分泌性乳腺疾病）的特点是局灶性或节段性的一个或多个导管扩张，可能与炎症和导管周围纤维化有关。导管扩张通常为乳晕下导管扩张，但是周边的小导管也可受累。

导管扩张症主要发生于中老年女性，很少出现乳头溢液或可触诊的乳晕下包块，但通常伴有和月经周期无关的乳腺疼痛。在进展期，患者可能会出现乳头内陷。然而，导管扩张症也可以出现在从未生育过的年轻女性，与导管的先天发育异常有关，男性乳腺发育也会出现导管扩张。

导管扩张症可能表现为疼痛和可触及的肿块，有时患者乳头会增大或者没有症状，只在影像学检查中有表现。另外，用手按压乳头或者乳晕区域会有不同颜色和质地的分泌物。

病因学因素不明确，一般来说多普勒超声看到的乳腺导管增多，很少有血清催乳素增高的病例，但是一些病例经MRI证实，存在脑垂体的微腺瘤。大多数病例血清催乳素水平正常，仅存在慢性的各种乳腺分泌物细菌感染。很多病例是由摄入过量的含荷尔蒙的食物导致的，尽管改变饮食结构的治疗方法临床上被证明是有益的，但是缺乏相关研究。

扩张导管症通常含有嗜酸性颗粒状分泌物和泡沫状组织细胞，其存在于导管上皮内和导管腔内。浓缩的导管内分泌物可能形成超声看不到的钙化沉积，但通常表现为乳白色伴或不

伴有感染的分泌物。

乳腺钼靶检查可以检测无症状的导管扩张或典型的微钙化。

常规超声显示管状的无回声结构或者充满细密回声的导管结构，通常与乳头溢液有关。常规扫查或矢状面和横断面扫查往往不能精确的显示导管扩张，很多没有乳头溢液症状的导管扩张会被漏诊，有些导管扩张会被误诊为小囊肿，因此降低了检出的敏感性。

与钼靶不同，FBU检查可以完美的显示扩张的导管，把导管和周围组织区分出来。通常情况下，显示一个或多个向乳头辐射的管状结构，有薄壁且充满低回声，与哺乳期乳腺类似，但是血管增多不明显。FBU检查能显示直径＜0.2 mm的导管，声像图表现为"双线征"。某些情况下，导管壁会形成小的乳头状瘤，导致管壁增厚但不伴有血流征象，还有的会形成终末端囊肿。超声弹性成像可以显示直径为1~2 mm、扩张的小导管，其内容物为红色、导管壁为绿色，Ueno评为1分，导管扩张的越明显，BGR评分越可信，类似于囊肿的评分。导管内容物凝结聚集形成等回声或高回声，但仍具有流动性，可以与导管内乳头状瘤相鉴别，Ueno评为2分；伴有DCIS时，Ueno评为3或4分。

轻度的导管扩张不需进行干预和后续治疗。我们建议对导管壁不规则增厚、导管内小叶状组织或团块应该进行穿刺活检，因为可能会存在导管内癌或恶性风险程度较高的导管内乳头状瘤。然而，导管内的肿瘤穿刺活检时操作困难，可以进行超声短期随访，或进行其他非介入性的检查，如超声弹性成像或乳腺MRI

检查（图6-11-1）。

没有证据表明乳腺导管扩张有发展成乳腺癌的风险，所以导管扩张症应进行保守治疗。然而，导管扩张有可能是位于导管树边缘的乳腺癌的一个间接表现。放射状扫查技术是显示整个导管病变的最佳选择，提高了导管癌和小叶癌的检出率。在这种情况下，超声多普勒弹性成像检查作为一种非介入性检查手段比乳腺MRI费用更便宜、更方便，可以作为评估扩张导管恶性风险的一种手段。

一些学者提出用设备穿刺增大的乳头、通过细胞学检测筛查乳腺癌，这是错误的诊断方法。因为不是所有的乳腺癌都存在导管扩张，而且不是所有的导管扩张都有乳头表现，某些病例导管非常纤细或者导管分泌末端有堵塞。

很少有文献报道有关慢性非哺乳期乳管炎的影像学诊断。FBU检查可以更精确地定位和显示非哺乳期扩张的乳腺导管，细菌学检查证明只有3%的培养结果是阴性，其余都伴有白色溶血性葡萄球菌、金黄色葡萄球菌、白色葡萄球菌、表皮葡萄球菌（腐生菌，但耐抗生素）、溶血性链球菌感染，还有很少的假单胞菌、大肠杆菌、白色念珠菌感染等。

扩张导管或乳腺囊肿的慢性感染通常有腋窝淋巴结的慢性炎症改变，病理学上称为良性组织细胞增多症；超声表现为正常的淋巴结皮质和血管系统；超声弹性表现为良性病变，但是淋巴门为低回声，类似于脂肪组织。

慢性乳管炎有3个阶段。

• 仅有导管扩张，伴或不伴有乳头增大，有导管内的改变而没有基质的改变。

• 导管周围基质的改变，超声弹性成像显示导管外组织弹性减低，表示有浸润改变，很少有多普勒变化。

• 基质纤维化伴导管变薄，伴或不伴有导管内液体减少和乳头内陷，类似临床和钼靶显示的乳腺癌的表现。

用有效的抗生素和消炎药物治疗可能会减少乳腺疼痛症状，正确的诊断和后续的FBU检查可以减少不必要的活检或手术治疗。

第十二节　积乳囊肿

积乳囊肿发生在哺乳期或停止母乳喂养后不久，被认为是由乳腺导管阻塞引起的。在钼靶检查中，除非能看到典型的脂-液平面，否则积乳囊肿可能显示为一个模糊的团块。即使看不到脂-液平面，如果能在这个团块里看到脂肪组织，也能证实为良性病变。常规超声可能显示一个混合回声的包块。诊断通常依靠临

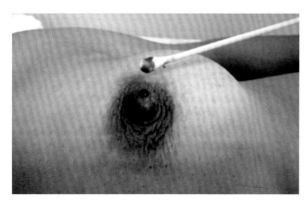

图6-11-1　导管扩张合并白色溶血性葡萄球菌感染，表现为乳头增大，伴深绿色溢液，注意皮肤没有炎症改变

床病史和穿刺活检出乳白色组织。我们还可以看到多个充满回声的扩张管状结构，说明扩张的导管内充满牛奶样液体，结合临床病史和影像学表现可以诊断为积乳囊肿。

FBU检查可以显示扩张的导管或多或少充满液体低回声，与导管连接的积乳囊肿通常显示为一个形状规则的包块，内部没有血流信号，但周围通常表现为血管增多，在整个哺乳期这个特征非常明显。结合临床表现如疼痛、常见的局部炎症及病史都可以提示积乳囊肿，超声弹性成像通常表现为BGR征象。

第十三节　基质纤维化

基质纤维化常易误诊为乳腺良性肿块或恶性肿块。乳腺基质纤维化是一种伴有乳腺腺泡和导管闭塞的基质增生的整体病理变化，导致乳腺实质再生不良形成局部纤维组织。基质纤维化有许多名称，如"乳腺局灶纤维性疾病""乳腺纤维化""纤维性乳腺病""纤维性肿瘤"和"乳腺的局灶纤维化"。

典型的基质纤维化的超声表现为：从边界不清的高回声组织到边界清晰的低回声肿块不等。由于没有明显的超声征象，我们可以短期内复查或者穿刺活检以明确诊断。FBU检查可以从病理上区分导管-小叶单位的基质异常，从而与乳腺恶性肿瘤区分开来。此外，良性病变的特点是没有新生的、密集的血管，Cooper韧带后方的声影不明显；超声弹性成像显示应变指数增加，可能提示为恶性，与其他的导管超声征象不一致，而且多普勒血流信号会减少（图6-13-1~图6-13-9）。

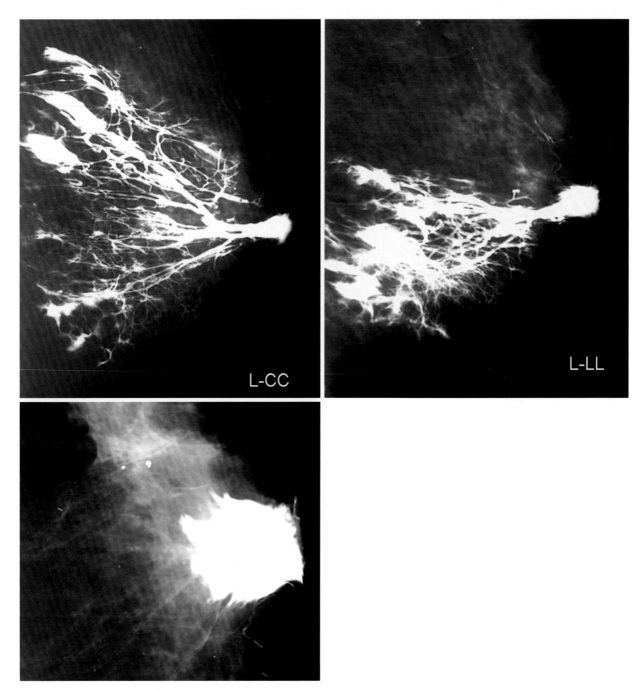

L-CC

L-LL

图6-13-1 X线乳腺导管造影：碘化造影剂注入乳腺导管后管腔扩张；操作中腺体受压致使导管被压扁；这些导管被叠加成一个二维影像，有些导管可能因没有注入造影剂而无法显示

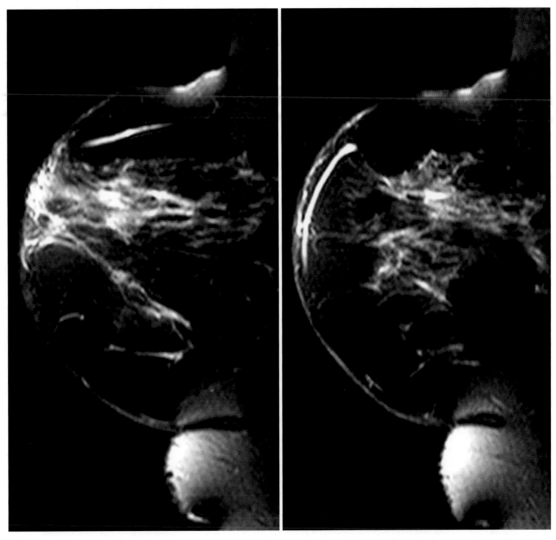

图6-13-2 矢状面MIP重建的乳腺MRI显示主要的乳腺导管朝向乳头；由于是俯卧位，重力作用下乳腺导管是垂直的。因为不是正常的解剖结构，除非是矢状轴12：00~6：00和3：00~9：00的扫描，这种技术并不常用，但它能清晰显示主导管的尺寸

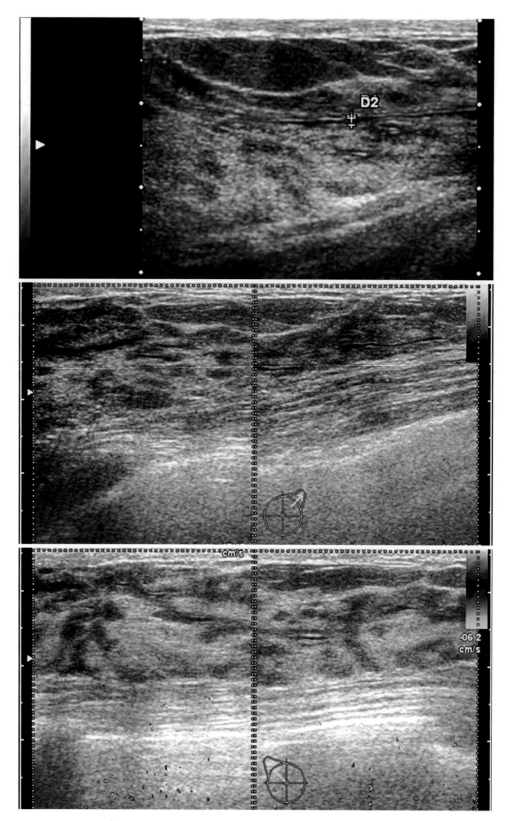

图6-13-3　小导管扩张呈"双线征"，是超声波在含液管壁界面的双重反射下形成的

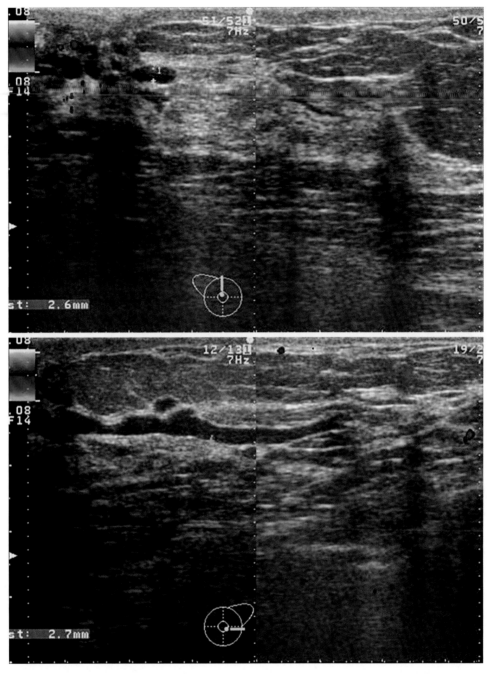

图6-13-4 乳头溢液伴导管壶腹扩张；慢性分泌性导管炎的管道正常，而且导管内没有实性组织；导管内液体回声增强与高蛋白含量、过度感染有关

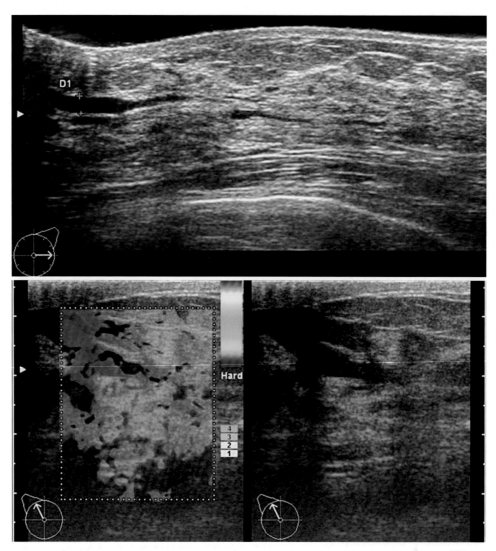

图6-13-5　从乳头沿放射状全景扫查可以清晰地显示扩张的导管，Ueno评为1分，明显扩张的导管显示为BGR征象

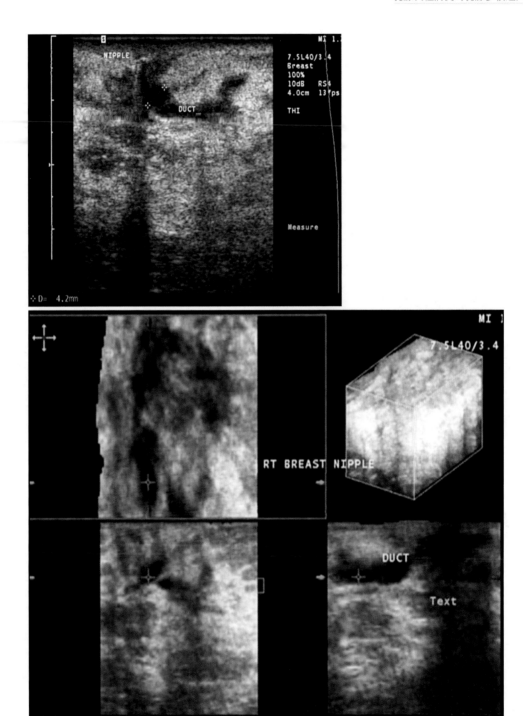

图6-13-6 三维超声扫查显示导管呈圆柱状、朝向乳头、呈向心性生长、没有血流信号。这种方法可以更好地观察扩张的导管

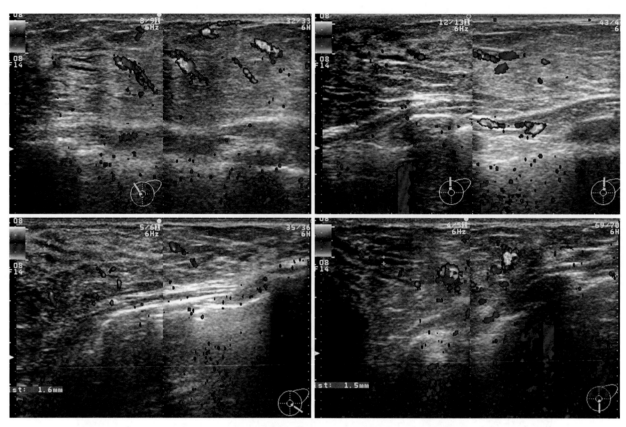

图6-13-7　患者女性，30岁，哺乳期乳腺。表现为皮下、乳腺脂肪组织及腺体基质减少，小导管扩张，腺小叶融合，以及弥漫性病理性血管增生（高频超声双幅图显示导管走向）

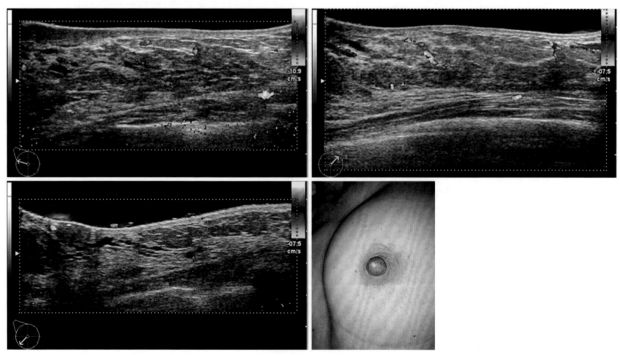

图6-13-8　乳头溢液患者，表现为自发的乳汁样溢出，乳头可以是正常形态。超声会显示弥漫性的导管扩张、界限不清的小叶增生和显著的弥漫性乳腺血管增多，这是生理性或病理性血清催乳素增多的特异性征象。与之相反，慢性感染性乳管炎血管不会增多（探头后方放置水囊）

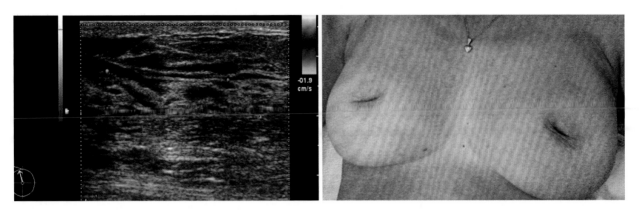

图6-13-9　进展期慢性乳管炎患者，常表现为单侧或双侧乳头内陷，与乳腺癌的某些表现相似；导管可有不同程度的扩张或不规则的增宽，Cooper韧带后方声影明显；乳腺血管正常，没有可疑的乳腺包块

第十四节　乳腺炎

乳腺炎一般指的是乳腺的急性炎症，可以发生在产褥期或非产褥期，在有医疗辅助分娩的国家通常很罕见。临床体征符合Celsius描述：红、肿、热、痛。急性乳腺炎中最常见的两种微生物是葡萄球菌和链球菌，很少有影像学诊断。

感染是由于皮肤表面破损导致细菌进入乳腺组织而引起的，但也有许多病例在被昆虫叮咬后发生枕部硬结性毛囊炎或皮炎，而没有乳腺炎。实际上，乳腺炎必须累及乳腺腺叶，周围脂肪组织和皮肤可以累及也可以不累及。除了乳腺腺叶的穿透性损伤外，我们认为急性乳腺炎是从乳头的病变开始的，通过导管树进展到乳腺的外围。因腺叶可以重叠但相互之间不融合，乳腺导管也互不相通，因此，可以发现孤立于正常腺体组织的乳腺炎，而其他区域未被感染。

最常见的急性炎症是产褥期或哺乳期乳腺炎，可流行性发病或散在发病。流行性发病通常发生在哺乳期女性的医院环境中。乳头小、乳头内陷、哺乳期间的不良卫生习惯都可能导致乳头破损，然后炎症会进展到导管-小叶，也可能蔓延到小叶基质和周围组织，包括脓肿形成和皮肤瘘管。对于哺乳期乳腺炎的典型超声描述较少，超声检查的目的是鉴别和明确脓肿位置，一般是指发生在乳晕下方的脓肿，并指导切口和引流，进行适当的抗生素治疗，避免复发。多普勒超声能清晰地显示弥漫性水肿，被感染的积乳囊肿表现出内部无血管的液性回声和周围密集血管的回声征象。通常伴有周围淋巴结炎，超声表现为淋巴结髓质高回声，但淋巴门血流丰富，结节触诊有弹性。即使用多普勒超声也很难区分正常的哺乳期乳腺和弥漫性乳腺炎，因为它们都有扩张的导管和弥漫性增多的血管。然而，乳腺炎通常会伴有皮肤的增厚和皮下脂肪水肿，组织内部呈均匀的高回声，由于重力作用多见于乳腺下象限。

非产褥期乳晕下感染难以根除，可伴随无

痛性复发，可能与乳液慢性溢出有关（分泌性乳管炎，有时继发于激素紊乱，如高泌乳素血症），但是周围的感染对治疗有效。有感染风险的患者可能有类固醇使用或糖尿病等易患疾病。我们发现甚至青少年都有周围小叶囊肿的感染。临床上，患者可表现为局部的红肿、触痛。常规超声可以观察需要引流处理的潜在脓肿。我们使用FBU精确定位以确定潜在感染病灶与导管的连接关系，并在抗生素治疗过程中随访检查。通常感染的囊肿会完全愈合，而那些未感染、无回声、无周围血管病理性增生的囊肿不会发生变化（图6-14-1）。

因此，更多的患者伴有扩张导管的过度感染，有时出现黄绿色-灰色乳头溢液，不伴有导管周围炎症反应，但已证实感染了白色溶血性葡萄球菌、白色葡萄球菌、金黄色葡萄球菌、溶血性链球菌、铜绿假单胞菌、白色念珠菌、大肠杆菌等）。我们对423例有导管扩张、乳头溢液或囊肿抽液治疗患者的细菌学检查结果进行了回顾和分析，发现只有3%是无菌的，97%的病例存在明显耐药性的细菌[5]。

慢性感染有时以腋窝淋巴结的慢性炎症为诊断依据，病理表现为良性组织细胞增生，超声表现为淋巴门回声减低、未见皮质或血管异常。此外，许多手术活检或各种良恶性病变治疗后的病理报告证实存在淋巴浆细胞基质性乳腺浸润伴淋巴结组织细胞增生。

作为常规检查，我们建议对任何有颜色的乳头溢液都进行细胞学检查，细菌学检查有助于确诊。慢性乳腺感染的主要途径是直接以乳头为切入点，因为近95%的病例都存在一种葡萄球菌微生物病原体（图6-14-2）。

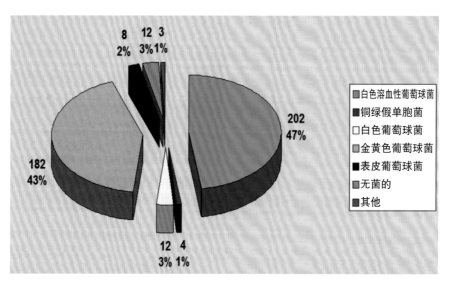

图6-14-1　423例异常乳头溢液标本的细菌学检测分析：仅有3%的病例表现为未感染的导管扩张，而过度感染的患者在筛查中临床表现为乳腺疼痛或无症状；大多数慢性乳腺炎可能与纤维囊性发育不良有关

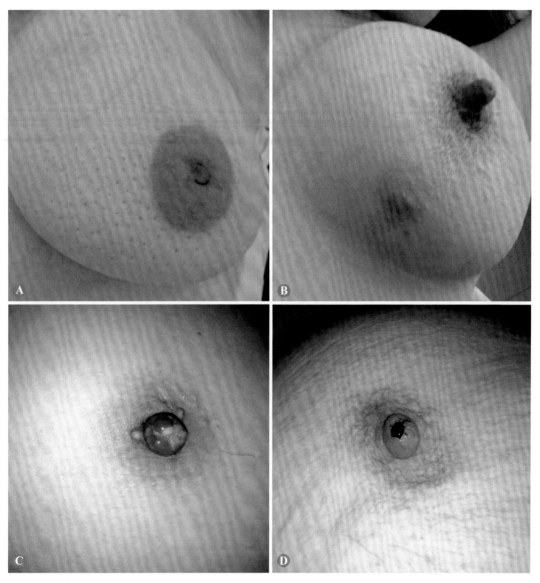

图6-14-2　急性乳腺炎的临床表现：弥漫性表现，伴大范围的红斑，部分乳头内陷和水肿导致的"橘皮样"改变；急性毛囊炎范围比较局限；正常的乳头提示没有导管－小叶受累；慢性乳房感染没有皮肤改变，但当有乳头溢液时，我们需要判断颜色和黏度的异常（图A，图B）。在80%的病例中，血性溢液是良性的，绿色溢液通常与葡萄球菌或溶血性链球菌有关（图C，图D）

第十五节 乳头-乳晕复合体疾病

我们认为在传统乳腺超声评估乳头-乳晕复合体时，最好把其当作乳腺的一个独立区域[24]。我们强调，在导管超声检查中，乳头是超声扫查中获取和判读所有腺叶结构的起始位置，建立正常结构，表现扩张导管与乳晕后导管的连续性，或准确定位病理性肿块与这些结构的位置关系。

对于乳头的FBU检查，我们需要注意以下几点。

- 使用大量的耦合剂避免气体伪像或在探头表面放置水囊效果更好，可获得最佳聚焦和增益。
- 进行至少两次正交扫查或多次斜向扫描。
- 在鉴别诊断中经常使用多普勒超声。
- 使用超声弹性成像显示乳头，正常评为4分，可忽略声影伪像，更好地解释乳晕后方结构。

在实践中，临床检查和乳腺钼靶检查仍然至关重要，但其结果并不理想。在乳头-乳晕周围的临床检查中，良恶性均可能表现出相似结果，如乳头溢液、增厚和回缩等。此外，即使使用非特异性乳房X线摄影，并辅以多种成像方式（传统超声、MRI或两者兼有），通常也很难区分良性异常和恶性异常[25]。

乳头和乳晕区域的良性异常可能包括以下几点。

- 乳腺导管扩张症或囊肿——常见
- 乳头钙化
- 乳头皮肤角化
- 蒙哥马利腺脓肿
- 乳头腺瘤

乳头最重要的恶性异常有以下几点。

- Paget病
- 乳腺癌
- 原发性淋巴瘤

任何持续性单侧病变均可怀疑为Paget病，以DCIS为代表，最终通过乳头刮片细胞学确诊。由于存在潜在恶性肿瘤的高风险，超过80%的病例都有这种情况，在大多数病例中，乳房钼靶和传统的超声检查常常难以发现，所以对于选择保乳手术的患者推荐术前行MRI检查[25]。有学者发现，高达92%的癌为隐匿性，触诊没有明显肿块（85%的病例），其中73%的病例表现为多灶性进展[26]。Paget病应与乳头良性糜烂性腺瘤病、变形性骨炎样基底细胞癌、鲍文病、黑色素瘤、湿疹（即双侧）和深部乳腺癌的皮肤浸润相鉴别。乳房钼靶结果显示可能为孤立的微钙化，肿块伴微钙化或无钙化。广泛使用的放射学影像检查在本病的诊断中价值不高，临床表现明显的Paget病，乳房钼靶检查为阴性者高达41%[27]，而未扪及肿块、呈多灶分布的隐匿癌患者高达64%[26]。

超声检查在所有恶性病变声像图中表现相似，乳头的低回声和阴影在良恶性病理中均属常见表现[27]，但血管异常增多更能提示癌症的可能。

因缺乏血管结构相关信息，且良恶性病变混合存在，用于乳腺筛查和提供CAD诊断的"C计划"，即 ABVS技术不足以鉴别乳头-乳晕复合体的良恶性病变。此外，扫描的非解剖学表现难以判断乳头和潜在恶性肿瘤之间的关系。

超声弹性成像对此位置有一些技术观察。由于乳头-乳晕复合体的弹性成像检查难点在于组织表面不平，增加超声耦合剂用量可避免空气伪像的干扰，这些伪像可降低检查的灵敏度，组织应变不均可导致扫查平面错误性倾斜。然而，超声弹性成像在大多数情况下是有用的，尤其在乳头内陷的乳头-乳晕病变中。乳头回缩和内陷等情况，可能有一个良性或恶性病因，结合病史与FBU检查结果有助于诊断。与二维或四维超声成像相比，超声弹性成像

像能更好地显示乳头后组织，病变乳头与远处的导管-小叶病变的连接是诊断的关键。

乳头内陷有2种类型。

- 可伸缩/脐形乳头—— 可逆的，乳头可被拉出（外翻）。

- 乳头凹陷——真正的凹陷，先天性或后天性，乳头不可外翻。

先天性乳头内陷是罕见的，因其潜在间叶组织增殖失败，无法将乳头从凹陷位置推出。实际上，这是一个复杂的病理过程，伴有导管和毛孔发育不全，可进一步引发母乳喂养困难。

目前约3%的女性有乳头内陷[28]，其中73%~92%为可伸缩型，约87%的患者为双侧乳头发病[29]。后天型乳头内陷多见，未经治疗时，一些患者在孕期会自行改善，而另一些患者不经治疗则会渐进发展。多数病例与慢性乳腺炎相关，而这些慢性乳腺炎通常诊断不足（图6-15-1~图6-15-17）。

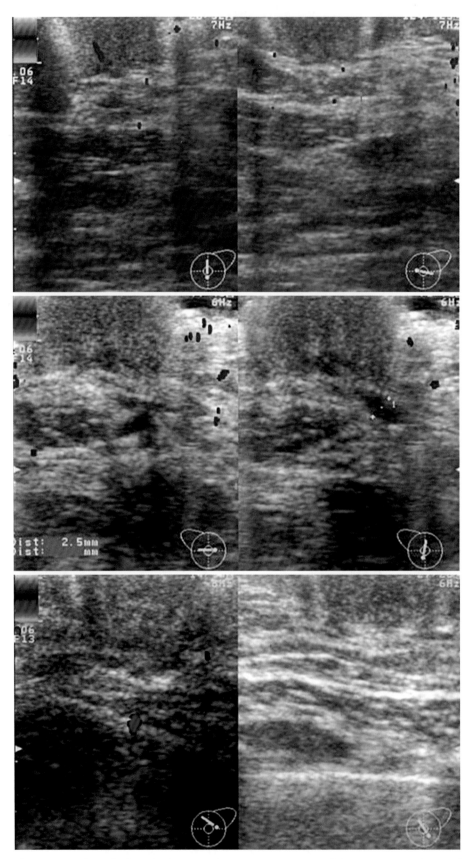

图6-15-1　正常乳头下方有导管-壶腹实质向其汇聚，需要一定量的超声耦合剂，以避免周围空气形成伪影

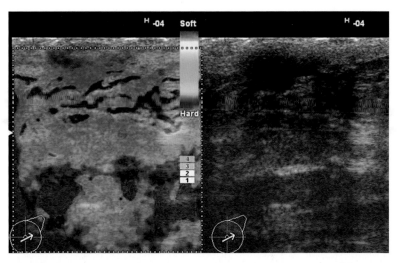

图6-15-2　Ueno评分：正常乳头为4分，正常乳头下实质为1分。即使对二维超声图像乳晕后方存在伪像的病例，超声弹性成像也是有效的

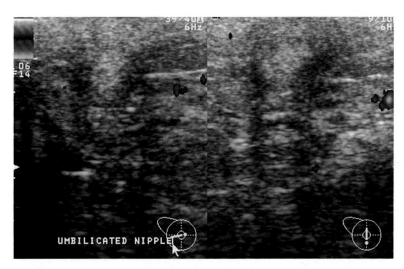

图6-15-3　患者女性，28岁，乳头内陷，与皮肤连接，乳晕后区皮下脂肪组织缺乏，导管-壶腹会聚结构无扩张，彩色多普勒显示少血供，为"正常"表现

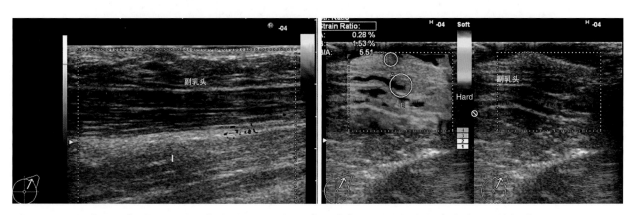

图6-15-4　乳腺腋尾部副乳及副乳内的副乳头，与正常乳房相似，小乳头和腺体的FLR值较高

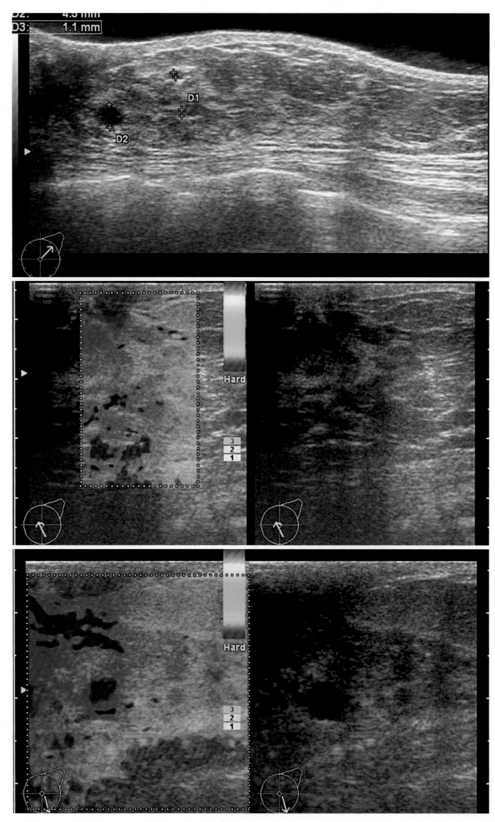

图6-15-5　乳晕后导管扩张及囊性发育不良，呈良性表现，超声弹性成像Ueno评为 1分，所出现的BGR征象使乳晕后的声影伪像得到澄清

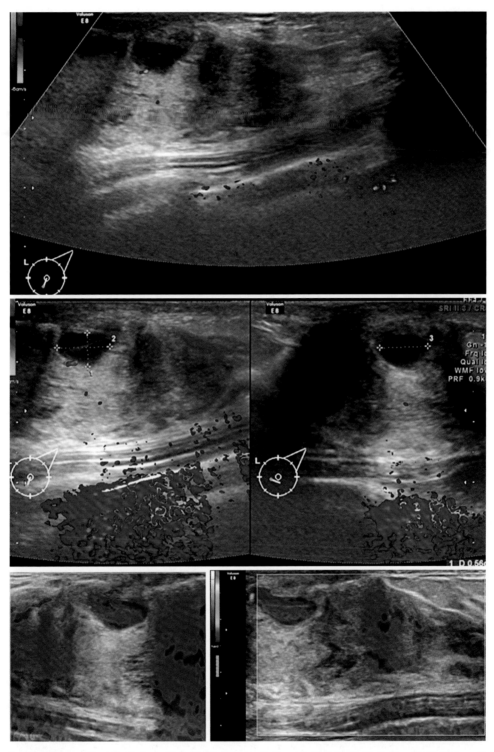

图6-15-6　患者女性，14岁，乳腺分支芽内乳晕后囊性病变，注意乳腺实质致密、基质较少，是乳腺发育阶段的特征表现

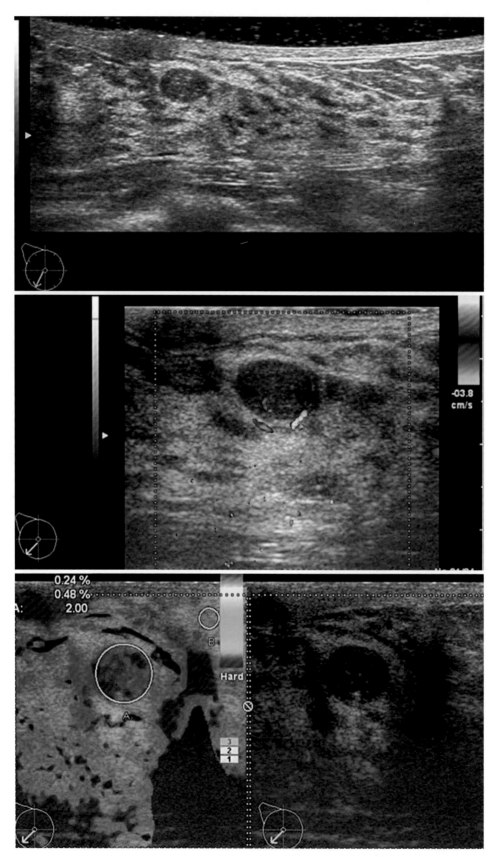

图6-15-7 基于Stavros良性特征的乳晕后实性病变，具有良性血管类型。超声弹性成像Ueno评为2分，FLR值较低，与纤维腺瘤一致。FBU可正确诊断，可避免不必要的活检，亚厘米级肿块不急于手术治疗

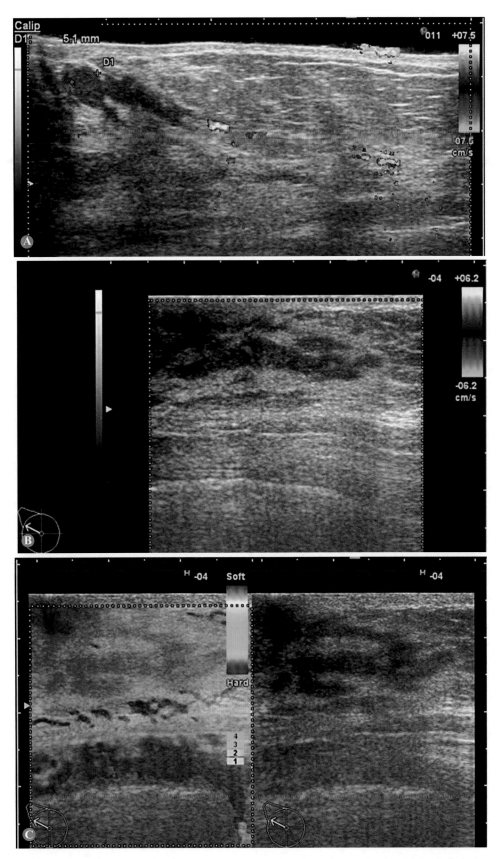

图6-15-8　乳晕后导管扩张伴导管内小乳头状瘤，导管周围充血（图A）；FBU可鉴别导管增生和IDC，本例这种情况良性的可能性更大（图B，图C）

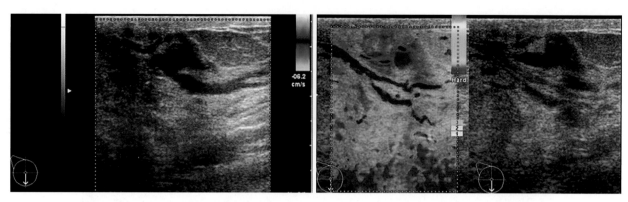

图6-15-9　典型良性乳晕后复合体，导管扩张伴导管内中等回声。超声弹性成像Ueno评为1分，BGR评分表现与囊性病变相关

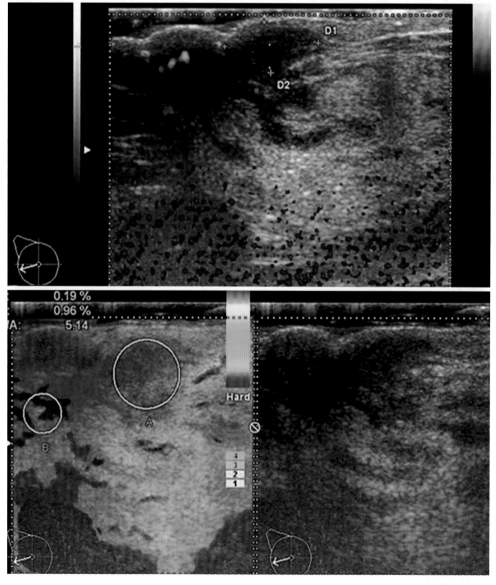

图6-15-10　乳头-乳晕复合体及新生导管增厚，伴新生血管及高应变率，提示可疑增生性病变

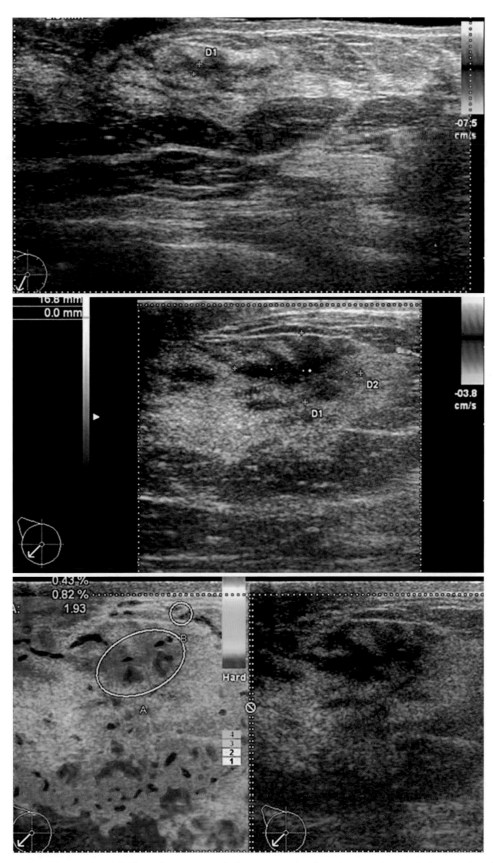

图6-15-11 乳晕后一组放射状导管增厚，伴结构异常及明显低回声改变，不伴后方衰减和新生血管。超声弹性成像为良性表现，FBU诊断为超声BI-RADS 3类，建议6个月后随访检查

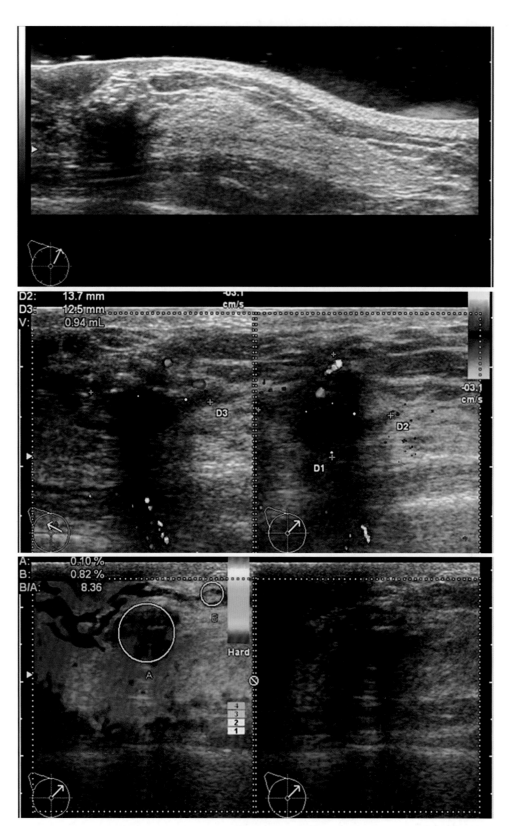

图6-15-12 乳晕后方深部肿块伴周围导管增厚，依据Stavros标准诊断为恶性，成角穿入型恶性血管类型。超声弹性成像Ueno评为4分，FLR值较高（8.36）；超声弹性成像显示乳头正常，肿块与乳头之间的硬度没有增加

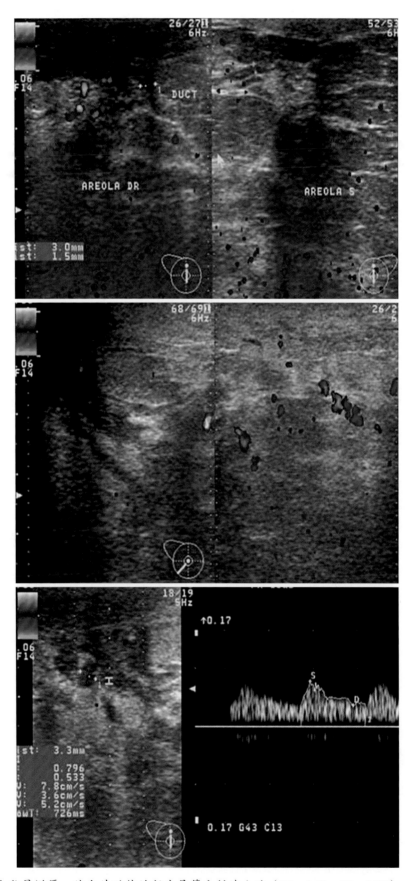

图6-15-13 乳头和乳晕增厚，伴向外延伸的新生导管和低速血流（RI：0.53，PI：0.79），提示恶性Paget病

乳腺良性病变的乳腺多模超声 第六章

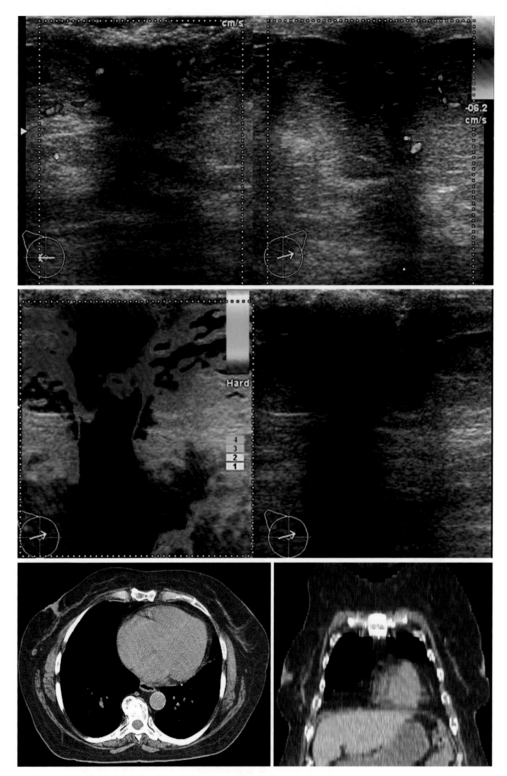

图6-15-14　患者女性，84岁，Paget病，乳晕后恶性病变与乳头相连，FBU和CT均显示病灶从乳腺中央深部向乳头延伸

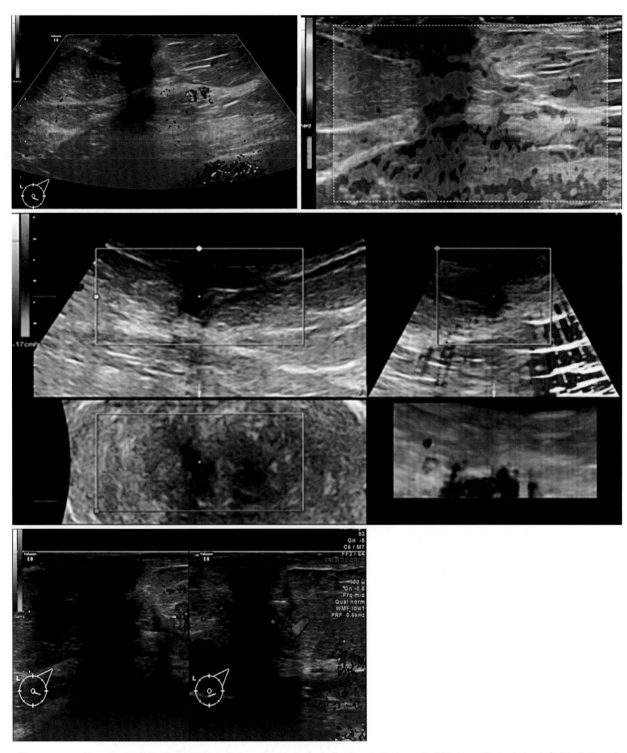

图6-15-15　与双乳头的乳晕恶性增生相似，四维超声采集的C平面显示效果较好，乳头后方的声影明显，类似于恶性Paget病的典型深部病变，但超声弹性成像对这种独特的浅表癌（上皮癌）可直接诊断

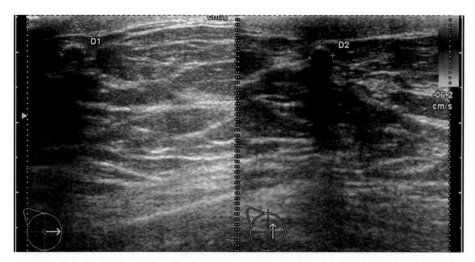

图6-15-16　绝经后的乳房，乳晕后可见"蛋壳样"钙化，未见可疑血流信号

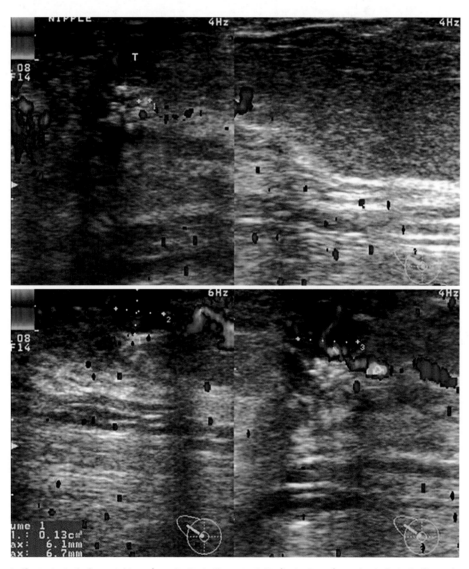

图6-15-17　乳晕后恶性肿瘤，呈低回声，与乳头最深处的轮廓辨别不清，伴增厚的导管及稀疏的新生血管

第十六节 钼靶不显示或显示模糊的不可触及的乳房实性肿块

某些病理证实的肿块在钼靶上未显示，仅超声能够检出，并且诊断为良性。这类病变采用超声随访是较为安全的。这个结论是Graf及其同事于2007年通过研究得出的。该研究纳入445个乳房肿块，这些肿块部分或完全被致密的乳腺纤维组织所掩盖，其中442个肿块在随访期间保持稳定（随访时间2~5年，平均为3.3年），2个肿块体积增大（活检证实为纤维腺瘤），1个肿块变得可触及（活检证实为乳腺癌）[30]。

我们再次强调，在致密型乳腺患者中，超声的诊断敏感性高于钼靶，致密型乳腺是年轻女性最常见的类型。良性肿块在年轻或有生育能力的患者中最为常见。对于良性病变，使用超声进行筛查和随访就足够了，其阴性预测值较高（Graf等人报道为99.8%）。这项研究基于传统超声，有操作者依赖性，效果不如导管超声。对40岁以下的女性，每年或每两年行乳腺MRI和钼靶检查来筛查的做法是不合理的。

FBU检查的关键是病灶与导管–小叶树的连接，因此，任何有关导管厚度、内容物或终末导管–小叶单位的异常都能被多普勒超声和超声弹性成像系统地识别、定位、测量和描述。随访检查操作简便、没有操作者依赖、操作安全、两次检查的间隔时间不受限制、可根据超声BI-RADS分类情况缩短检查间隔。

对于触诊和放射学无法检测的乳腺病变，良恶性皆有可能。在乳腺钼靶检查中，几乎有30%无或微钙化的小肿瘤被遗漏了，尤其是在致密型乳腺或乳腺边缘部位。在乳腺病变的良恶性方面，无论是临床检查还是钼靶检查都倾向于诊断良性病变而忽略恶性病变。此外，当放射影像发现一个恶性肿块时，则会忽略病变的多灶或多中心性，低估病变的范围，与MRI检查结果比较，这是不可否认的事实。

与异质型乳腺或与脂肪型乳腺相比，致密型乳腺钼靶检查的假阳性和假阴性结果更常见。另外，较早发现乳腺癌并不一定能降低女性死于乳腺癌的风险。由于致密型乳腺和被建议长期接受筛查的年轻女性，受辐射的风险更高，故乳腺钼靶检查的时间间隔不能少于2年，在此情况下，发生间隔期癌症的可能性更高。

触诊和钼靶检测阴性的良性病变主要有以下几类。

- 小的纤维囊性增生或位置较深的直径为1 cm左右的囊肿
- 无微钙化的导管扩张
- 小纤维腺瘤或单纯导管增生
- 导管内乳头状瘤和囊内乳头状瘤
- 乳头–乳晕处异常
- 多个脂肪瘤

在某些病例中，患者可触及肿块样结构（假瘤），部分患者钼靶检查显示异常，但FBU检查显示腺体结构正常。在这些病例中，乳腺腺体层前方通常缺乏柔软的脂肪组织并伴随乳腺腺叶的浅表层及皮下发育，腺体间质使得触诊质地较硬。由于激素受体的存在，这些假瘤更加敏感，通常与周期性乳房疼痛有关，同时，由于外上象限的腺体体积最大，因而成为乳房疼痛最常见的主诉部位。

乳腺钼靶检查时腋窝前哨淋巴结也被完全或部分遮蔽，当淋巴结可见时，钼靶通常无法估计肿大淋巴结的真实数量，对恶性风险的特异性较低，因为小淋巴结也可能是恶性的。此外，局部受累的微小转移无法经放射学检查证实。这些原因导致只要放射检查可见淋巴结，几乎都必须活检。另外，"良性"淋巴结可能是正常的、炎性的或肉芽肿性的（结节病），而这些病变都具有相似的放射学表现（图6-16-1）。

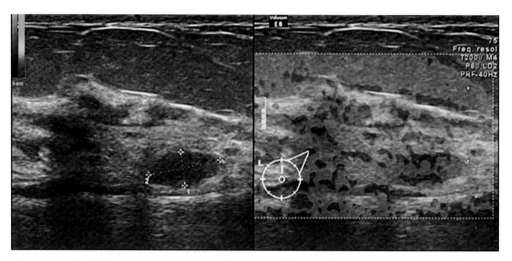

图6-16-1　位置较深不可触及的浓缩性囊肿，超声表现呈等回声，弹性成像呈BGR征象

第十七节 假恶性病变的超声表现

在乳腺超声检查中，低回声肿块伴后方声影则可疑恶性肿瘤。然而，有时良性病变也可能为低回声、伴后方声影，与恶性类似，如下面几种情况。

• 乳腺局灶性纤维化表现为良性肿块，其特征是丰富的结缔组织（基质）将乳腺导管-小叶隔开，而这些导管-小叶通常都已萎缩。局灶性纤维化在超声上最常见的表现为椭圆形肿块，但有时也表现为有声影的不规则低回声区。在FBU检查中，病变与导管-小叶树没有连接。通常，与Cooper韧带相关，没有可疑的丰富血流信号，超声弹性成像有助于鉴别诊断，Ueno评为2或3分。

• 糖尿病性乳腺病是一种少见的淋巴细胞性乳腺炎伴间质纤维化，通常发生于I型糖尿病患者。FBU检查缺乏特异性，但乳腺实质病变通常很容易排除，对于可疑病变，我们建议行短期随访或活检。

• 与近期哺乳无关的积乳囊肿，表现为低回声肿块、边界清楚、伴或不伴后方声影。由于内容物为稠密乳汁，普通超声呈假瘤样表现。由于彩色多普勒超声没有异常发现，超声弹性成像显示为复杂的BGR征象，因此，使用FBU诊断和鉴别诊断更容易。一些慢性积乳囊肿在乳状内容物发生沉积时表现为液体"实性"分层，这种平面必须通过径向和反径向扫描进行检测。

• 小囊肿的钙化在导管超声上常表现为导管周围1~2 mm的高回声线，伴或不伴声影。超声和MRI敏感性和特异性都不满意，因此，最好使用钼靶评估此病。

• 低回声伴后方声影的纤维腺瘤，与病理的显著硬化或钙化（粗大或"爆米花样"钙化）有关，但多普勒超声显示血流信号为良性特征，超声弹性成像Ueno评为2或3分。

• 结节病可能与乳腺癌相关，可能发生于乳腺癌前后[31]。结节病乳腺受累罕见，只见于不到1%的患者[32]。

钼靶和体格检查不能鉴别这些病变，因此，通常建议进行活检。诊断结节病并不能排除恶性肿瘤，因为乳腺癌更常见，二者可能存在相关性。此外，多灶性、多中心性、结节性肉芽肿可能发生在双侧乳腺，有时在钼靶和超声检查中可显示，呈低回声、形态不规则、边缘成角及恶性声影。MRI在病灶的相应位置可见非肿块增强的斑片状区域，与乳腺癌难以鉴别[33]。然而，FBU检查可能有助于更好地描述恶性病变，不仅显示乳腺实质与周围主要导管的连接，还显示其与终末导管-小叶单元的连接位置。在已证实的结节病中无乳腺受累的变化，短期随访适用于重复活检均为阴性的患者。对于结节病患者而言，随访时间可能会延长30年。

结节病的一个重要表现是腋窝淋巴结受累、从正常到急/慢性炎症或恶性表现。结节病的淋巴结可出现非特异性表现：淋巴结整体肿大，特别是由于皮质增厚、淋巴门缩小形成的低回声表现，血流信号正常。超声弹性成像显示正常或因淋巴结钙化而致硬度增加，这些均是结节病累及淋巴结的常见表现。

• 基于Stavros标准，纤维微小囊性异常增生（扩展型或结节型）可能在二维超声中显示为伪恶性肿瘤。因此，血流信号处于正常范围，据纤维化和囊液的比例，超声弹性成像可显示为复杂BGR征象或Ueno评为2分。乳腺癌合并有纤维微小囊性变并不罕见，有时病变距离很近。因此，临床检查、钼靶、二维超声和MRI可能高估了恶性肿瘤的大小和范围。在这种情况下，超声弹性成像联合多普勒能够区分其边界（图6-17-1~图6-17-4）。

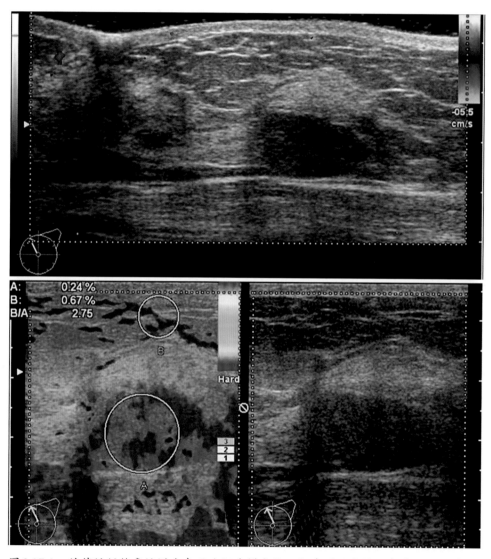

图6-17-1 结节性纤维囊性增生表现为假瘤样占位，超声弹性成像为复杂BGR征象

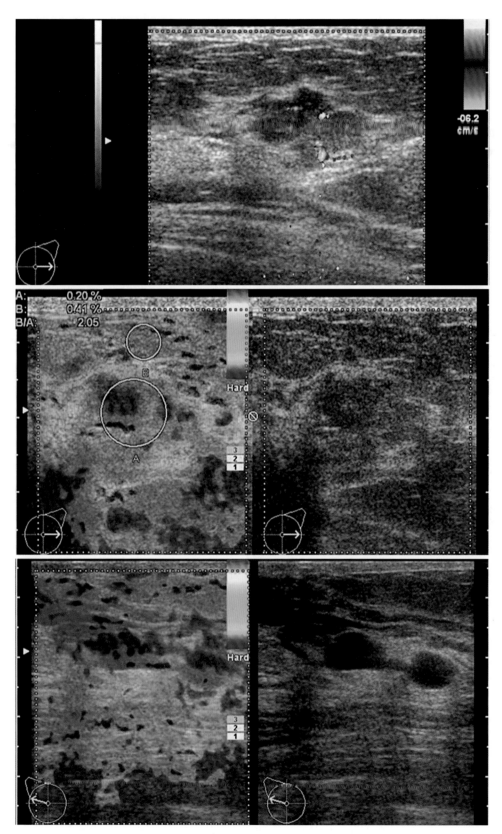

图6-17-2　左乳3:00方向可见假瘤样占位，边缘有多个分叶且伴声晕，有新生血管；弹性成像显示病灶内应变复杂，Ueno评为2分，右侧乳房相应区域表现为导管扩张和囊性病变

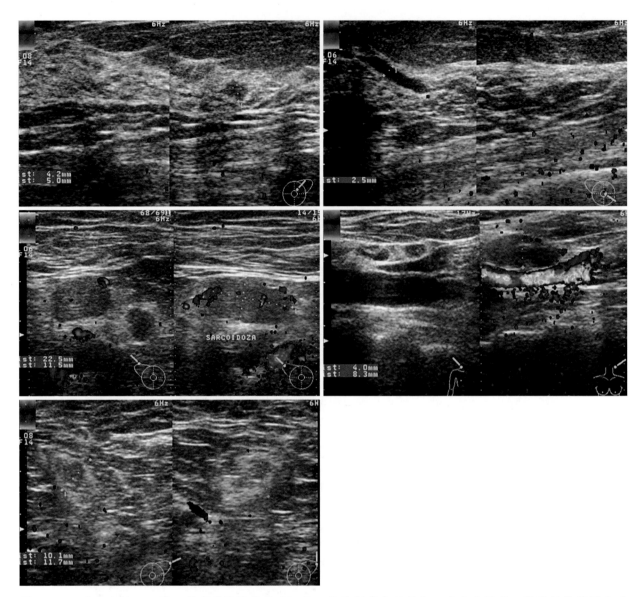

图6-17-3　患者女性，63岁，患有系统性结节病27年，乳腺超声表现复杂：多发小结节、弥漫性导管增生及中央导管扩张，右侧腋窝淋巴结肿大，伴皮质增厚和血管增多，右侧锁骨上淋巴结肿大伴皮质增厚；多普勒超声显示左侧腋窝淋巴结呈良性征象

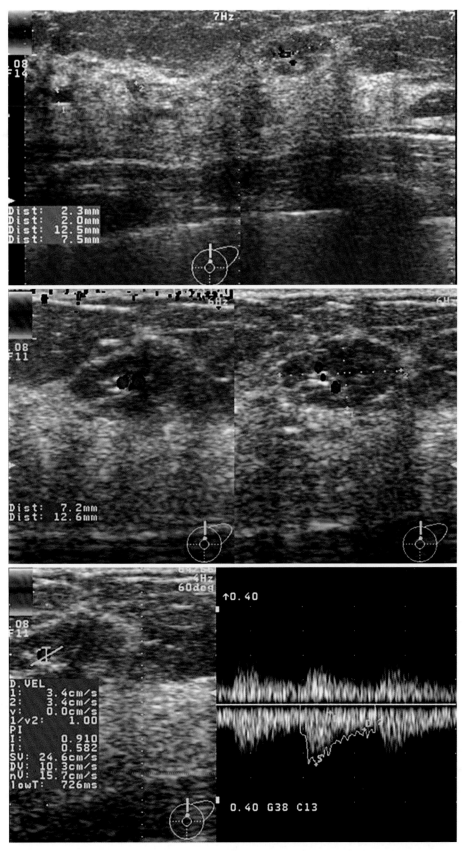

图6-17-4 患者女性，41岁，左乳纤维腺瘤切除术后，左乳12：00方向可见终末导管–小叶肿块，纵横比
＜1，呈卵圆形、后方回声增强、Kobayashi征，其内部结构及淋巴窦内血流与乳房内淋巴结一致

参考文献

[1] STAVROS A T, THICKMAN D, RAPP C L, et al. Solid breast nodules: use of sonography to distinguish between benign and malignant lesions[J]. Radiology, 1995, 196: 123-134.

[2] STAVROS A T, RAPP L C, PARKER H S. Breast ultrasound, 2004[J]. Lippincott Williams & Wilkins, Philadelphia.

[3] TAYLOR K J, MERRITT C, PICCOLI C, et al. Ultrasound as a complement to mammography and breast examination to characterize breast masses[J]. Ultrasound Med Biol, 2002, 28(1): 19-26.

[4] KOBAYASHI T. Ultrasonic diagnosis of breast cancer[J]. Ultrasound Med Biol, 1975, 1(4): 383-391.

[5] ARISTIDA G, ERNESTINA A, VIORELA E, et al. New horizons in breast Doppler ductal echography: the positive and differential diagnosis of ductal ectasia, with etiopathological correlations[J]. ECR Viena, 1975. EPOS TM . doi: 10.1594/ecr2013/C-0667.

[6] TOT T. The theory of the sick breast lobe and the possible consequences[J]. Int J Surg Pathol, 2007, 1: 68-71.

[7] GEORGESCU A, BONDARI S, MANDA A, et al. The differential diagnosis between breast cancer and fi bro-micro-cystic dysplasia by full breast ultrasonography - a new approach[J]. ECR Viena, 2012. EPOS TM . doi: 10.1594/ecr2012/C-0167, Control Nr #4281.

[8] VISSCHER D W, NASSAR A, DEGNIM A C, et al. Sclerosing adenosis and risk of breast cancer[J]. Breast Cancer Res Treat, 2014, 144(1): 205-212. Published online Feb 8. doi: 10.1007/s10549-014-2862-5.

[9] JENSEN R A, PAGE D L, DUPONT W D, et al. Invasive breast cancer risk in women with sclerosing adenosis, 1989[J]. Cancer 64(10): 1977-1983, Pubmed citation.

[10] GÜNHAN-BILGEN I, MEMIS A, USTÜN E E, et al. Sclerosing adenosis: mammographic and ultrasonographic findings with clinical and histopathological correlation[J]. Eur J Radiol, 2002, 44(3): 232-238, Eur J Radiol (link) - Pubmed citation.

[11] TASKIN F, KOSEOGLU K, UNSAL A, et al. Sclerosing adenosis of the breast: radiologic appearance and efficiency of core needle biopsy[J]. Diagn Interv Radiol, 2011, 17: 311-316. doi: 10.4261/1305-3825. DIR.3785-10.2 , Pubmed citation.

[12] LINDA A, ZUIANI C, LONDERO V, et al. Magnetic resonance imaging of radial sclerosing lesions (radial scars) of the breast[J]. Eur J Radiol, 2012, 81(11): 3201-3207. doi: 10.1016/j.ejrad.2012.01.038.

[13] ICHIHARA S, MORITANI S, OHITAKE T, et al. Ductal carcinoma in situ of the breast: the pathological reason for the diversity of its clinical imaging. In: Research and development in breast ultrasound[J]. Springer, Tokyo, 2005, 104-113.

[14] TSUNODA-SHIMIZU H, KATO Y, UENO E, et al. Usefulness of depth to width ratio in differentiation of regular invasive ductal carcinoma from fibroadenoma. In: Research and development in breast ultrasound[J]. Springer, Tokyo, 2005, 57-61.

[15] KOBAYASHI T. Gray scale echography for breast cancer[J]. Radiology, 1977, 122: 207-214.

[16] TEBOUL M. Practical ductal echography: guide to intelligent and intelligible Ultrasound imaging of the breast[J]. Saned Editors, Madrid.

[17] AMY D. Lobar ultrasound of the breast. In: Tot T (ed), breast cancer[J]. Springer, London Limited, 2013. doi: 10.1007/978-1-84996-314-5-8.

[18] KUJIRAOKA Y, UENO E, YOHNO E, et al. Incident angle of the plunging artery of breast tumors. In: Research and development in breast ultrasound[J]. Springer, Tokyo, 2005, 72-75.

[19] ADAMIETZ B R, KAHMANN L, FASCHING PA, et al. Differentiation between phyllodes tumor and f broadenoma using real-time Elastography[J]. Ultraschall Med Suppl, 2011, 2: E75-E79. doi: 10.1055/s-0031-1282024.

[20] LI LJ, ZENG H, OU B, et al. Ultrasonic elastography features of phyllodes tumors of the breast: a clinical research[J]. PLoS One, 2014, 9(1), e85257. doi: 10.1371/journal.pone.0085257.

[21] WURDINGER S, HERZOG A B, FISCHER D, et al. Differentiation of phyllodes breast tumors from fibroadenomas on MRI[J]. AJR Am J Roentgenol, 2005, 185(5): 1317-1321.

[22] YABUUCHI H, SOEDA H, MATSUO Y, et al. Phyllodes tumor of the breast: correlation between MR findings and histologic grade[J]. Radiology, 2006, 241: 702-709, http: //dx.doi.org/10.1148/radiol.2413051470.

[23] ARRIGONI M G, DOCKERTY M B, JUDD E S.The identification and treatment of mammary hamartoma[J]. Surg Gynecol Obstet, 1971, 133(4): 577-582, Pubmed citation.

[24] DA COSTA D, TADDESE A, CURE M L, et al. Common and unusual diseases of the nipple-areolar complex[J]. Radio Graphics, 2007, 27: S65-S77, © RSNA, 2007.

[25] GEFFROY D, DOUTRIAUX-DOUMULINS I, LABBE-DEVILLIERS C, et al. Paget disease of the nipple and differential diagnosis[J]. J Radiol, 2011, 92(10): 889-898. doi: 10.1016/j.jradio.2011.07.010, Epub 2011, Sep7.

[26] YIM J H, WICK M R, PHILPOTT G W, et al. Underlying pathology in mammary Paget disease[J]. Ann Surg Oncol, 1997, 4(4): 287-292.

[27] GÜNHAN-BILGEN I, OKTAY A. Paget disease of the breast: clinical, mammographic, sonographic and pathologic findings in 52 cases[J]. Eur J Radiol, 2006, 60(2): 256-263, Epub 2006 Aug 2.

[28] RIORDAN J, WAMBACH K. Breast related problems. In: Riordan J, Wambach K (eds) Breastfeeding and human lactation[J]. Jones & Bartlett, Boston, 2010, 291-324.

[29] PARK H S, YOON C H, KIM H J. The prevalence of congenital inverted nipple[J]. Aesthetic Plast Surg, 1999, 20: 144.

[30] GRAF O, HELBICH T H, HOPF G, et al. Probably benign breast masses at US: is follow-up an acceptable alternative to biopsy[J]. Radiology, 2007, 244: 87-93, © RSNA 2007.

[31] LOWER E E, HAWKINS H H, BAUGHMAN R P. Breast disease in sarcoidosis[J]. Sarcoidosis Vasc Diffuse Lung Dis, 2001, 18(3): 301-306.

[32] HERMANN G, NAGI C, MESTER J, et al. Unusual presentation of sarcoidosis of the breast[J]. Br J Radiol, 2008, 81: e231-e233 [PUBMED].

[33] ISLEY M L, CLUVER R C, LEDDY J R, et al. Primary sarcoid of the breast with incidental malignancy[J]. J Clin Imaging Sci 2: 46.

第
六
章

第七章

▼ 乳腺钙化的乳腺多模超声

第一节 乳腺钙化的超声显像技术

由于乳腺钼靶检查仍是观察乳房（微）钙化的主要方法，超声BI-RADS评估基于第一版放射学标准创立，术语的延伸性和使用相同术语描述超声图像的意图影响了整个传统超声的准确性。钼靶和传统超声都有局限性，这降低了它们的临床应用价值，目前我们正在寻找其他可替代的乳腺成像模式。

实际上，乳腺癌通过钼靶检查，其主要特征为微钙化、结构扭曲及因腺体密度不均而形成的边缘毛刺。与此相反，FBU检查可显示正常的乳腺组织主体，即腺体实质（乳腺导管树及其末端小叶）和间质（腺体前后包绕的或叶间脂肪组织，以Cooper韧带网为代表的形成界限的纤维组织）。此外，FBU还可辨认主支血管和附属淋巴结，因此，乳腺内任何异常的良恶性结构都可显著表现。

典型的乳腺微钙化大小为50~500 μm，但通常使用14 MHz高频探头可测量超过400 μm的病灶，这一大小通常属于良性钙化的范围。目前，超声因不能可靠地检测到具有临床意义大小的微钙化，所以不能对乳腺癌进行明确诊断。然而，一些理论、模拟和实验研究在改善微钙化的超声可视化方面有所成就[1]。由于超声作为钼靶（对致密型乳腺的诊断敏感性较低）的辅助或补充方法是错误的，并令人困惑，因此，这些微钙化的超声可视化研究结果仍不令人满意。此外，还有传统超声与新技术

的联合诊断等方法。超声会比钼靶诊断更准确、更特异，超声所有诊断模式的联合即形成了FBU的概念。

组织弹性的研究基于临床经验，但最佳的成像方法却难以确定，已提出多种方法用于测量组织受力后的机械反应。所谓的振动声成像就是利用超声波辐射力使组织产生谐振，并使用邻近的水听器测量产生的声发射场。另一种方法是振动激励，使用超声辐射力激励，并测量应变组织或物体的速度和位移。声振动激励法是使用多频应力场使物体振动[2]。超声振动应变成像可显示乳房内的软组织结构和钙化，对比度和分辨率高，且无斑点[3]。但这些方法用得不多，很少有制造商将这些功能植入到他们的超声仪器内。相反，超声弹性成像更为成功，其技术和应用已实现标准化，并被许多制造商植入到仪器内。在超声实践中，超声弹性成像如多普勒一样，成为一种有效的实用技术。然而，在没有微钙化的情况下，超声弹性成像也能诊断恶性肿瘤，即使这种应变是受未能显示的恶性微钙化影响而形成的。

对于微钙化特征的显示和描述，钼靶是最佳手段。放射科医师可以观察到所有的微钙化及其形状、大小和分布情况。钙化分为良性（非癌性）、可能良性、可疑或不确定性。良性钙化往往是圆形或椭圆形的、密度均匀地分散在乳腺组织当中。另一方面，对于可疑的微钙化，其在外形、大小、结构和密度上各不相同，通常以一种簇状线性或节段形式聚集。

钼靶检查不能诊断小的乳腺浸润性癌或不存在微钙化的DCIS。然而，它有助于检测DCIS，因为90%的病例出现典型分布的微钙化

（DCIS分支钙化）[4]。任何区域的微钙化都应通过放大观察来评估，以准确描述其形态学特征及数量、分布情况。然而，放大所致图像模糊会影响钼靶图像质量，因此这一方法存在局限性。数字化钼靶检查最终成为公认的筛检方法，其优点是无须重复曝光，且放大效果好。此外，断层融合技术被认为是一种检测乳腺癌（包括微钙化）更好的技术，但在乳腺癌筛查中的应用为期尚远。

人们认为微钙化在超声检查中存在局限性，然而，一些学者认为超声可识别恶性病变中的微钙化（100%），但很难检测到乳腺纤维囊性变中的微钙化。这是因为这些微钙化尚未扩展到与超声上的肿块有关联的程度[5]。

传统超声作为补充检查，可能在以下方面有所帮助。

• 确定某一结构失常区域是否存在实体肿块。

• 对可触及的肿块，任何致密型乳腺且钼靶结果为阴性者均要进一步评估。

• 评估钼靶检查中的乳腺密度不均匀的情况。因为超声可以通过对密度的准确鉴别以判断是乳腺组织还是真正的肿块。Soo[6]和Skaane[7]等人发现超声和钼靶诊断可触及病变的阴性预测值分别为99.8%和100%。Moy等人[8]的研究表明，超声发现有明显异常而钼靶检查呈阴性时，虽然不能排除乳腺癌，但乳腺癌的可能性很低，为2.6%~2.7%。然而，传统观点认为，在缺乏充分的多普勒和超声弹性成像分析的情况下，超声发现的病灶需要通过活检进一步评估。

• 探查与恶性肿瘤相关的增厚导管：单侧孤立的扩张导管[9]和扩张导管伴微钙化或在非乳晕下的位置。

传统乳腺超声检查（作为一种补充方法，主要扫查横切面和矢状面）的局限性有以下几个方面。

• 一些实性肿块因体积小（尤其是导管内癌）或等回声而无法显示。

• 一些良恶性病变的超声图像有重叠现象。

• 在没有肿块的情况下，传统乳腺超声很难识别钼靶中容易显示的导管内微钙化。然而，非钙化的DCIS多为隐匿性，在钼靶上显示轻微异常，在超声上可能显示肿块或非特异性的导管改变，图像多样，有时伴有可疑的发现[10]。

在超声检查中，由于探头频率低这一限制，不能明确识别恶性微钙化。然而，直径>0.5 mm的微钙化可以与低回声结节的强回声灶进行区分。超声的主要价值是能显示与钼靶微钙化相对应区域的肿块。有文献报道，采用7.5 MHz高频探头自动扫查可使微钙化的显示率提高到57%，但仅限于肿块型病变。这些微钙化在低回声中表现为等回声，不伴衰减。采用7.5~10 MHz实时超声仪，在59.6%~76%的病例中发现微钙化聚集处超声表现异常，恶性肿瘤的特异性为82%~93%。然而，良性微钙化的诊断准确率较低，并不是所有的恶性微钙化都能通过超声明确诊断。超声并不能区别恶性病变是否为浸润性癌，浸润性癌常与超声显示的肿块或单纯原位性病变相关。另有研究者使用类似的仪器来检查仅表现为微钙化的隐匿性病变，但未达到同等水平。使用频率在7.5 MHz以上的高频超声探头，轴向和横向分辨率可达0.1~0.5 mm，这提高了检测直径在0.6 mm以上微钙化的能力。此外，13 MHz的探头轴向分辨率为0.118 mm，可检出直径为0.15 mm的微钙化。文献报道的敏感性为52%~88%，但几乎所有学者都使用超声作为补充检查方法[11]。

总之，识别微钙化的能力可能是多因素的，这不仅取决于一些相关的声像图异常，还取决于操作者的经验。

然而，在组织病理相关的前瞻性研究中，良性微钙化的确诊率为33.5%~85.7%，低于恶性微钙化；良性微钙化的大小为2~4 mm，大于恶性微钙化。恶性病变常易识别，即使对于钼靶未检测到的肿块也是如此。由于乳腺的癌细胞不致密，在没有促结缔组织增生性反应的情况下也不会形成钼靶上的不透明，而增殖性病变在超声中通常能显示。

传统超声描述乳腺导管原位癌的形态学特征与乳腺解剖的关系模糊不清，包括含有微钙化斑点的扩张导管，这可能与超声上实质改变或低回声病变有关。毗邻强回声灶的微钙化也可以被发现，但没有特定的与乳腺解剖有关的位置。团块或不规则的衰减区域也可能为高级别或"粉刺样"的DCIS，表现为典型的分叶状或不规则的边缘。当浸润癌存在时，超声异常的阳性检出率为100%，特别是当钼靶显示可疑表现或微钙化聚集>10 mm时，超声识别异常病灶的能力非常好。实际上，超声仅作为辅助

诊断使恶性钙化的检出率提高，并未证明可以作为首选诊断手段使任何钙化可以准确显示。此外，研究者利用超声进行穿刺活检的引导或钼靶显示异常部位的术前定位。

钼靶检查中，乳腺钙化的分类与恶性肿瘤的风险相关，这种分类不能与超声相似，因为超声的分辨率较低，并且显示的几何特征也不同。若微钙化太小，如直径在200 μm以下，则因无明显局灶性声学异常而不能显示；若微钙化较大，通常良性病变的微钙化直径>500 μm，则可能存在于声影当中，不能精确描述其形状。钼靶检查时使用的主要特征：形态、分布和随时间的变化，在超声上无法解释，这就是超声对微钙化诊断效果不佳的原因。

因此，超声检查必须与钼靶检查结果相结合，需将乳腺钙化的放射学分类作为金标准。
钼靶检查的乳腺钙化可能如下。

良性钙化
- 皮肤钙化——文身征
- 血管钙化
- 粗大钙化或"爆米花样"钙化
- 大棒状浆细胞性乳腺炎
- 圆形和斑点状钙化
- 中心透明
- "蛋壳样"或边缘钙化
- "牛乳样"钙化
- 缝合处钙化
- 营养不良性钙化

可疑钙化
- 无固定形状的钙化

- 粗的不均匀的钙化

高度怀疑恶性

- 细小多形性钙化

- 细线状或细线分支状钙化

ACR BI-RADS 2013年重新定义了可疑钙化和恶性可能性大的钙化，因为这两种钙化的病例都建议活检。

小叶钙化充满腺泡，常导致腺泡扩张，造成钼靶检查中钙化灶均匀一致、轮廓分明，常呈点状或圆形，有时超声可显示。当腺泡变大时，如囊性发育异常，钙乳可能会填满这些空腔，超声图像上可以看到液–液分层。然而，当纤维化更严重时，如在硬化性腺病中，钙化通常更小、更不均匀，通常在超声上不明显，但可能显示为具有明显声影的假性肿瘤。在这些病例中，很难将其与传统超声的导管内钙化区分开来。小叶钙化通常弥漫分布或零散分布，且几乎都是良性。

导管内钙化代表导管腔内细胞残骸或分泌物钙化，细胞残骸的不均匀钙化解释了钼靶中钙化的破碎和不规则轮廓。这些钙化物在大小、密度和形态上都有很大变化，从多形性到完全覆盖导管腔。表明细线状钙化或分枝状分布在放射学检查中是特有的，但超声作为首检时很少能检测到，因为同时在横向、斜向和纵向平面扫查不同导管，与解剖没有相关性。导管内钙化为可疑恶性特征，诊断为BI-RADS 4或5类。

在放射学检查中，超声鉴别诊断更重要，也更困难。超声首诊微钙化的敏感性和特异性，目前尚无充分的研究，但总体准确率还不到30%，不足以验证该方法的有效性。事实上，大多数病例微钙化的诊断为假阴性，尤其对恶性微钙化而言。恶性微钙化太小，且被肿块的声影掩盖。此外，在腺体的基质中也有微钙化，超声表现为高回声，与细小的病灶间没有足够的对比。腺泡中小的良性钙化是孤立的，超声诊断经常被低估，因此没有临床价值。

大多数假阳性的诊断是微小囊肿，以纤维微小囊性发育不良的结节状形式出现，或为导管内伴扩张的微乳头状瘤。在其他情况下，当进行非解剖随机扫查时，血管钙化可能表现为导管–小叶病变。Cooper韧带容易鉴别，但异常的纤维改变可能与乳腺钙化合并高回声的病灶相混淆。由于其体积小，恶性微钙化无声影遮蔽，在超声上更具有决定性。因此，我们不能对高回声灶进行鉴别诊断，导致假阳性诊断。

第二节 乳腺钙化在乳腺多模超声检查中的进展与局限

在细小微钙化的检测方面，由于超声的局限性和微钙化的非特异性表现（小的高回声灶且不伴声影）。FBU检查与传统超声一样具有局限性。微钙化在FBU检查中不一定都能显示，但当微钙化可见时，必须在诊断中给予描述和总结。

对于微钙化的定位，如导管内、周围基质或肿瘤内的微钙化，FBU比传统超声、钼靶更准确。按顺时针扫查确定微钙化的位置，在后续检查中非常有用。此外，明显的异常血流信号和FLR值增高，则高度提示为恶性肿瘤，此位置钼靶可见而超声未显示微钙化。

通常，良性钙化的直径＞1 mm，表现为容易辨认的高回声病灶、有时具有蛋壳形和声影、有或无新生血管，多普勒信号可能呈现快闪伪像。当FLR值升高时，则类似恶性病变。

FBU检查有助于DCIS外科保守治疗术后的处理决策，可通过钼靶检查发现微钙化或术前活检来诊断。肿瘤或节段切除术后局部复发可通过在FBU检查中导管树节段性增厚和中央亮线征缺失来诊断。在辅助治疗过程中，我们可观察到腋窝残余淋巴结。在少数情况下，通过高分辨率探头进行导管超声检查，我们可以观察到DCIS伴微钙化范围扩大。

在保乳术后，IDC或ILC可能在同侧或对侧乳腺中再次发生，所以，对于无症状病例，未来5年内每6个月一次的FBU检查应是首选，而不是临床仍建议的钼靶随访或反复的活检[12, 13]。但实际上，临床的做法是使用FNAB以明确肿瘤的性质、采用空芯针活检以明确诊断。尽管对钼靶上显现的圆形或椭圆形致密影、星状病变、伴有微钙化等情况，医师采取了基于影像引导的活检来进行术前诊断[14]，但活检结果可能为阴性、组织学描述为良性或癌

前病变，这些影像差异仍未达成共识[15]。

综上所述，FBU、超声及钼靶在检查和描述乳腺微钙化（这一乳腺恶性肿瘤的间接征象）时，并无用处。受多种因素的影响[16]，钼靶检查仍遗漏了多达30%的乳腺癌。然而，根据解剖，FBU可以检测到导管树从导管–小叶增生到DCIS或IDC/ILC的任何异常增生（图7-2-1~图7-2-18）。

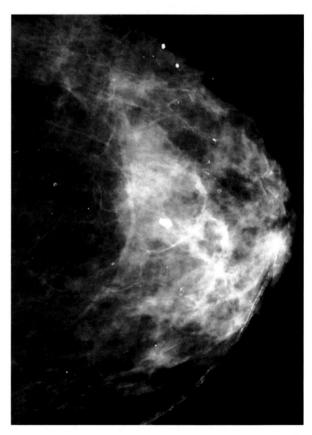

图7-2-1　模拟数字钼靶（放大的钼靶屏片）显示良性钙化

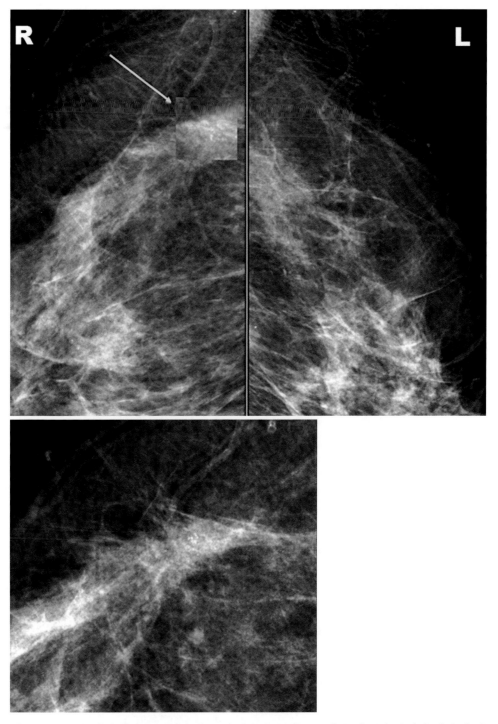

图7-2-2　右乳外上象限IDC伴钼靶可见的细小微钙化，本例使用电子放大功能使微钙化可见（↑）。病灶周围增高的乳腺密度很难与其他腺体结构区分开，这代表乳腺的间质反应而非肿瘤本身

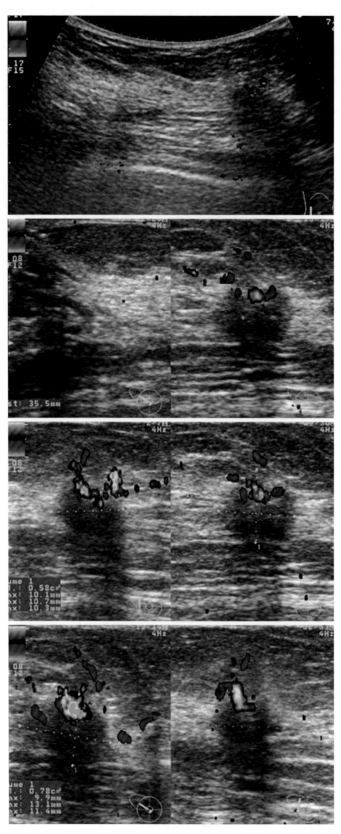

图7-2-3 与图7-2-2为同一病例，右乳10：00方向边缘显示一肿块：直径<12 mm，与导管连接，有明显的新生血管伴成角穿入、扭曲、扩张，伴高速血流混叠。根据Stavros标准，诊断为恶性。在没有先前的放射学资料时，高回声灶不能认为是微钙化

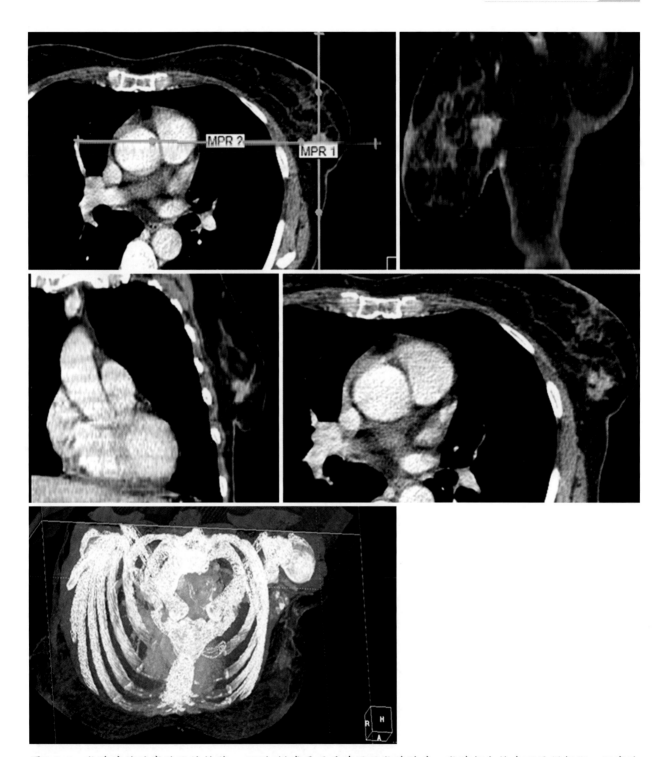

图7-2-4　乳腺癌伴腋窝淋巴结转移：CT扫描多平面重建显示乳腺肿瘤；乳腺钼靶检查可见微钙化，证实为IDC。肿瘤与腋窝的连接显示为滋养血管和腋窝淋巴结，这些淋巴结有钙化，通过三维重建检测到骨密度

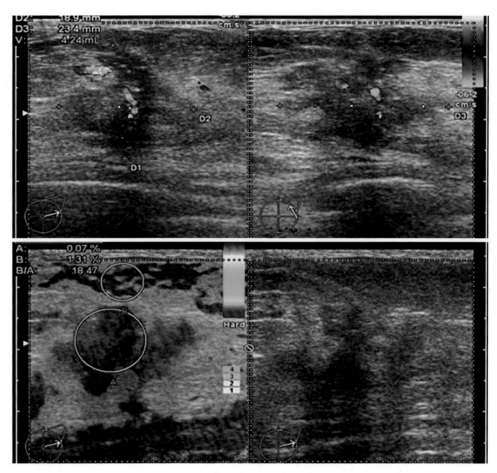

图7-2-5　与图7-2-4为同一病例，左乳2：00方向发现IDC：形状不规则、伴声影及穿入型新生血管，Ueno评为5分，FLR值较高（为18.47）。在肿块内存在许多高回声点，联合其他检查提示微钙化，但该方法的灵敏度不超过60%，而其他描述征象对恶性的总体准确度高于95%

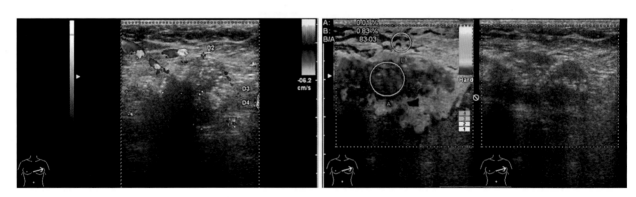

图7-2-6　与图7-2-4、图7-2-5为同一病例，腋窝淋巴结周围有新生血管、细小高回声病灶及形状不规则的大钙化（低回声，伴声影，且硬度较高），Ueno评为4分，FLR值超过80.00

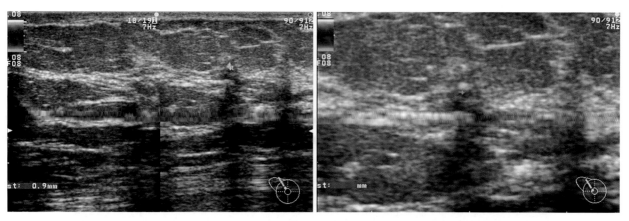

图7-2-7　位于终末导管–小叶单元的0.9 mm的良性钙化，是典型的钙化性积乳囊肿；多普勒导管超声能够显示病变的范围、形状、位置及有无新生血管，这对良性病变有决定性作用。声影由Cooper韧带造成，因钙化太小而不能产生后方效应

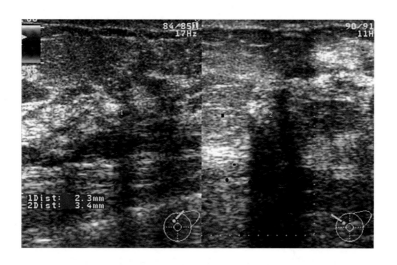

图7-2-8　超声可见的直径＞1 mm的微钙化，有典型的后方声影，乳腺钼靶显示为良性微钙化。当乳腺钼靶显示微钙化为恶性征象时，在超声上不可见或没有特异表现，阳性和阴性预测值均较低

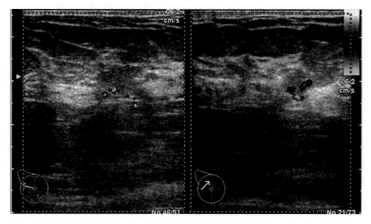

图7-2-9　DCIS伴导管节段性增厚，新生血管伴随成角穿入型动脉。超声无法检测到微钙化，钼靶显示为直径＜0.3 mm的无定形簇状物（可评估为可疑的微钙化）

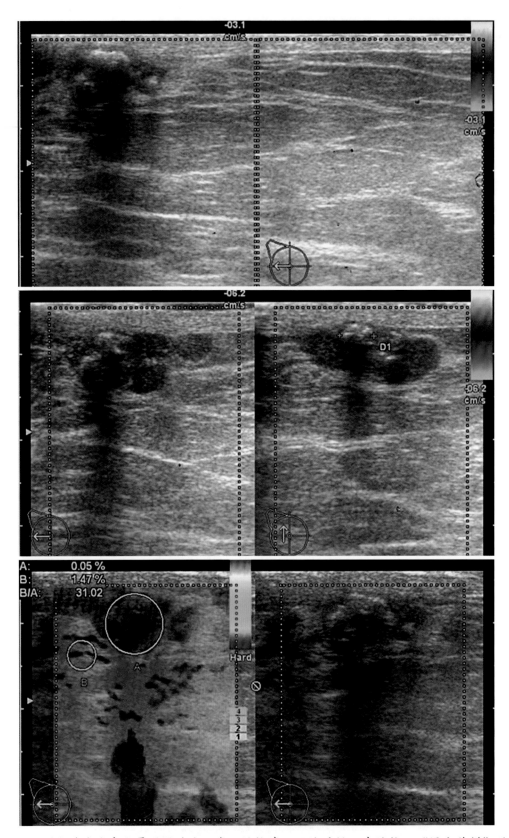

图7-2-10　脂肪型乳腺内浅表乳晕周围肿块：多环性轮廓、不均质低回声结构、"爆米花样"的大钙化。Ueno评为4分，FLR值较高。因缺乏多普勒血流信号使得FBU诊断为良性结节，超声BI-RADS评为2类（此病例的超声弹性评分仅为参考）

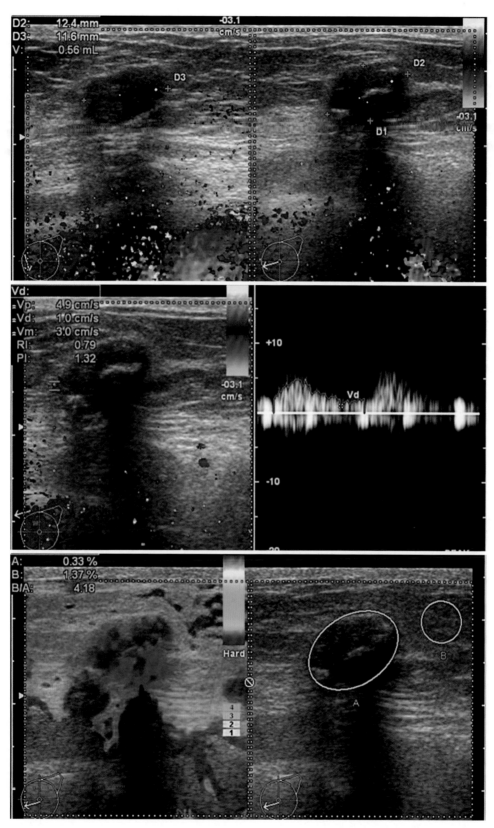

图7-2-11 囊性病变中的巨大钙化：周围有血流信号，Ueno评为3分。尽管轮廓清晰，但表现复杂，多普勒超声与超声弹性成像具相关性，可被评为超声BI-RADS 3类

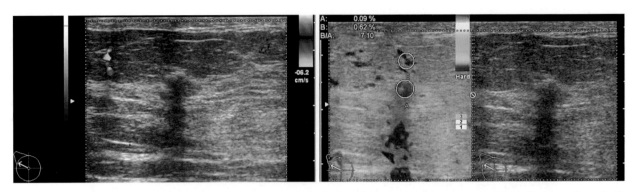

图7-2-12　终末导管-小叶单位上的粗大钙化：虽然超声弹性成像Ueno评为4分，FLR值较高（7.10），但总体上是良性特征。表现为钙化灶＞1 mm、圆形或椭圆形、高回声、其声影被邻近Cooper韧带自身的声影强化

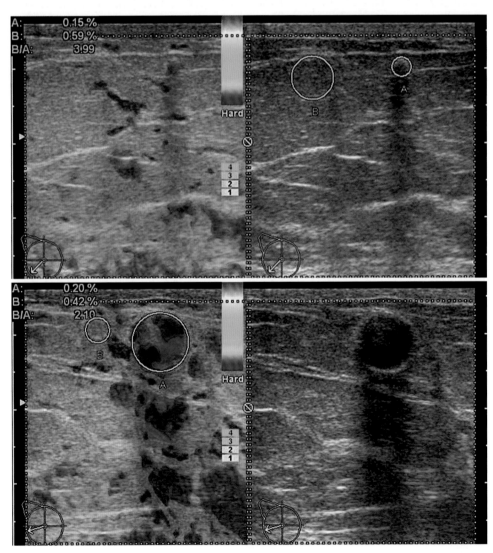

图7-2-13　巨大囊肿的钙化表现为"蛋壳样"、无多普勒信号、复杂BGR征象。本例钙化囊肿位于腺体前的脂肪组织中，不与剩余的导管树相连，通常是细胞性脂肪坏死后的继发表现

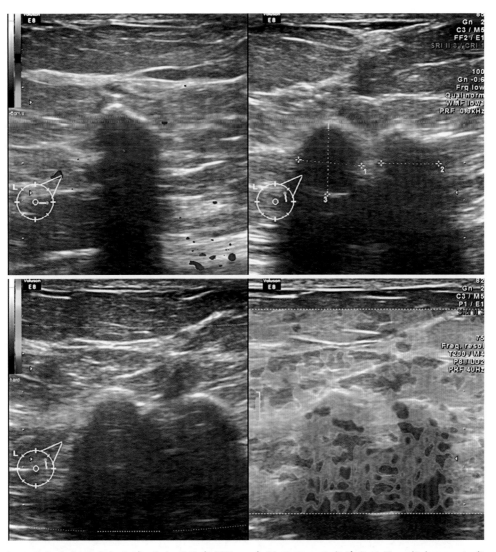

图7-2-14　脂肪型乳腺中巨囊钙化表现为"蛋壳样"、声影明显、无多普勒信号、复杂BGR征象。囊肿与导管树相连，代表纤维囊性发育不良

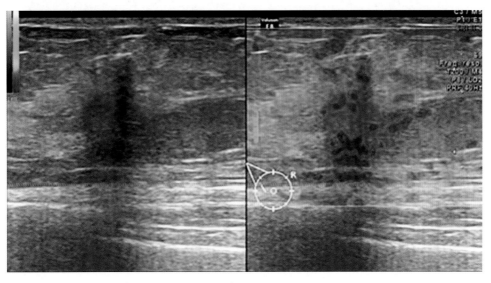

图7-2-15　类似于乳腺钙化的缝合线肉芽肿

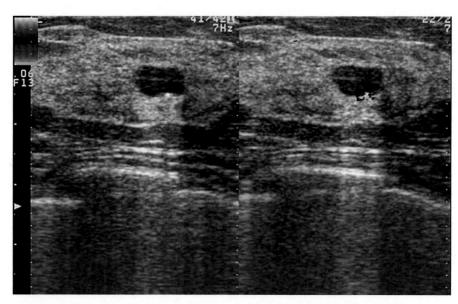

图7-2-16 囊肿沉积的钙化伴高回声碎片，呈现小的多普勒快闪伪像

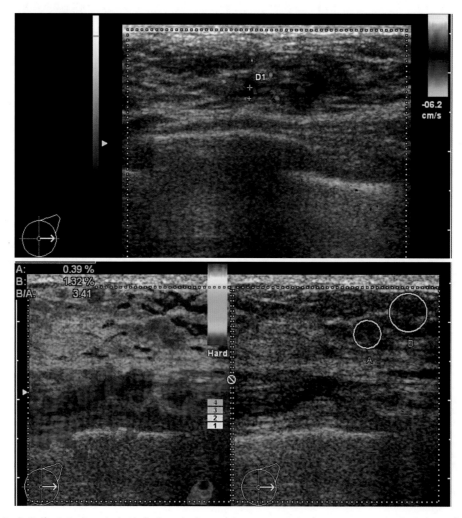

图7-2-17 乳腺导管原位癌：钼靶检查出现分支状微钙化，二维超声不明显而FBU检查提示有可疑增生

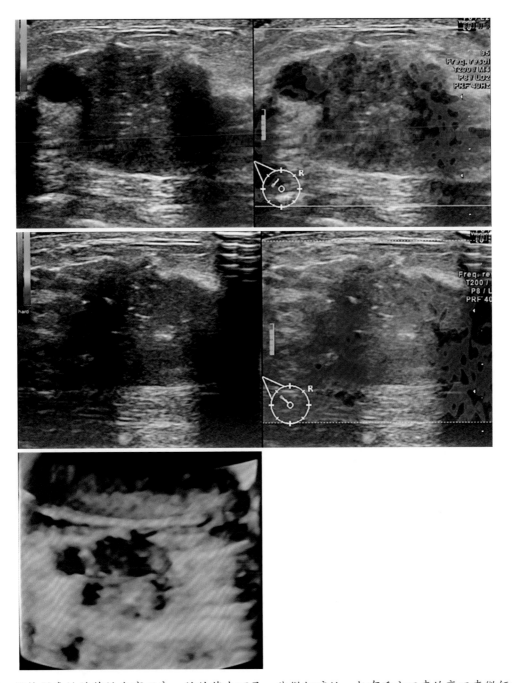

图7-2-18　纤维微囊性结节性发育不良：该结节内可见一些微细病灶，与有后方回声的高回声微钙化相似，其后方几乎是低回声或透声性表现（代表微囊性病变）。结节状纤维微囊性病变通常在外周有更大的囊肿，整体评分为良性。四维超声技术虽然在实际应用中存在不足，但对这种发育异常仍有较高的诊断价值

参考文献

[1] ANDERSON M E, SOO M S, BENTLEY R C, et al. The detection of breast microcalcifi cations with medical ultrasound[J]. J Acoust Soc Am, 1997, 101(1): 29-39.

[2] URBAN M W, SILVA G T, FATEMI M, et al. Multifrequency vibro-acoustography[J]. IEEE Trans Med Imaging, 2006, 25(10): 1284-1295.

[3] ALIZAD A, WHALEY D H, GREENLEAF J F, et al. Critical issues in breast imaging by vibro-acoustography[J]. Ultrasonics 44(Suppl 1): e217-220, Epub 2006 Jun 30.

[4] ROSEN PP. Rosen's breast pathology[J]. Lippincott Williams & Wilkins, Philadelphia, 2009, 39-166.

[5] GUFL E R H, BUITRAGO-TÉLLEZ C H, MADJAR H, et al. Ultrasound demonstration of mammographically detected microcalcifi cations[J]. Acta Radiol, 2000, 41(3): 217-221.

[6] SOO M S, ROSEN E L, BAKER J A, et al. Negative predictive value of sonography with mammography in patients with palpable breast lesions[J]. AJR Am J Roentgenol, 2001, 177: 1167-1170 [CrossRef].

[7] SKAANE P. Ultrasonography as adjunct to mammography inthe evaluation of breast tumors[J]. Acta Radiol, 1999, 420(suppl): 1-47.

[8] MOY L, SLANETZ P, MOORE R, et al. Specificity of mammography and ultrasound in the evaluation of a palpable abnormality: retrospective review[J]. Radiology, 2002, 225: 176-181 [Abstract].

[9] SICKLES E A. Mammographic features of 300 consecutive nonpalpable breast cancers[J]. AJR Am J Roentgenol, 1986, 146: 661-663 [CrossRef].

[10] WHANG K W, CHO K R, SEO B K, et al. Non-calcified ductal carcinoma in situ: radiologic and histopathological findings[J].Radiographics, 2003, 23: 881-895, © RSNA.

[11] TEH W L. Chapter 10: High-frequency ultrasound in breast calcifi cation. In: Evans A, Ellis I, Pinder S, Wilson R (eds) A diagnostic manual[J]. Greenwich Medical Media, London, 2002, 139-148.

[12] INTRA M, VERONESI P, MAZZAROL G, et al. Axillary sentinel lymph node biopsy in patients with pure ductal carcinoma in situ of the breast[J]. Arch Surg, 2003, 138: 309-313.

[13] ANSARI B, OGSTON S A, PURDIE C A, et al. Meta-analysis of sentinel node biopsy in ductal carcinoma in situ of the breast[J]. Br J Surg, 2008, 95: 547-554.

[14] TOT T, TABÁR L, DEAN P B. Practical breast pathology[J]. Thieme D, New York, 2002. ISBN ISBN#: 1588900916.

[15] SOO M S, BAKER J A, ROSEN E L. Sonographic detection and sonographically guided biopsy of breast microcalcifi cations[J]. Roentgenol, 2003, 180(4): 941-948. [Medline]. Available: http: // www.ajronline.org/cgi/content /full/180/4/941.

[16] MAJID S A, SHAW D E PAREDES E, DOHERTY D R, et al. Missed breast carcinoma: pitfalls and pearls[J]. RadioGraphics, 2003, 23(4): 881-895. doi: 10.1148/rg.234025083.

第八章

▽ 乳腺恶性病变的乳腺多模超声

第一节 乳腺癌的主要危险因素及预防

一、乳腺癌的主要危险因素

女性患乳腺癌的主要危险因素有以下几个方面。

- 一级直系亲属有乳腺癌家族史
- 乳腺良性疾病病史
- 年龄在40岁以上
- 高龄生产头胎产妇或未产妇
- 长期应用雌激素替代治疗或口服避孕药
- 放射性暴露
- 饮酒
- 吸烟（增加肺部转移风险）

目前受到广泛认可的是患有乳腺良性疾病的女性，其乳腺癌的发病率高3~5倍；患有乳腺结节性增生疾病的女性，其乳腺癌的发病率高30~40倍。10%~15%乳腺癌有遗传性。某些诱变基因导致正常细胞发生癌变：大约45%为*BRCA1*，35%为*BRCA2*。

二、乳腺癌危险因素控制：去激素改变

乳腺良性疾病和乳腺癌有许多类似的发病原因和病理过程，因此二者存在有共同的危险因素，主要与去激素改变有关。下丘脑-垂体系统在乳腺去激素增生的发展中起重要作用。许多学者认为，激素依赖性器官的增殖过程激活

是一个危险因素，如乳腺组织是卵巢类固醇激素、催乳素、胎盘激素及其他内分泌激素的目标区域。雌激素对腺泡、小叶和叶间导管的上皮增生起重要作用。其作用被高估，且把基于黄体酮的乳霜用作拮抗治疗是不符合逻辑的，乳腺癌可以同时是雌激素受体阳性和黄体酮受体阳性。因此，雌激素水平与乳腺实质的导管超声相关，尤其与导管直径、小叶体积有关。在卵巢早熟不充分、经期延长、原发或继发性停经，或卵巢切除术后，乳腺将发生绝经后类型改变。在应用激素替代治疗、辅助性生育治疗或其他雌激素过多症及"真性"男性乳房发育的患者中，乳腺实质将或多或少地呈现导管-小叶增厚。

纤维囊性改变（被认为是去激素乳腺增生）是最常见的良性疾病之一，累及多于50%的女性，伴随可扪及的不对称乳房、周期性疼痛及压痛。某些被认为是先天性疾病，最严重的是勒克吕病。T.Tot的"病叶"理论认为出生时呈现整叶单元的损伤[1]，而乳腺芽的分支形成开始于青春期。许多女性在成年后或在停经后，因复杂的去激素改变而出现乳腺发育异常。

高水平的催乳素可能导致与正常怀孕类似的较温和的哺乳期改变：弥漫性乳腺血管增多、小叶肥大及伴随乳汁分泌的导管扩张。在慢性疾病中，如催乳素瘤可能发生慢性过度感染。然而，并非所有的导管扩张均表现出高催乳素水平，也并非所有的高催乳素病例都与MRI发现的垂体病灶有关。催乳素的升高看似与导管超声中出现增加的乳腺血管数量和大小有关，但慢性分泌性乳管炎未发现有血管的改

变[2]。雄激素对纤维化进程的影响更大[3]。

乳房疼痛或周期性乳腺痛通常发生在经期前，在导管超声中可能不会表现出任何解剖性改变，导管或小叶在尺寸或外貌上都不会受到影响。对于经期前的乳腺，疼痛的增加和弹性的降低看似决定于基质反应，这一点经常可以在弹性成像中呈现，弹性成像能够更好地描述基质（更硬）和实质（更软）在应变上的区别。

乳腺癌与甲状腺疾病密切相关[4，5]，不仅结节性甲状腺肿与乳腺疾病相关，而且弥漫性甲状腺肿也与其相关。在许多病例中都存在自身免疫性甲状腺炎——桥本甲状腺炎。因此，对于所有乳腺筛查或有症状的乳腺检查，都建议采用超声检查甲状腺。

食品激素与早熟性乳房发育、"真性"男性乳房发育及导管扩张相关。尽管这一相关性被全世界广泛认可，却很少有大量食品诱导性乳腺疾病的系统性研究。摄入治疗性激素对乳腺形态学的影响显著，避孕药可加重或减轻乳腺发育不良。替代性激素治疗会增加停经后女性的乳腺密度，从而增加患乳腺癌的风险。更多报道显示，在进行反复辅助受孕治疗后易患乳腺癌。

在肾上腺或性腺激素分泌性肿瘤病例中，常存在乳腺改变。在早熟性乳腺发育或病理性男性乳房发育的儿童中（年龄不同，而不是生理性乳房发育），除摄取类固醇食物、激素分泌性肿瘤这些原因外，我们还可发现与神经内分泌失调有关的遗传性疾病，如神经纤维瘤病（neurofibromatosis，NF）[6]、脑积水及脑瘤。

三、乳腺癌的预防

尽管有关于各种类型的导管-小叶增生的病理报道，但在导管超声出现之前，术前无创的诊断方法都无法发现这些病变。10年前，人们并未考虑过乳腺癌的预防。"经典"的放射学影像常常不能诊断癌前病变，因此，乳腺癌预防仍是一个讨论的主题。除部分导管原位癌（分支或广泛的微钙化提示诊断），乳房钼靶检查不能发现任何癌前病变。目前所用的断面法没有兼顾到导管树的分支结构或同一小叶内部病灶之间的关系及与乳头的关系。因此，难以发现并诊断小的异常增生病灶。目前，预防乳腺癌有很多方法，这一新的视角可为患者提供更好的机会，不管其是否具有危险因素。

（一）治疗性预防：免疫治疗

抗肿瘤疫苗可能是理想的预防措施，至少对高风险患者如此。RESAN就是一种推荐用于手术和抗肿瘤联合治疗的新药。疫苗的使用可以摧毁小的转移灶，避免乳腺癌术后的复发，从而彻底治愈疾病。RESAN的免疫反应源于与乳腺癌肿瘤相关性抗原的碎片同构体的糖蛋白[7]。这些糖蛋白（含于疫苗成分当中）模仿下列各项癌抗原的6~50种不同肽片段（每种具有7~30个氨基酸）。

- 卵巢癌抗原ＣＡ１２５（１Ａ１~３Ｂ）（KIAA0049）
- 黏液素1（肿瘤相关性黏液素）
- 乳腺癌相关性抗原DF3
- 乳腺癌相关表面抗原

- 乳腺癌抗原ART1
- 血清学鉴定乳腺癌抗原NY-BR-15
- 血清学鉴定乳腺癌抗原NY-BR-16
- CA19-9

肿瘤标记物如CEA、CA125、CA19-9、CA15-3及肿瘤相关性黏液素也可对乳腺癌的治疗进行监测。对于去激素腺病或良性肿瘤（如纤维腺瘤）患者，应用这些疫苗可降低疾病复发的风险。这些疫苗可为健康人群、有乳腺癌遗传史或肿瘤标记物升高的人群预防恶性肿瘤。此外，我们建议这些疫苗可用作预防和治疗子宫内膜异位症的补充疗法[8]。

另一个疫苗New Vax（Nelipepimut-S）目前正处于临床试验Ⅲ期。其源于致癌基因 *HRE*2 细胞外域的免疫显性氨基酸肽9，存在于85%的乳腺癌患者。此疫苗与迁移到淋巴结内的抗原呈递细胞捆绑，结合细胞毒性T淋巴细胞后，受抗原 *HRE*2 吸引，快速复制并在全身迁移之后识别、中和及摧毁 *HRE*2 表达细胞，长期预防肿瘤复发的前景可观。然而，有更多研究旨在预防原发性乳腺癌。因乳腺癌的致病因素多样，且某些病因尚不清楚，故治疗效果仍远不尽人意。

（二）通过诊断癌前病变预防乳腺癌

一种合格的筛查方法必须能够同时诊断乳腺癌前病变和恶性病变。不幸的是，目前除导管超声以外，没有任何一种放射及影像学诊断方法可以检测到正常的导管–小叶，而这对于描述小的异常变化至关重要。目前所使用的筛查方法旨在早期诊断临床表现不明显但已有所

进展的乳腺癌。因此，虽然这些技术的应用不会降低乳腺癌的实际发病率，但至少可以增加存活率。

国际上将可以早期发现乳腺癌的技术按其准确性进行降序排列。

- 乳腺 MRI
- 乳腺断层合成
- 数字乳房X线摄影与计算机辅助诊断
- 模拟乳房X线摄影
- 传统超声检查

导管超声是唯一的解剖成像方法，实际探头的分辨率高达0.4 mm，在检测乳房正常导管–小叶树及其生理、病理方面具有高敏感性。超声多普勒技术在没有任何补充造影剂的条件下提高了检查的特异性，超声弹性成像是鉴别诊断的补充工具，具有较高的总体准确性。

第二节 乳腺癌组织学与钼靶、导管超声的关系

乳腺癌的组织学特征决定了放射学和超声图像的一些特定征象，放射科医师对此并没有充分理解，导致临床医师也不能充分理解。因此，了解图像形成的解剖学基础对于诊断和治疗决策非常重要。

一、外科病理学中的大断面切片：乳腺癌的最佳病理、影像学相关性

一个多世纪以来，乳腺病理学的大断面切

片是一种可以更好地理解乳腺显微解剖、放射影像与病理之间关系的研究工具[9]。从1906年开始，Cheatle在乳腺癌病例中使用大断面切片来更好地理解肿瘤与周围正常组织之间的关系，以及可能存在的癌前病变[10, 11]。此外，许多研究人员已经使用这一方法来研究乳腺癌的早期发展阶段，这证明了对分支导管进行大断面分析的重要性。因此，在1973年，Wellings和Jensen推测大多数乳腺癌发生在TDLUs，其是不同形态学恶性特征的好发部位[12]。在所有情况下，只有FBU检查才能显示病变在TDLUs中的精确位置，因为放射状扫描可以检测在主导管轴与Cooper韧带交叉处的所有TDLUs，多普勒可以显示Cooper韧带上下段的滋养血管。乳房X线摄影是一种放映到表面的体积投影，只能看到位于9：00和3：00方向的头脚位视图的周边TDLUs，或与内外（斜）位视图相对应的方向（如在左乳7：00~8：00和1：00~2：00方向）。同样，MRI检查可以显示仅位于12：00、3：00、6：00和9：00方向的TDLUs。其余的扫描与主导管轴成斜角。

近年来，多个研究者强调了大断面切片在乳腺恶性肿瘤诊断中的价值，特别是在精确测量肿瘤大小、多灶性肿瘤转移、血管侵犯及DCIS和LCIS延伸方面[13]具有良好的效益[14]。然而，大多数学者都是进行随机大断面切片检查，忽略了乳腺导管树的径向分布，并且其切片结果与乳腺解剖的关系还不明确。

大断面切片在乳腺病理学分析中的最佳应用体现在T.Tot的"病叶"理论[1, 15]。实际上，乳腺腺叶是独立单位，没有由隔膜或其他结构组成的周边界限，但具有统一的功能和病理学

表现（良性或恶性）。

大断面组织切片的使用重新定义了乳腺癌的多灶性和多中心性。这有助于更好地评估乳腺癌的预后和治疗[16]。传统的超声检查可作为乳房X摄影检查的辅助工具，而X线摄影检查根据乳房象限的不同，解释了多中心性和多灶性癌的区别，因为这是唯一可获得的放射学乳腺分段，易通过合并头脚位和内外侧斜位视图来实现。位于同一象限的病变是"多灶性的"，而位于不同象限的病变才是"多中心性的"。这些没有根据的定义在治疗决策中是危险的，因为含有单个导管树的腺叶可能在同一象限重叠。在同一象限中，不同腺叶中可能存在不同细胞类型和不同分化的癌症，这代表着真正的多中心癌。此外，一个乳腺腺叶可延伸至几个相邻的象限，因此同一肿瘤可在两个相邻象限内播散，从而确定病变是多个单克隆病变还是真正的多灶性癌症。

根据"病叶"理论，我们认为T.Tot对乳腺癌的分类是合理的，并为治疗决策提供了更好地依据[17]。

- 单灶性癌症——预后较好。
- 多灶性癌——在同一个腺叶（叶状癌），预后较差，通常累及腋窝淋巴结（75%的病例）。
- 多中心性癌——在不同的腺叶（同侧或双侧乳腺）。
- 弥漫性癌——在许多腺叶和象限中存在扩散，具有更大的侵袭性（5%的病例）。

在检查的病例中，检出病变的数量与扫查

切面的范围呈正相关。在超声检查中，采用大范围切面的解剖学放射状扫描比用作病变及其邻近的补充检查的小范围切面扫描更合理。大断面的病理切片常是通过手术获得的，但是具有专用的长线性探头的大范围切面扫描可以进行更好地诊断，可以通过定位多灶性、多中心性乳腺癌来测量病变的大小和范围。目前，超声设备的准确度仍低于显微分析的准确度，但其在术前诊断方面仍有显著改善。

20世纪，为诊断和管理乳腺、肺、脑、肾、卵巢和结肠等器官的病灶，我们使用大切片技术[9]，但该技术受到低温制备工艺的局限。

二、乳腺癌的主要病理及影像学分类

由于乳腺癌的放射学影像诊断方法与病理学检查的大体外观具有逻辑和自然相似性，我们选择了自1882年以来众所周知的Martin分类法[18]。

基于Martin（1882年）的乳腺癌病理分类如下。

普通乳腺癌
- 原位癌（导管、小叶癌）
- 肿块型癌（浸润性）
  ○ 结节状癌
  ○ 星状癌
  ○ 局限性肿块（假良性表现）
  ○ 髓样癌
  ○ 黏液癌
  ○ 低分化或未分化癌
  ○ 叶状囊肉瘤
  ○ 混合性癌（通常是导管内和髓质或黏

液性）
  ○ 浸润性小叶癌

特殊乳腺癌
- 癌：炎性乳腺癌、小管癌、化生癌和合并有退行性变、顶浆分泌、腺性囊性变、纤维腺瘤的乳腺癌、浸润性胶样癌、复发癌
- 癌肉瘤
- 肉瘤：囊肉瘤、脂肪肉瘤、血管肉瘤
- 转移性恶性病变：转移性癌、黑色素瘤、类癌，肾上腺样瘤、血管肉瘤、神经外胚层肿瘤、淋巴瘤
- Paget病
- 儿童乳腺癌
- 妊娠期乳腺癌

"多结节"（Knobby）癌是Gallager和Martin[19, 20]提出的一个术语，用来描述一种由无数个微小的局限性肿块组成的浸润性乳腺癌。这些肿块小到1 mm，合并但不融合成组，每个结节与其他结节保持分离。因此，在分析整个肿瘤时，我们可以看到结节从边缘向外突出、结节状癌的边缘模糊。乳房X线摄影检查显示边缘不锐利，超声表现多分叶或多环绕。这种类型的乳腺最常见，占所有浸润性癌的47.7%。其主要在乳腺导管内扩散，通常靠近乳晕，遵循阻力最小的方向。这与M.Teboul的阐述相对应，利用导管超声证实了导管内的多步传播，转移的大小随着与主肿瘤的距离成比例地减小。通过导管内容物的最小阻力来解释向心或离心散布。T.Tot及其同事在"病叶"理论中证实了这种恶性的传播方式[1]。Gallager和

Martin于1969年使用一系列完整器官切片进行肉眼和显微镜观察，易与乳房X线摄影检查进行比较。2007年，T.Tot及其同事使用从乳头到外周的大面积组织切片，用类似于导管超声的放射状扫描来显示乳腺的腺叶结构和乳腺癌的导管内播散。

星状癌通常出现于老年女性，具有毛刺状边缘，代表了最典型的乳腺癌。然而，星状癌及其周围基质反应决定了毛刺的形状，其预后比结节状癌好，绝对生存率为70.8%，而基于Martin的病例为57.6%[18]。

局限性肿块多以髓样癌和黏液癌为代表，占乳腺癌的比例不到5%。髓样癌在年轻或老年女性中多发，并好发于乳房外周部位，在乳房X线摄影上类似于良性病变。髓样癌可以连接到一个扩张的导管，向心朝向乳头。

黏液癌往往位于浅表部位，在乳房X线摄影上密度较低。向心导管可能因黏液和肿瘤细胞填充扩张，皮肤可能会受累，甚至外生病变，但腋窝淋巴结很少受累，存活率高于结节状癌和星状癌。然而，黏液癌的生存率取决于精准的术前诊断，因为整个器官的病理报告可能会出现扩张的被肿瘤填充的导管、扩张的淋巴管和其他前哨小肿瘤，而这些在乳腺X线摄影上并不明显。黏液癌可能同时出现多灶性和多中心性病变，在使用导管超声之前，任何术前检查方法都不能确定疾病真正的范围。乳腺MRI可以显示多处病变，但任意扫描平面不能说明它们的联系。

三、多灶性和多中心性乳腺癌

根据T.Tot的研究，依据疾病真正的累及范围把乳腺癌主要分为3种类型，这三种乳腺癌可通过与导管树相关的病理大切片检查发现。

- 单灶性病变，通常位于导管末端小叶单位，大小不一，呈局限性生长。
- 小叶癌，沿阻力小的方向在导管内继发播散。
- 弥漫性癌。

T.Tot等人于2011年对574例行连续大切片诊断的病例进行了研究，发现浸润性癌中24%是多灶性的、5%的病例是弥漫性的，这在很大程度上高于传统切面所报道的比率[17]。同时，M.Tebul建议遵循解剖学标准，使用导管超声观察体内上皮结构，从而评估癌症，并推测恶性肿瘤的体内定位和类型（2010年）。根据M.Tebul的分类，乳腺癌主要有3种类型[21]。

- 小叶癌（10%的病例）。
- 弥漫性癌，累及导管及其分支和末梢小叶（25%的病例），这与T.Tot分类中的小叶癌相对应。
- 导管-小叶和导管局灶性癌（65%的病例），与T.Tot分类中的单灶性病变相对应。

癌症的多灶性对其生存率有很大影响，多灶性和/或弥漫性乳腺癌患者的死亡风险高于单灶性乳腺癌患者。乳腺癌的多灶性可用于评估腋窝转移的风险。根据Baldovini的研究[22]，71.42%的多灶性肿瘤患者出现腋窝淋巴结转移，而只有40.54%的单灶性肿瘤患者出现腋窝淋巴结转移。

多灶性和多中心性癌的放射学鉴别诊断是随意建立的，根据需要使正交投影上肿块的定位标准化：采用头脚位和内外（斜）位视图。因此，乳房X线摄影上的区别取决于在象限中的位置：同象限内为"多灶性"癌，不同甚至相邻象限中为"多中心"癌。该分类不反映乳腺解剖结构，因此与病理报告不一致。目前，这种分类仍在使用，并在乳腺癌的手术治疗中发挥重要作用，但伴有病灶漏诊和疾病复发的风险。

由于乳腺癌的叶内播散、两个叶分支树之间没有连接，所以多灶性癌最初在同一腺叶中播散是合理的，且具有相似类型的恶性细胞（单克隆）。不同腺叶中的癌症可能具有不同类型的恶性细胞，即多克隆病变。腺叶可能会发生重叠，所以使用超声成像在同一象限甚至同一界面上显示不同的腺叶结构，有可能发生多中心癌。将乳房任意分为4个象限，虽然有助于病变的报告，但与腺叶分布无关。因此，正如被Cooper模型所证明的那样[23]，乳腺腺叶可能位于两个象限的边界，并延伸至两侧，故在不同象限中同时存在一些多灶性癌。

乳房X线摄影（模拟或数字）不适用于多发性癌的检测，甚至乳腺断层合成摄影和乳腺MRI这种常被用来检测多发病灶的技术，仍不能准确地鉴别多灶性和多中心性恶性肿瘤。导管超声采用顺着体内解剖学的检查方法进行划分，改变了以象限随意划分乳腺的方法。导管超声能够检测到腺叶多发性病变，即多灶性癌

症。无论在哪个象限，这些病变都由同一导管树相连。乳腺MRI检查很容易识别弥漫性癌，但通过活检或MRI进一步评估后可能会发现结果与导管超声的诊断不一致，尤其是在结合多普勒和弹性超声成像技术时。

四、乳腺癌的大小和范围

确定病变的大小对于乳腺癌TNM（肿瘤、淋巴结、转移）分期中T值的特征具有重要意义。当病变为单发、边缘锐利，如结节状癌和假良性罕见癌，最大直径被认为是病灶的大小。为了获得最精确的测量，尤其是在计划进行术前治疗时，病灶的体积测量则更具决定性。

星状乳腺癌的大小很难测量，一些学者建议测量中央肿块的大小，而忽略周围的毛刺和晕环，因为其是由间质反应产生的。另一些学者认为，毛刺征是肿瘤细胞扩散的方式，真正的范围需要对整个可见病变进行测量。

为了测量疾病的局部范围，多灶性癌需要测量所有可区分的病变（确定每个病变的大小），并计算这些肿块的总体积。最好的评价方法是乳腺MRI和带有导管树分析的多模超声。M.Teboul认为，恶性肿瘤在导管超声检查中表现的病变范围往往超过其他技术所检测出的病变范围。实际上，该方法允许通过检测到的主要恶性肿块的点滴播散或明显分裂来直接感知恶性扩散。如"病叶"理论所示，在靠近主要恶性病变处或沿着受影响导管的一段距离处可分裂成数个恶性小结节或团簇[21]。

第三节　乳腺癌与超声诊断的新旧标准

乳腺癌分期使用的是国际抗癌联盟（Union for International Cancer Control，UICC）的TNM分类法。该分类法在1960年发布、在1987年与美国癌症联合委员会（American Joint Committee on Cancer，AJCC）的分期系统结合，包括5个阶段[24]。

- 第0阶段：癌症的扩散范围不超过导管原位癌、不超过小叶原位癌。

- 第Ⅰ阶段：肿瘤直径≤2 cm，无淋巴结或其他组织转移。

- 第Ⅱ阶段：肿瘤直径为2~5 cm，伴或不伴同侧1~3个腋窝淋巴结转移；肿瘤直径为5 cm，不伴淋巴结转移。

- 第Ⅲ阶段：肿瘤直径<5 cm，伴4~9个腋窝淋巴结转移；肿瘤直径>5 cm，伴1~9个腋窝淋巴结转移；局部扩散（靠近乳房），且通常累及皮肤、胸壁、9个或更少腋窝淋巴结。

- 第Ⅳ阶段：任何大小的肿瘤，体内其他部位转移，最常见的是骨骼、肺脏、肝脏、大脑或远处淋巴结。

最常见的乳腺恶性肿瘤起源于导管上皮（约80%），常局限于导管（原位或导管内）或呈浸润性（侵袭性）。小叶癌占病例的10%~15%，通常为多灶性疾病；间质癌和罕见癌较少见（占病例的5%~10%），包括非典型癌和转移癌。

普遍认为，尽管乳房X线摄影是乳腺癌早期检测的主要成像方法，但与乳房X线摄影联合的传统超声（对大多数人而言，传统超声是唯一知道的超声检查技术）检查可进一步提高癌症的检出率。

不同的病理特征解释了超声表现的变异性。大多数浸润性导管癌表现为不规则或边界不清，与浸润和反应性纤维组织增生有关。细胞类型一致的癌或没有侵袭性的癌可能表现为肿块边界清晰，如黏液癌或乳头状癌。囊内癌是罕见的、非侵袭性的、边缘清晰，类似于乳房X线摄影的良性病变。

由于早期诊断对于乳腺癌的治疗必不可少（便于更快、更有效、侵袭性小、治愈率高的治疗），这要求一种能够在测量阶段准确地检测出乳腺中所有的变异或病变的技术。此外，这种技术将是理想的检测癌前病变的方法，癌前病变的检出是减少恶性肿瘤发病率的最重要因素。例如，通过使用巴帕尼科拉乌试验（Papanicolaous test）检测和治疗宫颈不典型增生，减少宫颈癌的发病率[25]；前列腺特异抗原筛查的引入降低了前列腺癌的发病率[26]。导管超声被作为诊断乳腺疾病的检查技术和指南，结合多普勒和超声弹性成像来诊断病变的全部特征。这就是由D.Amy提出的FBU检查的概念[27]。

在D.Amy进行的一项研究中，包括5 010个病例，所有患者均进行了乳房X线摄影和导管超声的系统性检查。研究认为，导管超声评分检测高于放射学检查[28]。与其他已发表的研究相反，学者声称从未遇到过导管超声未能检出而在乳房X线摄影中可见的病变。此外，我们认为仅在一次乳房X线摄影投影（头脚位或斜位）中可见的病变，通常称为"阴影"（为了与"肿块"相鉴别，需在2~3次投影中可见），这种情况通过导管超声的解剖学扫描方式能够更好地显示出病变的特征。此外，D.Amy的报告强调了由导管超声诊断为多灶性癌的数量显著增加，并有助于观察后续手术和化疗后的变化。

传统超声检查使用的诊断乳腺病变的Stavros标准同样适用于导管超声解剖扫描的诊断，这是超声BI-RADS评估的基础[29, 30]。Stavros报道用经典的恶性肿瘤超声标准诊断恶性肿块的敏感性为98.4%，包括毛刺、非水平方向、边界不清、明显的低回声（相对于脂肪）、声影、钙化、导管扩张、分支状态及微分叶状。这些结果体现了具有高分辨率的最先进的设备和影像科医师不断扩展的技能，但是经典的超声检查被认为是一种在怀疑临床或乳房X线摄影检查结果时进行的补充检查。

晕环征由Takehara于1976年首次提出，并在2005年由日本超声医学会（Japan Society of Ultrasound in Medicine，JSUM）再次重申[31]，边缘高回声区表示硬癌向周围组织浸润和转移的表现。近年来，日本乳腺和甲状腺声学协会（Japan Association of Breast and Thyroid Sonoloyy，JABTS）重新描述并定义了瘤周"边界区"，其位于内部"肿瘤边缘"和外部"边缘"之间的"边界"上[32]。

恶性乳腺病变的全部特征见第五章第二节和第三节。然而，鉴别乳腺良恶性病变的标准并不明确，即使联合使用其特异性也不高，大多数学者表明其特异性常低于70%。

三维/四维超声采集作为超声检查的第二步可能有用。已经证明：冠状面比其他可变的正交断图更容易看到毛刺。16%的良性病例和90%的恶性病例被检测到有毛刺征[33]。西门子提供了一种ABVS技术，可精确扫描乳腺的冠状切面。然而，在这种技术中由于矢状面、横断面与乳头和导管树没有解剖关系，故不能用于筛查和检测癌前病变。

血管特征代表了诊断的最重要标准之一，比形状、方向、后方效应等更重要。虽然FBU检查使用当代先进的超声仪器容易显示导管（正常或异常）或小叶，但传统的彩色多普勒或能量多普勒并不总能成功显示导管内或导管周围的血管系统。然而，在实体病变中检测到乏血供是恶性病变的阴性预测因子。当超声检测血管系统时，良性肿块的血管系统往往具有3个以内主干、周围呈弧形、倾斜角度穿入，一些学者称之为"抱篮征心血管系统"。另一方面，恶性病变往往显示一定数量的新生脉管系统，生成主干的数量取决于病变的大小。当肿瘤直径为3~4 mm时，在小的恶性肿瘤病例中可见新生血管且支数逐渐增多。恶性病变通常呈现比周围腺体组织大的血管，与周围区域正常血管相比流速较高，有时表现出混叠效应。此外，恶性新生血管最重要的特异征象是穿支血管的入射角度[34]。

三维多普勒超声可更好地显示良恶性血管模式之间的差异[35]。随着超声技术的发展（包括软件开发），超声仪器将实现快速的、可重复的容积采集，尤其适用于小器官的检查。实际上，三维/四维超声探头在乳腺肿瘤的多普勒重建中分辨率很小。

在某些病例中，有内容物回声的囊肿与实性良性病变相似。然而，体积小的癌可能检测不到血管系统，通常在主瘤的第二或第三级导管内播散，但其保留了主瘤的不规则和后方声影，与主瘤存在于同一导管树中。在这种情况下，我们建议使用超声造影评价导管周围的血管。Chou[36] 研究了超声造影在异常乳头溢液的女性中导管病理学鉴别方面的作用，发现超声造影的敏感性为100%。对于导管内乳头状瘤或癌瘤，超声检测13例患者中的12种病理，并且超声造影在所有患者（13/13）中显示阳性结果（导管内或导管周围造影剂信号充填），而特异性为71.4%（超声造影检测导管周围性乳腺病和偶尔的纤维囊性变表现阳性）。

一项使用超声造影的研究发现，超声造影与MRI流入型廓清曲线相关，超声造影的特异性为 87.5%（与单独使用超声相似），灵敏度为100%[37]。然而，有些病变的诊断是假阳性的，如年轻女性的2个富血供的纤维腺瘤和1个叶状肿瘤。该研究表明，在阳性和鉴别诊断的评估中，将血管系统作为一个独立的指标是不够的。这是充分利用超声资源、使用 FBU 作为一个完整检查的论据。此外，超声造影的使用存在一些局限性，最重要的是其侵入性（存在已证实的不良反应）、成本及观察者缺乏关于血供的一致性[38]。

多普勒技术已经被证实可用于乳腺癌治疗后的随访检查，显示化疗后血供减少[39, 41]或放疗性乳腺炎中的血供减少。相反，在发展中的乳腺癌中血管的数量和直径是增加的。多数学者同意 Kumar 等人[42]的观点，证明多普勒分级

相关性较好，可准确用于客观预测局部晚期乳腺癌患者对化疗的病理反应。

第四节 特殊类型乳腺癌的临床与影像

有些乳腺癌按照典型癌的描述不完整，却存在一些特殊的临床和影像学表现。

一、炎性乳腺癌

炎性乳腺癌又称癌性乳腺炎。临床上呈急性经过、有触痛、皮肤橘皮样增厚、高热、发红、累及乳房的三分之一以上、体积增大且变重、淋巴结肿大及酷似炎症。这些体征不像真正的乳腺炎那样由感染或损伤引起，有时可出现乳头内陷，更多时摸不到肿块。这种类型的乳腺癌是由恶性细胞阻塞皮肤和乳房前脂肪组织中的淋巴管引起的。

在美国，炎性乳腺癌约占所有乳腺癌的1%，但诊断和报告低估了乳腺癌的发病率。这种癌症通常发生在滥用避孕药后的年轻女性或老年女性，这些患者更容易排除非恶性乳腺炎。在非裔美国女性、肥胖女性中更常见。

炎性乳腺癌预后最差，因为其比普通类型的癌更具侵袭性。实际上，这种乳腺癌从来没有在早期阶段被诊断出，至少在ⅢB期（局部晚期）甚至Ⅳ期才被诊断出，并发生远处转移。有些病例不能被乳房X线摄影发现或虽有水肿但没有特异性，受累乳房可较对侧乳房大而致密，与临床发现相似。此外，乳房的压痛和肿胀会使乳房X线摄影检查变得困难。由于

第八章

临床表现处于晚期阶段，乳房X线摄影检查已无用处。

炎性乳腺癌的典型超声表现为皮肤和皮下组织弥漫性不规则增厚。有时可在乳腺实质组织中识别出边缘不规则和内部低回声坏死的瘤样肿块。皮下脂肪组织回声增强，与高回声腺体区分不明显。

超声检查比在MRI检查更能明确评估皮下脂肪组织中淋巴管的扩张分支。大多数学者认为，超声显示肿瘤伴淋巴管扩张、MRI显示增厚皮肤和实质都增强之间的关联可能都有助于炎性乳腺癌的诊断[43, 44]，但其描述模糊，不具有特异性。在缺乏临床检查和病史资料的情况下，放射学和经典超声检查难以与放疗后感染性乳腺炎或炎性改变进行鉴别诊断。MRI可以检测乳房X线摄影看不到的异常区域，用于指导活检。在导管超声检查中缺乏特异性，皮肤和脂肪组织增厚、表现为高回声、伴有淋巴管分支样扩张的低回声，这使检查导管-小叶结构变得困难，这些结构可能表现为扩张状态（良性乳腺炎时，扩张的导管轮廓更清晰）、Cooper韧带增厚、后方声影增强。在良性炎性乳腺炎时表现为弥漫性充血，而放疗后乳腺炎的血供减少，可以通过超声弹性成像来进行良性乳腺炎和炎性乳腺癌的鉴别诊断。超声弹性成像在炎性乳腺癌中很少被作为常规检查，但以我们的经验判断，良性病变的应变率比值呈现倒置。皮肤和皮下脂肪的组织弹性比乳腺腺叶结构更软。恶性肿瘤时增厚的皮肤和角质层应变减小、腺叶弥漫性硬度增加，似浸润性小叶癌。另一个关于恶性类型的评估是腋窝淋巴结，淋巴结的转移总与恶性特征相关。在这种

情况下，乳腺活检不准确，但腋窝淋巴结活检更易进行，并能够提供快速诊断。

炎性乳腺癌的分期需要通过多项计算机断层扫描或PET-CT进一步调研。根据ACS发布的TNM分期：所有炎性乳腺癌被划分为Ⅳ期；累及锁骨上、锁骨下淋巴结或内乳淋巴结，但无远处转移，则为ⅢC期；当只累及腋窝淋巴结时，则为ⅢB期；有远处转移时，则是Ⅳ期。

二、导管原位癌与小叶原位癌

尽管DCIS与LCIS的病理检查结果存在差异，但在文献报道中对这些癌症的起始区和影像学表现存在一些分歧。超声医师普遍认为，DCIS起源于TDLUs区域、对雌激素敏感的导管周围上皮细胞，所以DCIS发生在小叶附近，也可位于中心导管的外围部分，更易在导管内向心性与离心性扩散。DCIS可能与位于大导管中央的导管乳头状瘤有关，但其演变和发病机制不同，乳头状瘤为良性病变，无恶性风险，而DCIS可能进展为浸润性癌[45]。有些乳头状瘤具有浆细胞、鳞状细胞、黏液细胞、透明细胞和皮脂腺化生，预后良好。因没有微钙化，乳腺钼靶通常探测不到。硬化性乳头状瘤与假浸润性瘤的生长方式类似[46]，在超声弹性成像中可能出现应变率比值增大，但没有形成病理性的新生血管。一些乳头状瘤可能表现为轻度非典型、单细胞群的局灶性增生，与Ⅰ级DCIS或非典型增生相同，很少为Ⅱ级和Ⅲ级。这些病变为非典型乳头状瘤，预后良好，10年生存率接近100%[47]。

乳头状瘤或外周多发的乳头状瘤，表现为在多个TDLUs内或小导管内的乳头状增生。通

常在显微镜下偶然发现，乳腺钼靶不能将它们与其他乳腺不透光的病灶区分开，除非存在微钙化或结节性肿块[48]。在导管超声中，它们不易与腺病或小LCIS进行鉴别。在乳头溢液导管扩张时，超声检查可见，并可通过乳头溢液进行细胞学检查。

在DCIS和LCIS中，肿瘤细胞生长在不破坏导管壁的情况下填充并使导管膨扩。DCIS是在无症状或乳房疼痛的女性中偶然发现的，罕见在乳头溢液病例或在乳腺钼靶检查发现了可疑的微钙化以后偶然发现。临床发病率为1%~3%，而乳腺钼靶的发病率为8%~25%，实际上可能更高，因为并非所有的DCIS都存在微钙化。Svane[49]引用Hou等人的研究发现，在乳头溢液的病例中，26.8%为血性溢液，13%为浆液性溢液，没有其他类型的溢液。

Takebe和Izumory在1997—2003年间的一项研究证实了一种DCIS，这种癌无法触及、没有分泌物、乳房X线摄影检查没有发现微钙化，将其命名为"三无导管内癌"（3 non-DCIS）。他们发现肿块与乳导管连接、直径为3~10 mm、没有后方回声衰减或其他已知的恶性征象[50]。这种病灶只有沿着乳腺正常的解剖结构、导管走行和分布（如导管超声）扫查才能准确地检测出，而不是像传统超声那样对临床触诊或乳腺钼靶检查呈阴性时所做出的最终异常结果。

DCIS可能只波及一根导管的一部分，但有时随着过程的进展延伸到多个导管，或同时在多个部位生长。导管超声可以显示病变之间的导管连接，表现为增厚的导管、中央高回声线征消失、偶伴有导管内容物不均匀。在探头扫查过程中，我们很难发现导管周围新生血管，与健康的腺叶相比，病变整个区域和其内部导管树的弹性降低。若不治疗，病变可能在几年内发展成浸润性导管癌，所以正确诊断十分关键。DCIS在这个阶段表现为无症状和无痛，并不是所有的病例都是浸润性发展，高等级的DCIS风险最大。

DCIS的形态学分类如下。

- "粉刺样"癌
- 乳头状癌
- 筛状癌
- 实体癌

当多普勒导管超声检查出现以下表现时怀疑DCIS：部分边缘突然中断、明确的导管增厚、伴或不伴有声影，尤其在局部导管周围出现可探及的血管及硬度增加时更值得怀疑。当病变与导管增生相关时（通常在病理报告中出现），阳性诊断变得困难，但短期随访（2~3个月）比超声引导下活检更有效且无任何风险。超声检查无法区分DCIS与非典型导管增生。多普勒导管超声的诊断价值也未得到有力证实，因为对这种先进的技术尚缺乏肯定的评估。

高级别乳腺DCIS可能在病理和乳腺钼靶检查上表现出特征性的微钙化，但超声检查常规使用的高频探头（7~12 MHz）很少能够探及微钙化。没有声影的强回声点（直径<0.4 mm）是非特异性的。18 MHz或以上的探头会改善血管成像的显示，比盲目识别微钙化更有用（设备的技术发展将使超声成为检测的首选），将

有很大的使用价值。乳腺钼靶显示乳腺导管原位癌的微钙化数量众多、呈节段性分布、不规则、致密、形如线状或分支状，提示恶性细胞的导管源性播散和坏死物质的钙化沉积。

虽然DCIS被认为是非浸润性的，但前哨淋巴结内已经存在肿瘤细胞，所以，我们必须对腋窝、锁骨下及内乳淋巴结进行系统检查。

在指南中虽然没有对超声检查"可疑的DCIS"的复查时间做出明确指示，但根据我们的经验，在3个月内进行随访控制是有用的，超声复查发现病变稳定或BI-RADS 3类病灶退缩，则可适当延长复查时间。当超声复查怀疑DCIS病变发展时，评估应改为BI-RADS 4类，这是因为在乳腺钼靶筛查中可能遇到了一种众所周知的"间期癌"（interval cancer），建议联合其他检查（乳腺钼靶、乳腺MRI、血清学肿瘤标志物测定或引导活检）。

DCIS的一种特殊形式是源自硬化性腺病。硬化性腺病在常规超声检查中由于忽视了正常的乳腺解剖结构（包括病理性改变、导管–小叶树之间的连接关系）而难以发现。但超声在诊断DCIS方面仍有作用，DCIS表现为形状不规则的低回声病灶，常常以非肿块型病变（触摸不到）的形式出现，而乳腺钼靶往往将伴有DCIS的硬化性腺病误诊为浸润性癌（强调诊断）[51]。多普勒导管超声能提高诊断的准确性，因为硬化性腺病易出现在绝经后女性正常萎缩或伴有节段性导管–小叶增生的腺体实质内。任何增加的与导管–小叶树相关的异常结构，如形状不规则、声影、新生血管、短期随访时体积增大等可疑征象都需要进一步研究，评估为超声BI-RADS 4类。由于强调诊断的风

险性，所以，我们需要进一步采用弹性成像来研究与恶性病变相关的硬化性腺病，当超声弹性成像检查的结果与其他超声检查描述相关时，诊断可能更合适。定量超声弹性成像比定性方法更准确，根据D.Amy的报道和我们的研究，FLR的临界值定为4.70（5.00）时，结果更特异。FLR的范围越大，恶性肿瘤的风险就越高。所以，FBU具有解决超声诊断假阳性原因的能力。

LCIS是另一种非浸润性乳腺癌，局限于小叶区域而不破坏基底膜，但可以发展成浸润性。与DCIS一样，有资料显示LCIS可累及前哨淋巴结[52]。通常年轻女性可累及多个小叶，由于其体积小，缺乏恶性特征，在FBU检查中可能被误诊为腺病。我们强调腺病需要每3个月超声随访一次，并对肿瘤标志物进行动态评估。将FBU作为病理类型的鉴别诊断方法是错误的，该方法的目的仅限于尽早发现病变、确定病变的位置及将其风险归类。

ILC的特点是病灶具有多样性：体积小，直径通常<1 mm，在FBU检查中更易识别。由于缺乏重要的继发征象（如皮肤、浅筋膜、韧带、脂肪的变化及结构紊乱）作为诊断依据，ILC可能在乳腺钼靶检查中被遗漏，尤其是在致密型乳腺中。根据M.Teboul的研究，ILC在导管超声上主要位于TDLUs，在导管的皮肤一侧可见少量呈低回声增强的小叶，垂直于导管生长、彼此分离、纵向直径约5 mm。彩色多普勒超声检查发现随着病变的大小和范围的扩大血流信号增多。超声弹性成像检查特征性不典型，但整体弹性较其他乳腺区域有所降低。

三、弥漫性乳腺癌

在没有微钙化的情况下，乳腺钼靶很难诊断出弥漫性乳腺恶性肿瘤，而乳腺MRI检查较为敏感，但不推荐作为首次影像学检查。常规超声检查具有较低的敏感性和特异性。

病理学检查缺乏布控的肿瘤及其沿着导管-小叶结构内播散的有效证据，导管超声体现正常与异常的导管树结构，因此在早期能够显示出2种类型的弥漫性癌[21，53]。

- 线型。从解剖学上，恶性肿瘤显示沿着导管-小叶结构的呈长而粗的线状弥散（生长缓慢的癌）。

- 多刺型。表现为更局限的扩散，显示为薄而不规则的树网状结构充斥进入部分终末导管分支或临近的间质和脂肪组织（急性弥漫性恶性肿瘤和瘢痕内复发）。

弥漫性恶性肿瘤的中期阶段表现为小叶增大、直径可达15 mm、只有少数呈M.Teboul描述的优势病灶类型、相邻小叶轻度增大形成新的病灶、生长方向最初垂直于主导管和皮肤、与正常小叶一样逐渐变得倾斜。晚期表现为扩大的低回声区、伴有声影、在整个腺叶内几乎没有残留的可辨认的正常导管-小叶结构。超声弹性成像检查能够提供乳房体积增大引起应变增加的有效信息。

四、假良性影像学表现的乳腺恶性肿瘤

在上述分类中列出了最常见的伴有假良性表现的局限性肿块。然而，在常规超声和导管超声检查时，有多种乳腺恶性肿瘤存在假良性表现，二维超声检查中有少数（占所有癌的5%）表现为假良性。表明恶性肿瘤可呈现为椭圆形、纵横比<1、不同程度的形态规则、边界清晰、不伴有声影，甚至后方回声增强和细的侧方声影（如Kobayashi所描述的良性后方表现）。超声发现最重要的病变是黏液性癌和髓样癌，其有规律的内部结构和低衰减的特点。乳腺淋巴瘤和白血病（通常指急性白血病）表现为实性浸润或弥漫性混合回声纹理，但彩色多普勒超声显示假良性、边界清楚的肿块可见丰富的血流信号，FBU检查评估其为疑似恶性。此外，超声弹性成像因具有高的敏感性而提高了诊断的准确性。这类病灶Ueno评为4分，表现为蓝色而没有周围区域的浅蓝色带（因其缺乏促结缔组织生成反应，如浸润性癌）。

五、乳头-乳晕后恶性肿瘤

在多平面扫查中，乳头和乳晕后组织必须通过超声（配备水囊或足够的耦合剂以填充不规则的皮肤，并提供无挤压变形的图像）明确探及。有很多类型的恶性肿瘤与起始发生的根基及腺叶树状结构的最终功能位点有关。

乳头最重要的病变是Paget病，其是一个较长的良性演变和恶性演变的过程。由于乳头-乳晕很少发生非特异性改变，乳腺钼靶检查对Paget病的诊断没有特异性，检查仅限于对原发癌进展程度的评估，而原发癌在致密型乳腺中容易漏诊[52]。Paget病的声像图表现多样，与临床症状密切相关。Choi等人于2001年将主要的临床表现与超声结果进行比较，具有显著

意义。

- 乳头内陷
- 乳头溢血
- 乳头湿疹
- 乳晕下包块

超声检查在发现边界不规则的低回声肿块方面要优于临床触诊，第二个重要的发现是超声检查可探及与肿块有关的不规则的乳腺导管扩张，而乳腺钼靶却不能识别[54]，其他征象（如钙化和结构扭曲）很少被描述。另外，乳腺钼靶最常见的表现为乳晕下密度增加、结构扭曲、微钙化（分支和颗粒状）和显现肿块。超声检出肿块的概率高于乳腺钼靶：超声在对13个肿块进行检查时，可检出12个；乳腺钼靶在对12个肿块检查时，只有4个被检出。

有一项针对乳头恶性肿瘤的研究，他们使用三维超声扫描多平面成像和容积透明成像最小投影模式对184例经病理证实的乳腺癌进行总结：41例乳腺癌提示为Paget病（n=3）和乳腺癌的变形性骨炎样蔓延（n=38）[55]。结果显示乳头导管扩张（41/41）、乳头基质扭曲（40/41）、乳头导管或乳管窦钙化（20/40）、高回声乳头皮肤破裂（40/41）、乳头及乳晕下肿块（12/41）、假阳性病灶为乳腺癌伴导管扩张（n=5）、乳腺癌伴血管周围慢性炎症（n=1）、局灶性炎症后真皮纤维化（n=1）。这项研究很重要，描述了Paget病中最常见的症状，但一些发现是不明确的（乳头基质结构扭曲）或是无效的，其体现的是临床征象（乳头皮肤高回声间断）。这项研究的另

一个重要性是关注到了乳头-乳晕位置的其他癌症可呈现同样的征象。超声检查很有价值，尤其在鉴别恶性病变与炎性病变方面，如感染性囊肿或感染性导管-壶腹系统，同时超声也可对整个乳房进行检查。

对于乳晕后病变的鉴别诊断，特别是对良恶性肿块或扩张导管的鉴别，我们推荐使用无创的FBU检查。由于正常乳头应变较大、呈蓝色、超声弹性成像可检测乳晕后和乳晕周围异常硬度，可更好地指导可疑病例的活检。

六、乳腺癌合并肾病综合征

副肿瘤性肾病与膜性肾小球肾病是指没有特定病因的肾小球疾病，与癌症的发展阶段（改善、缓解、复发）同步[56]。与副肿瘤性肾小球疾病相关的最常见的肿瘤是霍奇金淋巴瘤、肺癌和胃肠道癌。有报道乳腺癌合并肾病综合征的病例。

膜性肾小球肾病是由免疫复合物在肾脏内积聚导致肾脏滤过器内的血管壁增厚。尽管文献报道这种关联病例很少，但存在被漏诊或忽视的可能。乳腺癌的病因病理诊断很重要，因为乳腺癌手术和化疗可以缓解肾病综合征。反之，控制蛋白尿合并低蛋白血症可能抑制乳腺癌的进展[56]。报道与乳腺癌相关的副肿瘤性肾病的一个重要方面是局部进展期，大多数病例表现为浸润性导管癌，伴有或不伴有淋巴结转移[56]。

肾病综合征被认为是乳腺癌的罕见并发症，发病率可能被低估，一方面可能是因为缺少诊断方法，临床医师曲解为不同的病因；一方面是因为蛋白尿合并低蛋白血症与晚期乳腺

癌不同时出现。在Valcamonico等人[57]的一份报告中，肾病综合征出现在乳腺癌诊断的5年后。尽管肾小球病变和癌症之间没有一个被广泛认可的实验模型，但是肿瘤完全治疗后蛋白尿好转，这代表了两者之间病因相关的临床证据。

两者的鉴别诊断应包括治疗肿瘤的过程中引发的不可逆肾损伤，如治疗晚期乳腺癌时使用帕米膦酸类药物[58]。在这些病例中，与肾小管间质损害相关的肾小球病变决定了在停止治疗后不可逆的肾衰竭。

第五节 乳腺癌前哨淋巴结转移

一、应用常规诊断方法和FBU诊断前哨淋巴结转移

腋窝淋巴结的常规体检和普通超声检查无法精确诊断。在某些情况下，前哨淋巴结的转移只有超声弹性成像才能检测出来[59]。2003年，通过皮下注射进行间质超声淋巴造影术作为替代前哨淋巴结活检的检查方法获得成功，敏感性为85%~94%[60]。

并不是所有的腋窝肿块都是淋巴结，也不是所有超声或乳腺钼靶检查发现的淋巴结都是恶性的。通常腋窝正常淋巴结超过15个，因其体积小、特征与脂肪小叶组织相似，所以不是所有正常的腋窝淋巴结都能被检测到。因此，当发现有异常淋巴结时，应尽可能对其进行描述。那些无法检测到的则认为是良性或正常淋巴结[61]。

2003年，韩国的一个研究小组对114例腋窝淋巴结异常患者进行了研究，发现35例良性淋巴结病：21例淋巴结增生、8例结核、6例组织细胞坏死性淋巴结炎。恶性淋巴结（n=20）表现为乳腺癌转移9例、淋巴瘤1例。其他非淋巴结病结构包括副乳腺及其相关异常28例：17例为良性皮肤病变、1例为囊性淋巴管瘤、1例为脂肪瘤[62]。

在超声弹性成像广泛应用之前，多普勒成像首先加入常规超声技术，在确定是否行前哨淋巴结活检时发挥重要作用[59]。

腋窝淋巴结活检假阴性的风险与乳腺癌的分期和上外侧象限的位置成正比[63]。在一项对512名乳腺癌患者的研究中，6.1%的T_1a~T_1b期、25.1%的T_1c期、28.7%的T_2期、35%的T_3期患者存在腋窝淋巴结转移。T_1a~T_1b淋巴结活检阴性（假阴性）的发生率为1.3%，T_1c增加到6.3%、T_2为7.5%、T_3为9.7%。我们的结论是，根据计算的转移风险有助于患者对腋窝淋巴结清扫的治疗做出决定，但评估只是统计学结果，与病例个体无关。

治疗决定做出前对前哨淋巴结转移的评估很重要。乳腺钼靶检测灵敏度低、特异性差，而MRI敏感性高、特异性低，增加了活检率。由于技术和诊断的标准不同，不同医师对淋巴结的超声检测有不同的准确性。区分乳腺癌患者的"良性"淋巴结和前哨淋巴结非常重要。超声检测到的恶性淋巴结或距离肿瘤最近的淋巴结被定义为前哨淋巴结。前哨淋巴结活检将成为乳腺癌治疗的标准技术。因此，术前需要重新评估腋窝淋巴结。

灰阶超声检查中，仅凭形态学评价往往

难以判断淋巴结转移，敏感性<45%、特异性<70%。常规超声检查淋巴结呈圆形而非椭圆形、宽长比>0.5或宽轴>1 cm，提示为恶性淋巴结。另外，超声检查还有呈低回声的内部结构和缺乏高回声的淋巴窦。

多普勒超声和超声弹性成像技术对异常淋巴结的检查效果更好。明显的新生血管，特别是皮质区，结合低弹性的表现是恶性肿瘤最重要的征象，对诊断恶性具有较高的准确性。前哨淋巴结常表现为皮质区局灶性增厚、形态不对称、局部皮质高血流，这些征象比淋巴结直径特异性更强。Britton等人的一项研究证实了与部分淋巴结受累的相关性，该研究展示了超声检查的不同类型腋窝淋巴结活检后的结果。

- 未观察到淋巴结，经外科活检后都是正常组织学结果。
- 在70例正常淋巴结中，有3例出现转移。
- 在单个分叶的17例淋巴结中，有7例为恶性。
- 在多个分叶的31例淋巴结中，有17例为恶性。
- 在9例缺乏淋巴门但皮质光滑的淋巴结中，有7例为恶性；在6例淋巴门结构消失但皮质分叶的淋巴结中，有5例为恶性[61, 65]。

Kusama等人采用二维超声对腋窝淋巴结的大小、形状、血流和内部回声等特征（观察内部回声时包括采用了组织谐波成像）进行了研究，准确性达到了95.8%、敏感性为90.8%、特异性为97.6%[64]。Esen及其同事报道"多普勒超声检查对触及不到的腋窝淋巴结是否转移方面的诊断价值"，获得了较高的恶性诊断结果（敏感性为86.49%、特异性为93.62%、阳性预测值为91.43%、阴性预测值为89.8%、准确性为90.48%）[66]。

B超检查因为缺乏标准化，所以淋巴结的检测值与病理大小的相关性较低。但是，Rashmi等人认为多普勒超声检查在化疗后的反应方面发挥作用，因为多普勒检查显示提高的阻力指数（RI）和搏动指数（PI）[67, 68]。

腋窝淋巴结的正常表现见第三章。

二、腋窝肿物的鉴别诊断

A. 良性腋窝肿块

有些腋窝肿大的淋巴结横向直径>10 mm，可能是良性，但由于其体积较大，在乳腺钼靶检查中被错误地诊断为腺病。主要鉴别诊断参照以下内容。

- 正常淋巴结：通常横向直径<8 mm，但可能增大至13 mm；纵轴直径达25 mm。其内部结构正常、高回声淋巴窦、低回声皮质、少量或没有血流信号的淋巴门、缺乏周围被膜及皮质血流信号，超声弹性成像Ueno评为1或2分。
- 组织细胞坏死性淋巴结炎/良性组织细胞增多症：最常见的淋巴结肿大。该病淋巴结中央髓质（窦）表现为低回声、髓质周边保持高回声、外周包绕均匀的低回声皮质区。多普勒表现正常，即淋巴门内少许血流、皮质内无新生血管。超声弹性成像Ueno评为2或3分。良性淋巴结组织细胞增多症通常与浆细胞性乳腺炎、慢性乳腺炎或类风湿性关节炎有关。

• 慢性肉芽肿病：属非化脓性结节病，保持非特异性淋巴结增大的良性特点，通常乏血供或检测不到血流信号。在化脓性慢性淋巴结炎中，因有能增加应变率的干酪状碎屑或存在钙化，淋巴结边界扩大和周围浸润酷似恶性肿瘤。患者的病史可能有助于鉴别诊断。病理称之为硅胶诱导的肉芽肿性淋巴结炎。

• 急性淋巴结炎：较少见，其特点是增厚的皮质伴增多的良性离心血管，超声弹性成像Ueno评为1或2分。患者的临床表现如腋窝局部疼痛和肿胀有助于诊断。该病可能是一种过敏反应、非特异性上肢细菌感染、蜂窝组织炎、病毒感染的淋巴结炎，或蜱咬后特异性淋巴结炎如莱姆病等。猫抓病和布鲁氏菌病可能引起急性腋窝淋巴结炎。

• 其他腋下部分感染：急性汗腺炎和蜂窝组织炎。

• 乳腺组织：延伸到腋窝的乳腺组织或副乳肥大。

• 其他腋窝良性肿瘤：脂肪瘤、囊肿、纤维腺瘤。

B.恶性腋窝肿块

腋窝恶性淋巴结的鉴别诊断必须包括以下内容。

其他转移：来源于皮肤肿瘤的同侧臂原发性恶性肿瘤，如恶性黑色素瘤（通常为富血管的极低回声）、上皮癌、腺癌或肉瘤，更常见的是从远处头颈部的肿瘤转移（喉、甲状腺、咽等）。比较罕见地来源于胸、腹、盆腔内组织或其他未发现原发灶的淋巴结转移。

全身恶性肿瘤：白血病、淋巴瘤。通常淋巴结较小、短轴<10 mm、低回声、无明显血管，超声弹性成像Ueno小于4分。

累及腋窝的原发性恶性肿瘤：尤其是好发于年轻人的骨肉瘤、血管周围肉瘤、脂肪肉瘤、横纹肌肉瘤等。

超声弹性成像比活检更易进行，对于淋巴结的检出比MRI更有特异性。因此，淋巴结活检便无关紧要，超声弹性成像和高分辨率探头将会提高检查的准确度。

内乳淋巴结转移是乳腺癌淋巴管播散的最重要途径之一。20%以上可手术的乳腺癌患者中发生内乳淋巴结转移[68]。尽管腋窝淋巴结清扫仍是治疗乳腺癌广泛采用的分期策略，但很少通过清扫内乳淋巴链进行疾病分期。高频线阵探头实时超声检查可用于定位内乳动静脉，并显示淋巴结病变。

检查易于实施，因为内乳动脉及伴行的两条静脉位于右胸骨和左胸骨边缘的外侧，在接近声速传播的肋软骨后方，与周围组织均可通过多普勒技术显示。正常的内乳淋巴结表现不明显，但病变淋巴结呈圆形或椭圆形、低回声、边界清楚、通常呈亚厘米大小、血管数量或多或少。

对于超声可疑的内乳淋巴结可以通过超声引导下FNAB证实，因为内乳淋巴结是否转移决定TNM分期（UICC，2002年）。FNAB的操作相对安全、简便，同时气胸或出血并发症的发生风险也很低。

只有超声、MRI及乳腺钼靶能够检测出内

乳淋巴结，这也是钼靶的另一个局限性，无论是单独发生还是合并腋窝转移，内乳淋巴结转移都不利于患者的长期存活和无病生存。根据TNM分期，同侧内乳淋巴结转移被视为ⅢB期，且不可进行手术。内乳淋巴结受累的存在也会影响应照射的区域（图8-5-1~图8-5-57）。

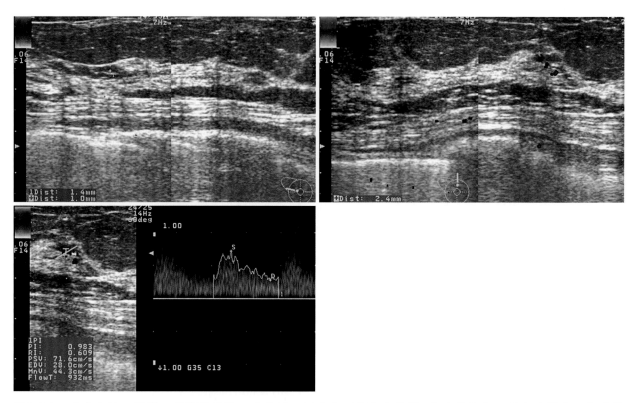

图8-5-1　患者女性，52岁，致密型乳腺，右乳12：00方向可见终末导管–小叶单元内可疑小叶增生，其母患有乳腺癌，通过多普勒检查可对这些多发的局灶性导管–小叶增生的病灶进行鉴别

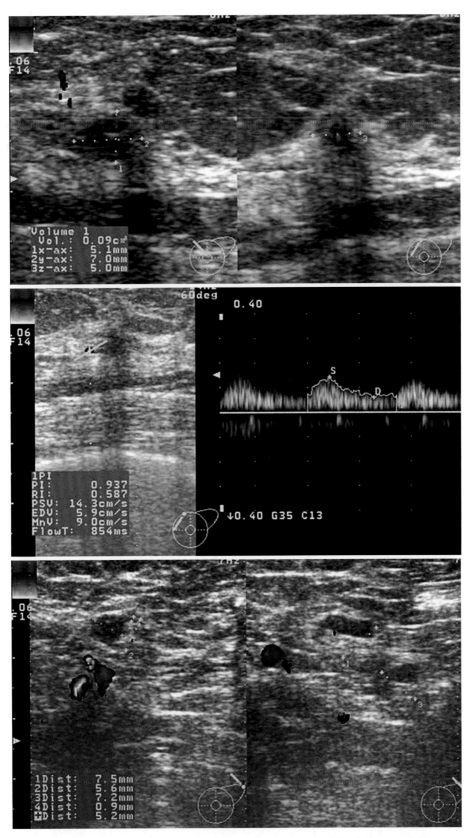

图8-5-2 患者女性，51岁，其母患有乳腺癌，超声筛查超过4年。导管超声在终末导管-小叶单元发现一个5~7 mm的病灶、形态不规则、不均匀低回声、伴声影；彩色多普勒和频谱多普勒探查到新生血管，少数腋窝淋巴结呈局灶性皮质增厚，提示前哨淋巴结；超声BI-RADS评为4C类

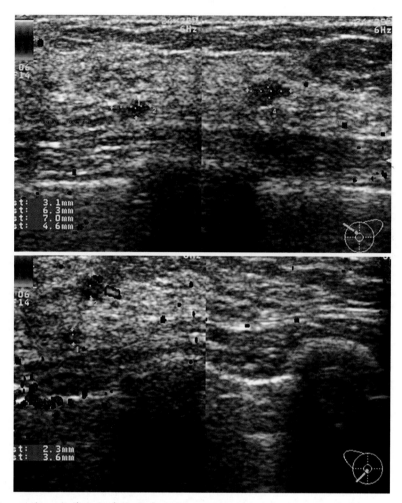

图8-5-3　患者女性，39岁，多普勒超声检查在右乳7：00方向可见一个可疑小结节（＜5 mm），伴有2条新生血管，与左乳10：00方向的小叶增生的形态、大小相似，但左乳病变无明显血管。右乳的可疑病灶超声BI-RADS评为4类，建议短期随访。1个月后，病灶直径增加一倍，血流信号增多，病理证实为乳腺导管原位癌

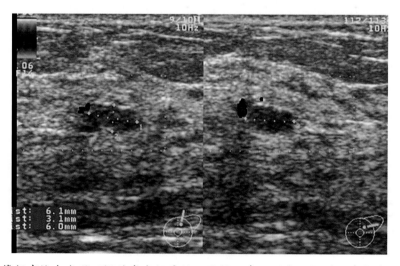

图8-5-4　多普勒导管超声检查发现可疑的毫米级病灶：呈低回声、形态不规则、有新生血管；放射状和反放射状切面扫查显示其与导管连接，并评估体积；超声BI-RADS评为4类

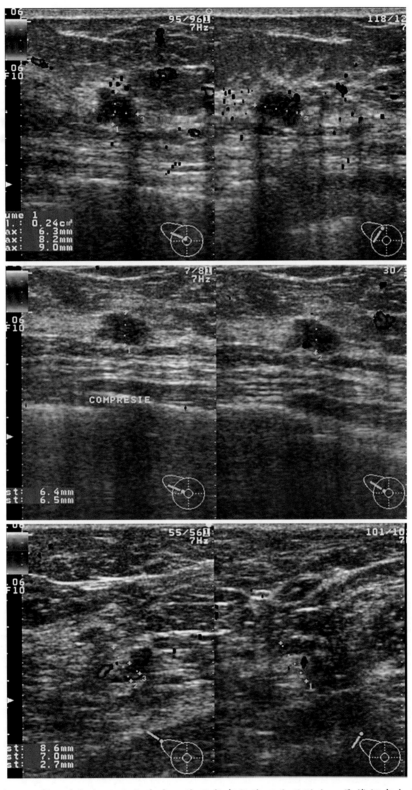

图8-5-5 患者女性，53岁，其姐姐死于乳腺癌，其母患有乳腺不典型增生。导管超声在右乳10：00方向终末导管-小叶单元内发现一毫米级肿块、多环状（多个分叶）、低回声、伴不规则的侧方声影和中央穿入血管。其旁伴声影的小低回声病灶提示导管内早期浸润或多灶性恶性肿瘤。没有进行超声弹性成像检查，简单的压缩可以提示病灶的硬度。腋窝淋巴结皮质局限性增厚提示前哨淋巴结。基于病史和导管超声检查BI-RADS评为4类，病理报告证实小叶多发微小浸润癌

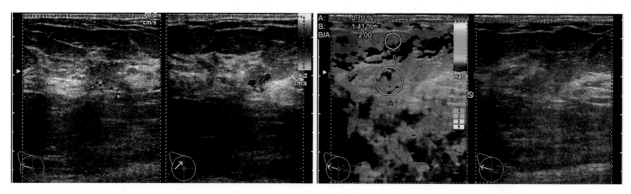

图8-5-6　患者女性，53岁，8个月前行乳腺钼靶检查，结果为阴性。在右乳10∶00方向（乳腺疼痛处）补充FBU检查发现部分乳导管增厚（宽），彩色血流、超声弹性成像未见明显异常。随访期间在相同位置发现直径<1 cm的等回声团块、无后方效应、边界不清、边缘不规则、与增厚的导管相连、伴明显的新生血管，而BGR评为良性。该病例弹性成像呈假阴性，但局部演变形成新生血管，符合导管原位癌的特征

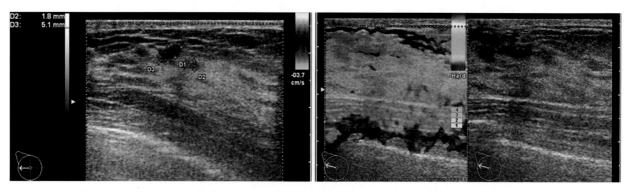

图8-5-7　早期小叶癌的FBU检查：多个小叶肥大、直径可达5 mm、伴回声减低、斜行朝向导管。新生微血管可能是一个警示信号，但因为现阶段病灶较小，弹性成像检查评为良性（假阴性）

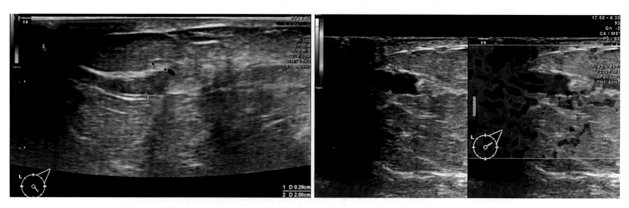

图8-5-8　导管扩张、末端导管内等回声肿块、伴有滋养血管，弹性成像提示良性，但导管管径较细、肿块较小而可疑为导管原位癌。我们推荐通过短期随访鉴别导管内乳头状瘤和导管原位癌

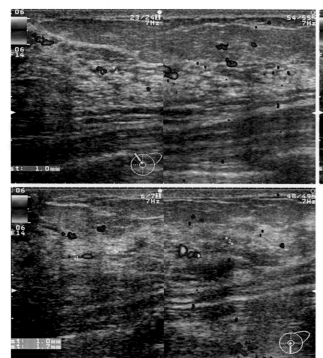

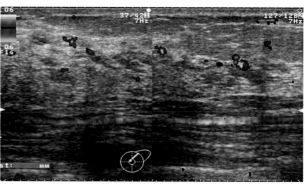

图8-5-9　患者女性，35岁，左乳刺痛。钼靶检查发现左乳外上象腺有一肿块，结果为阴性；多普勒导管超声检查发现小叶轻度弥漫性增生，伴导管-小叶周边血流信号增多

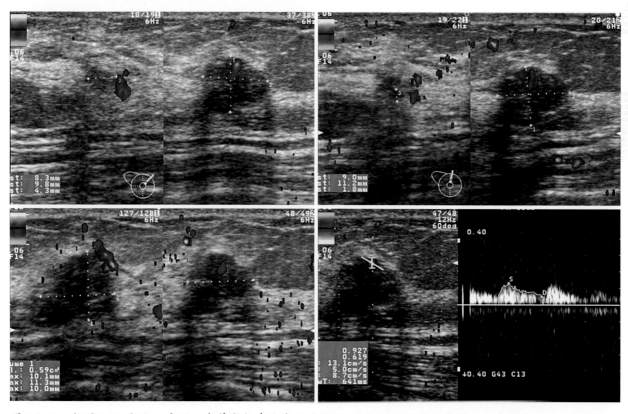

图8-5-10　与图8-5-9为同一病例，多普勒超声检查于右乳12：30~13：00方向发现一个直径为11 mm的肿块，该肿块不可触及、无症状、呈多分叶、低回声、伴侧后方不对称声影及可疑向心性穿入血管；第二个病灶直径更小、位于相同半径的乳头内侧、特征与前一个病灶相似、有穿入型新生血管（恶性可能增加）。定性的彩色和能量多普勒较定量的频谱多普勒有用，因其与绝大多数良性肿块一样，间质反应轻微，速度中等（PI：0.927，RI：0.619）。超声诊断为"多结节癌"，超声BI-RADS评为5类

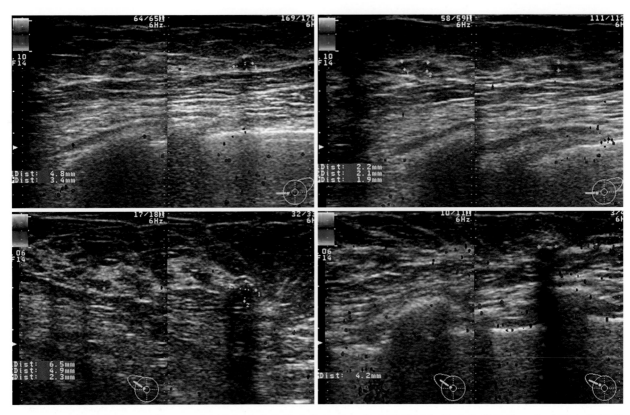

图8-5-11 患者女性，67岁，可预见的乳腺癌或高危乳腺癌。基于围绝经期的致密型乳腺，小叶增生成假瘤样，部分伴声影，提示小硬化性腺病，没有异常血管，保持良性特征

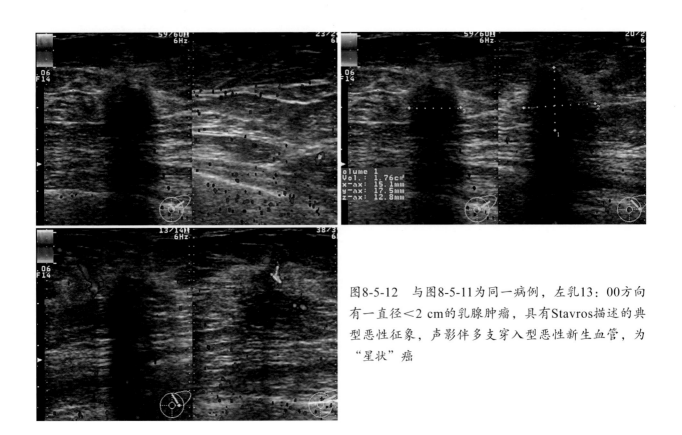

图8-5-12 与图8-5-11为同一病例，左乳13：00方向有一直径＜2 cm的乳腺肿瘤，具有Stavros描述的典型恶性征象，声影伴多支穿入型恶性新生血管，为"星状"癌

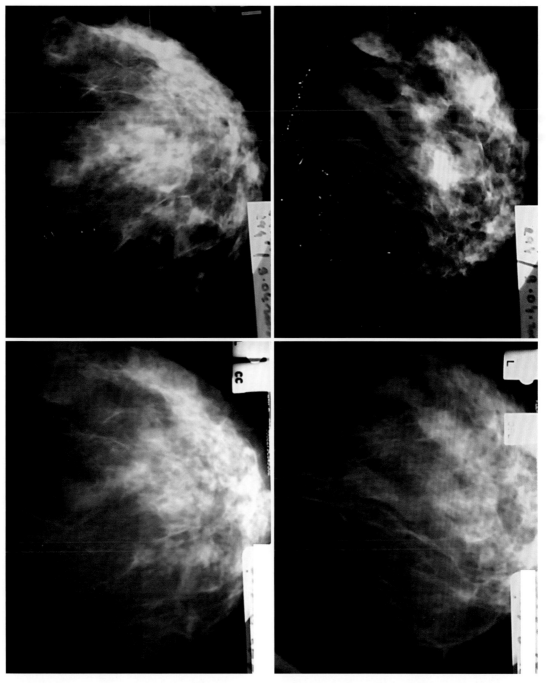

图8-5-13　患者女性，57岁，右乳发现癌性肿块，并行乳房切除。放化疗后，乳腺钼靶随访4~5年。激素治疗原发性不孕症后，左侧致密乳腺钼靶检查无明显变化。超声诊断为BI-RADS 2或3类（不考虑图像的质量）

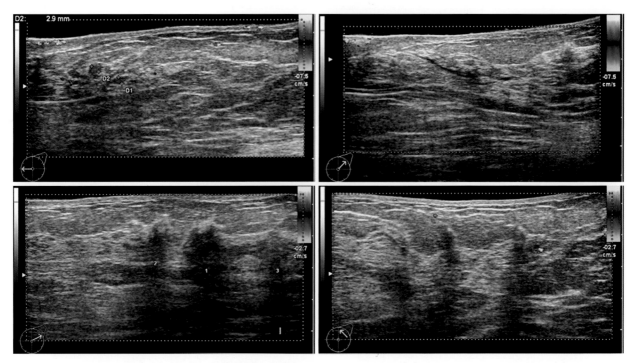

图8-5-14　与图8-5-13为同一病例，多普勒长线阵探头扫查显示小叶增生和导管扩张，这是不孕症使用激素治疗后的不良反应。左乳1：00~2：00方向放射状和反放射状扫查显示多病灶癌，具有Stavros描述的恶性征象（尤其在化疗后，7 MHz的线阵探头较少检出明显血管）

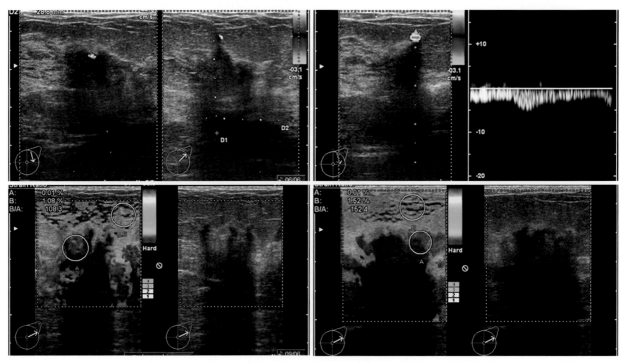

图8-5-15　与图8-5-13、图8-5-14为同一病例，FBU检查显示通过Cooper韧带的浸润侵袭、伴有新生血管、促结缔组织增生反应；超声弹性成像Ueno评为5分，黑色伪像和高FLR值（＞108），提示肿块很硬，为"星状"癌

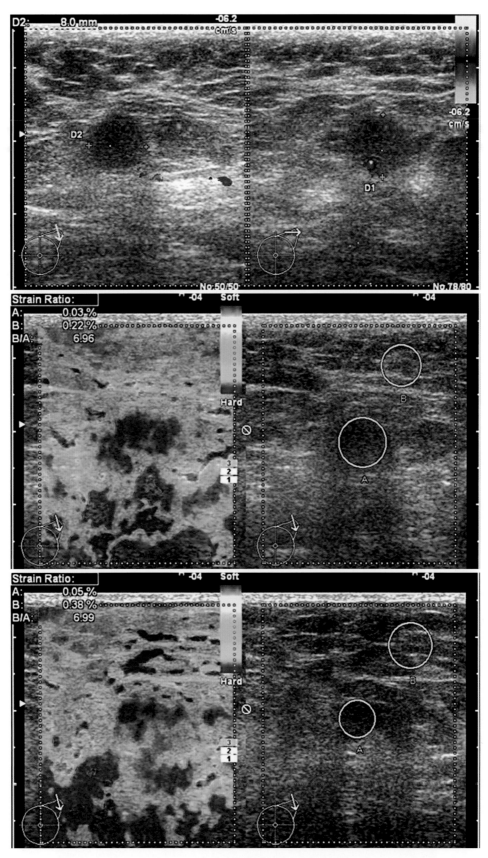

图8-5-16　与图8-5-13~图8-5-15为同一病例，腋窝淋巴结伴低回声皮质增厚。因先前的化疗导致乏血供，但超声弹性成像Ueno评为4分，FLR值较高（＞5），提示前哨淋巴结

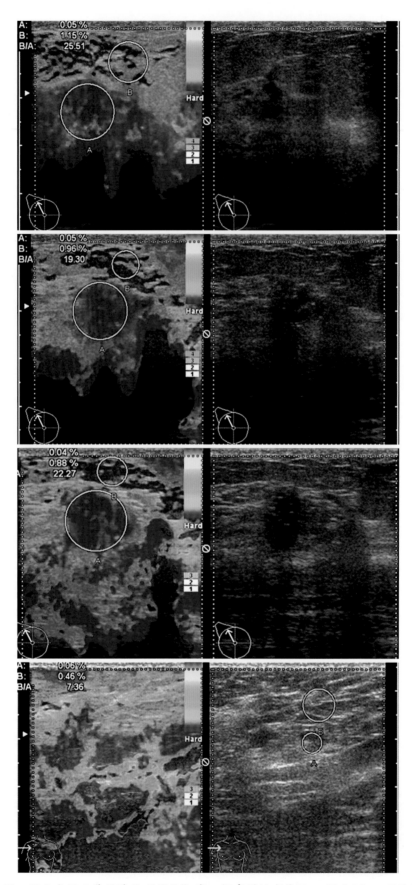

图8-5-17　右乳11：00方向显示外周腺体"星状"癌，超声弹性成像Ueno评为5分，不伴腋窝淋巴结肿大

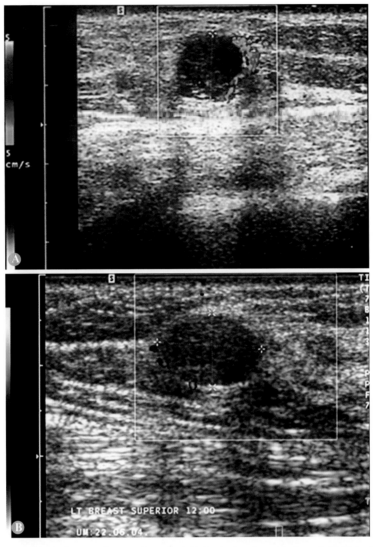

图8-5-18　直径<1 cm的乳腺导管原位癌，具有假良性特征（图A）；后方回声增强和边缘声影与纤维腺瘤相似（图B），但伴有周边及中央穿入的新生血管。另外，恶性病灶回声更低。两种肿块都存在周边小叶增生及与导管相连

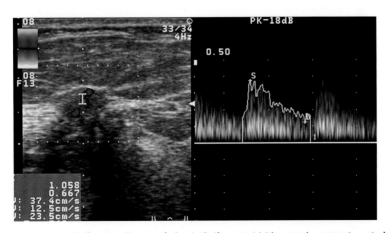

图8-5-19　典型的直径<1 cm的导管原位癌，伴有相连导管、毛刺样、形态不规则、伴声影、纵横比>1和中央穿入血管

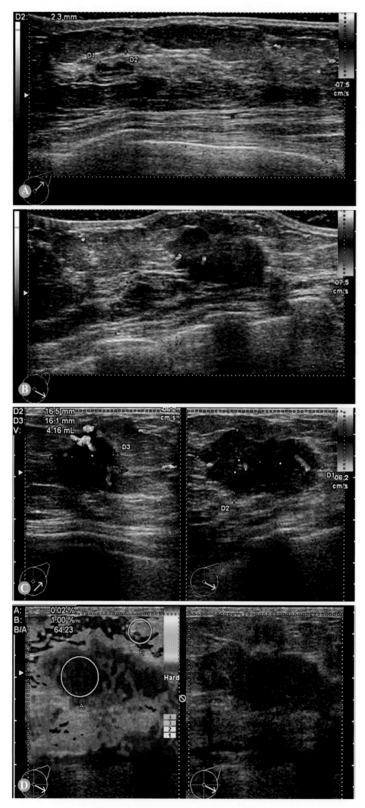

图8-5-20　患者女性，49岁，导管-小叶增生伴明显的新生血管，被视为癌前病变（图A，图B），这可能是恶性相关的"预警信号"，需系统研究。FBU检查发现左乳4：00方向有一个低回声肿块、无声影、无声晕，像良性肿瘤一样沿长轴水平生长。该肿块形态不规则、多分叶、多普勒恶性特征，超声弹性成像Ueno评为4分及高的FLR值都符合乳腺髓样癌。乳腺髓样癌是一种罕见的肿瘤，在传统超声上显示为假良性

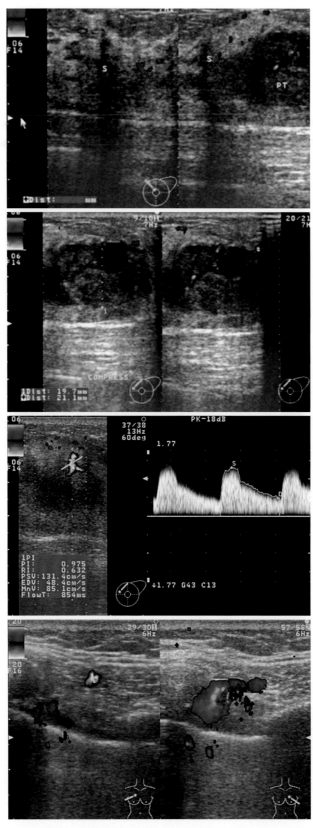

图8-5-21　患者女性，40岁，乳房肿块可触及2年，近3个月增大。多普勒导管超声在左乳10：00方向显示乳腺外缘病灶假良性表现、内部囊性变、周边卫星灶（s），与起源于乳房内部血管的恶性类型的新生血管-多灶性癌相似

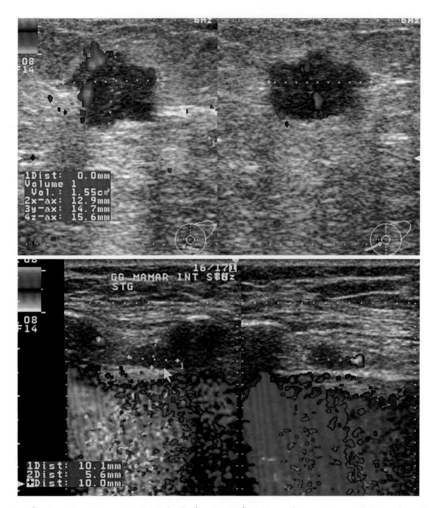

图8-5-22　多普勒超声显示左乳8：30方向终末导管–小叶单元发现直径＜2 cm的多发癌、边缘伴恶性角状突起、低回声、伴后方回声增强和侧方声影（Kobayashi良性征象），同时有恶性穿入支新生血管。超声容易发现内乳恶性淋巴结（内侧象限癌较常见）、腋窝和锁骨下淋巴结肿大（见图8-5-23）。恶性声影及晕环的缺失在病理上与缺乏促结缔组织增生反应相关，但多组淋巴结肿大提示高级别恶性导管内癌

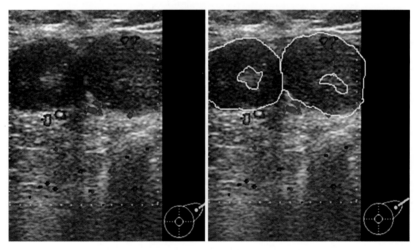

图8-5-23　与图8-5-22为同一病例，腋窝淋巴结肿大、呈圆形、低回声皮质增厚、周边新生血管增多，高度提示淋巴结转移

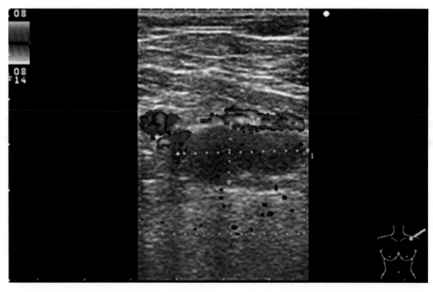

图8-5-24　与图8-5-22、图8-5-23为同一病例，锁骨上淋巴结伴内部均匀低回声、包膜周围新生血管。当无法判断乳腺癌时，要与其他转移性或淋巴性白血病相鉴别

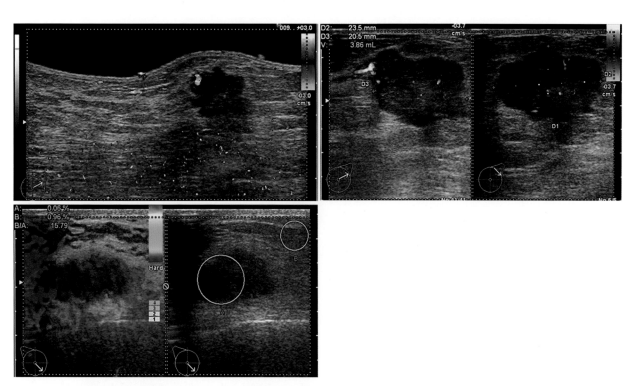

图8-5-25　患者女性，64岁，左乳2：00方向恶性肿瘤。二维超声显示具有良性肿瘤特征，如最大径与皮肤平行、后方回声增强等均为良性表现，但伴有多分叶状、穿支动脉，结果为一种罕见的乳腺黏液癌。超声弹性成像Ueno评为5分，提示恶性。注意出现的向心性、低回声、增厚的管道与肿瘤主体相似，提示恶性细胞在导管内扩散。超声弹性成像和明显血管表明与导管原位癌相关，符合病理报告："多节"癌

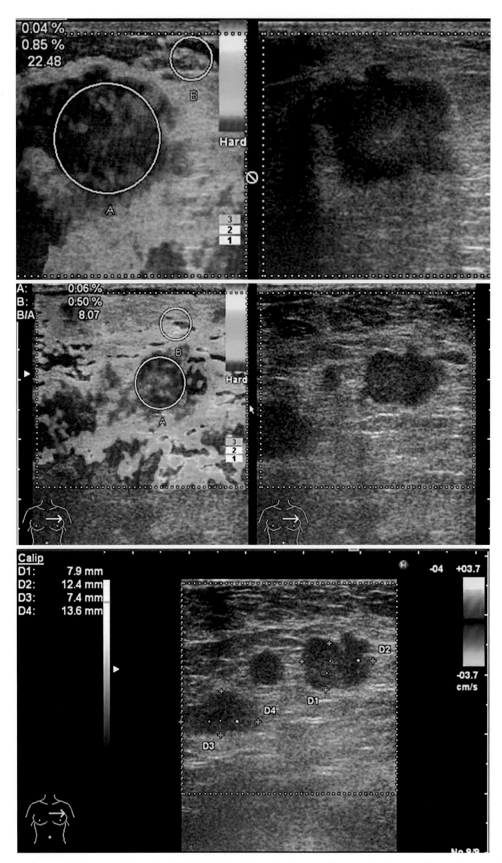

图8-5-26　与图8-5-25为同一病例，该肿瘤（图A，图B）与多发腋窝淋巴结转移（图C）相似：多分叶状，后方回声增强，Ueno评为4或5分，FLR值增高

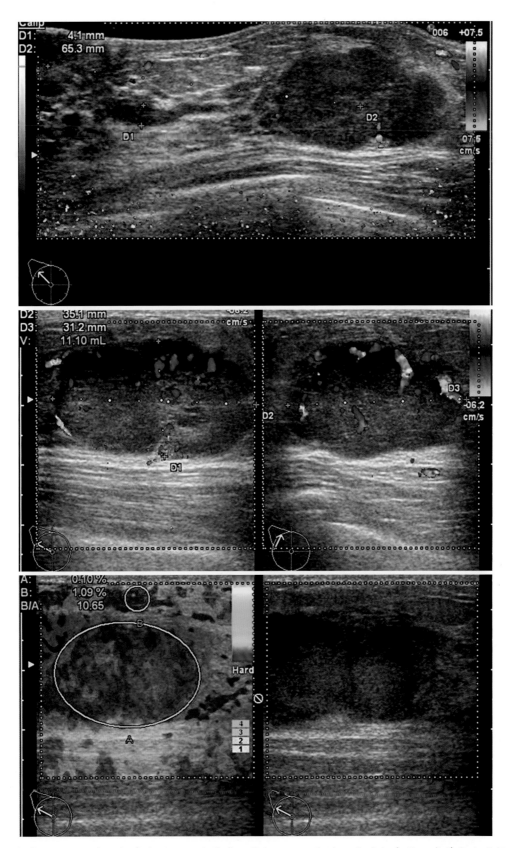

图8-5-27　患者女性，39岁，超声发现一罕见肿瘤。依据Stavros标准，分为假良性。多普勒血流提示高度恶性，与弹性成像结果一致。Ueno评为4分，FLR值增加（＞10）。后方的良性特征为黏液性乳腺癌表现

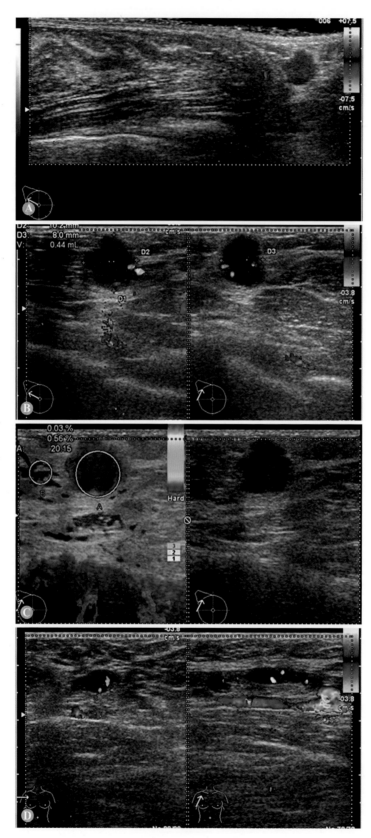

图8-5-28　患者女性，22岁，超声发现一罕见肿瘤（直径＜10 mm）兼具良恶性特征。Ueno 评为4分，与不伴促结缔组织反应的快速生长显著相关，与腋窝前哨淋巴结的皮质增厚和血管（图C，图D）表现相关。高度侵袭性肿瘤与未分化癌一致

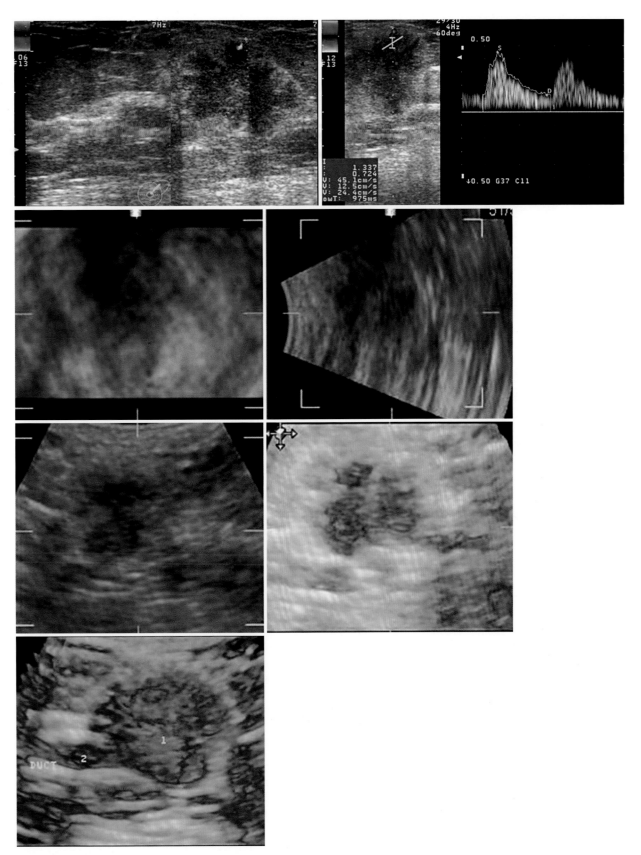

图8-5-29　患者女性，54岁，四维超声检出一个"星状"癌，伴导管扩张。注意病理结构的描述，四维超声传感器的分辨率低，所以必须对设备进行专门的改进

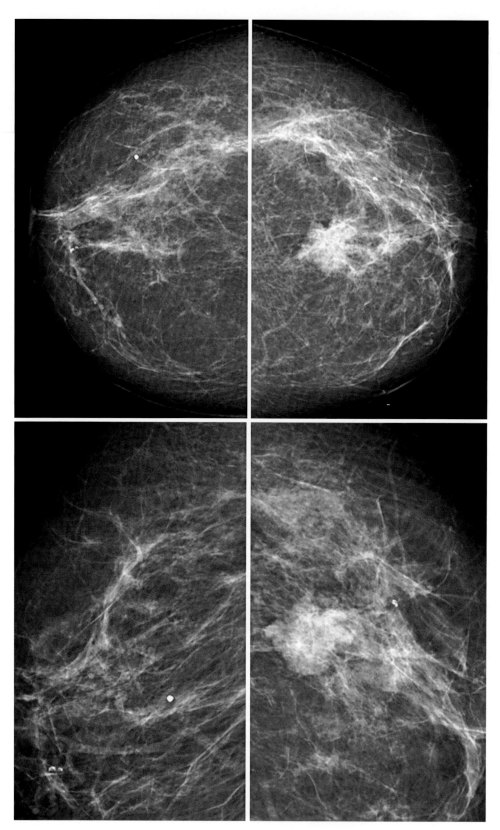

图8-5-30 钼靶显示呈"星状"癌表现。由于X线吸收定律和整个乳房多层面不同组织的重叠，提高分辨率后仍无法突破钼靶的局限。因此，灰度表现不能识别小的相关性病变

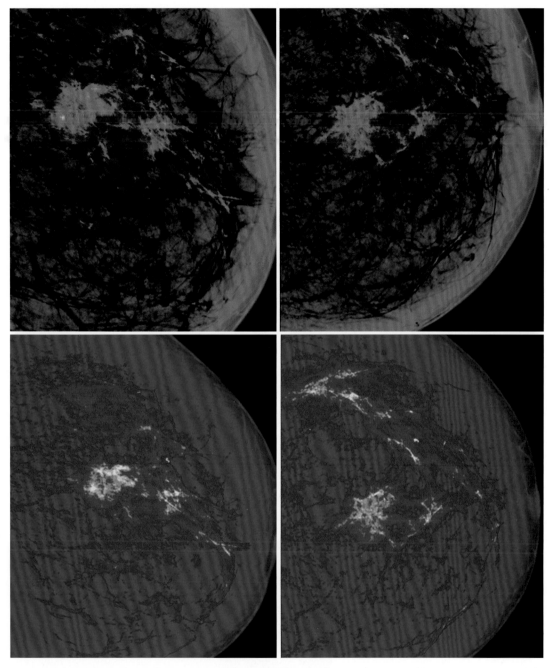

图8-5-31　与图8-5-30为同一个病例，通过颜色查找技术、数字化乳房钼靶技术可以更好地区别乳腺组织密度，故可轻松检出多灶性乳腺癌。评估恶性肿瘤的侵袭范围改变，进而改变了分期

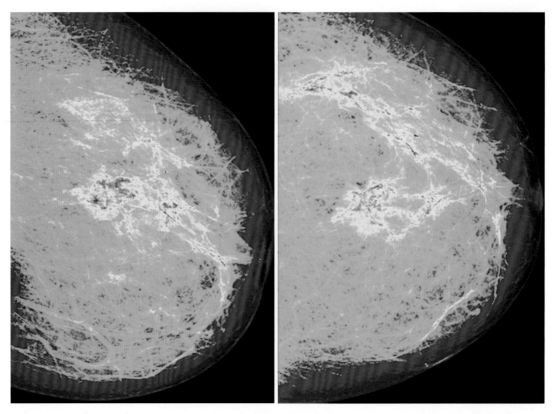

图8-5-32　与图8-5-30、图8-5-31为同一病例，采用颜色查找技术显示继发性向心病变伴密度增高、外上象限腺体弥漫性增厚、呈放射状分布。然而，此技术不能准确显示解剖结构，也不能精确定位可疑肿块，可通过断层融合消除组织重叠以得到更精确的定位。导管分支解剖不清楚，多发癌灶与多中心癌灶的鉴别诊断定义模糊（不同象限或多中心病变之间的距离＞5 cm）

图8-5-33　患者女性，88岁，10年前其姐姐患黏液癌。乳腺钼靶首次检查时于侧斜位（MLO）显示而头尾位（CC）未显示右乳内下象限有一肿块，边界清晰，边缘不规则，超声BI-RADS评为4类；右乳外上象限可见2个肿块，呈毛刺状，超声BI-RADS分为5类

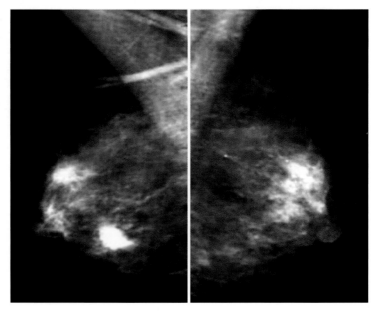

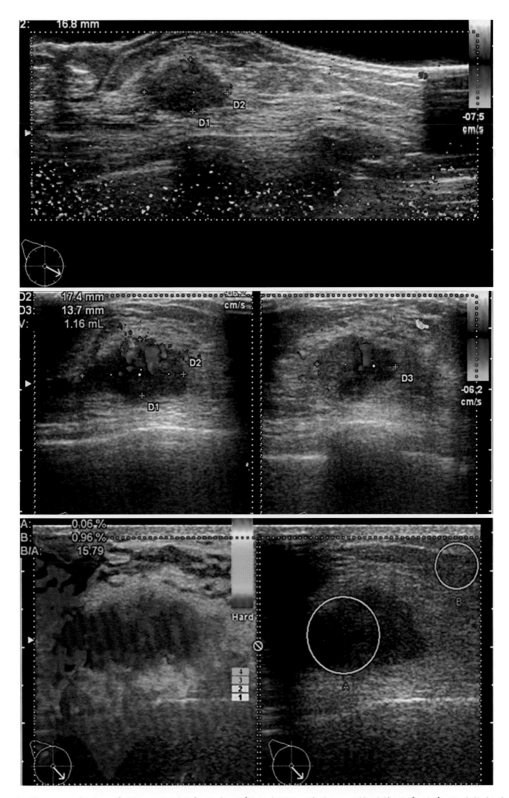

图8-5-34　与图8-5-33为同一病例，FBU探查于内下象限发现一肿块，二维图像呈良性表现（长轴水平切面显示后方回声增强）。恶性相关特征有：低回声、不规则边缘、恶性血管模式，超声弹性成像Ueno评为4分，提示无间质反应；FLR值高达15.79。与病理结果相符，为黏液癌，超声BI-RADS评为5类

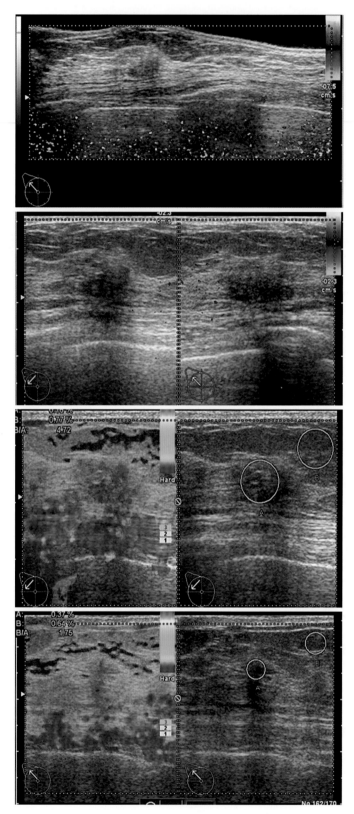

图8-5-35　与图8-5-33、图8-5-34为同一病例，钼靶发现的乳腺外上方较大肿块在超声上表现为回声不均、伴后方声影、乏血供，Ueno评为3分，FLR值为4.72。乳腺钼靶显示的毛刺状小肿块与超声表现相同，虽有后方声影，但Ueno评为2分，FLR值为1.76，为良性表现。这些肿块均为硬化性腺病

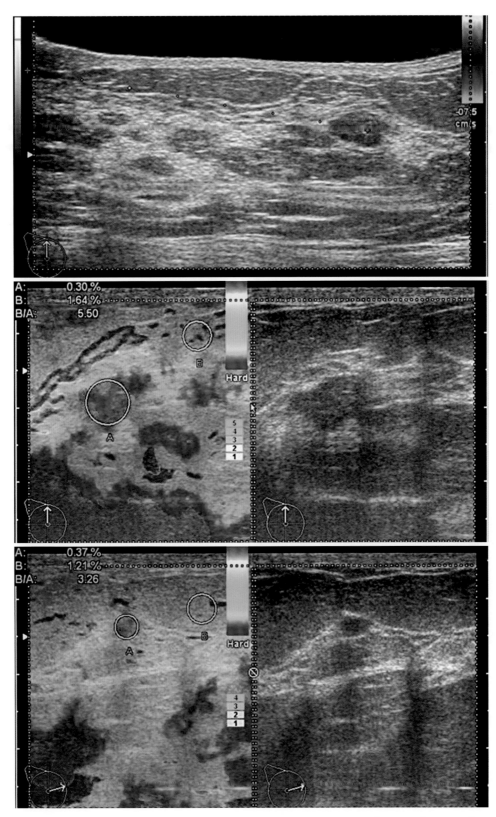

图8-5-36 患者女性，43岁，FBU显示双侧可疑结节、多环形、位于终末导管-小叶单元、伴中度新生血管，FLR＞5.00，Ueno评为3或4分。其重要特征是与一些增粗的导管相连，在右乳12：00~2：30方向发现了多中心病灶

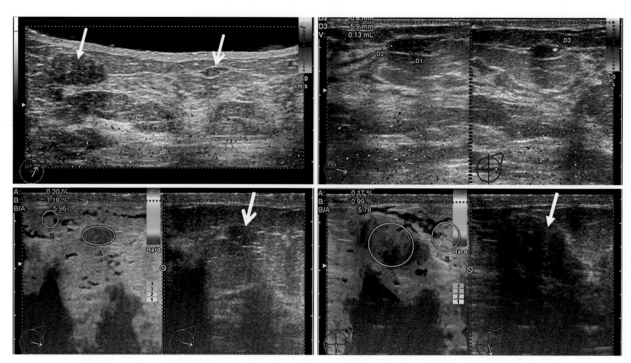

图8-5-37　与图8-5-36为同一病例,采用探头长轴反径向扫查显示在左乳4:00和5:30方向有数个病灶,与导管相连,即多灶性癌(↑)。由于可能存在其他小的交界性病变,我们推荐乳腺MRI作为补充检查,以便获得全面的影像图像,并制定治疗决策(双侧多中心和多灶性癌)

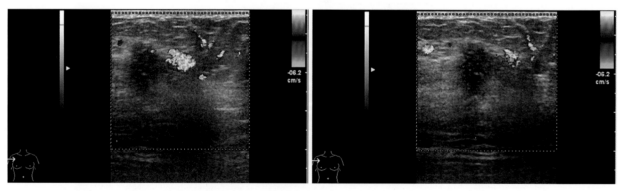

图8-5-38　患者女性,53岁,右侧乳腺腺体内乳腺癌向腋下延伸(Spence尾),通过肿瘤结构、血管类型及沿Cooper韧带扩展的特点可将其与腋窝淋巴结相鉴别

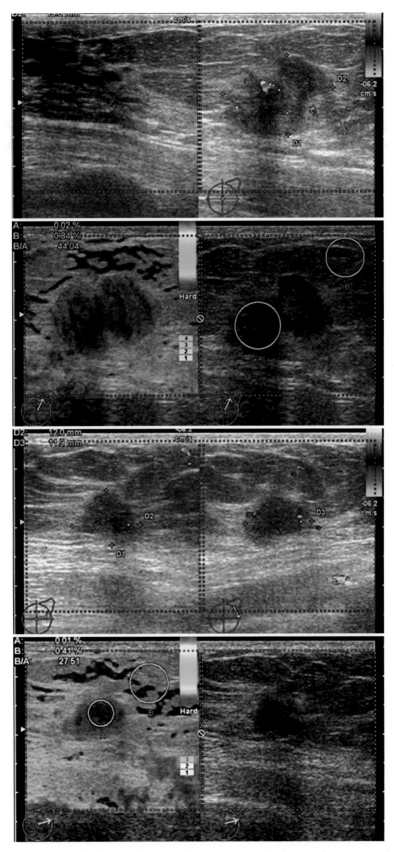

图8-5-39 患者女性,55岁,左侧乳腺1:00方向双病灶、2:00方向多灶性癌,Ueno评为4分,超声BI-RADS分为5类

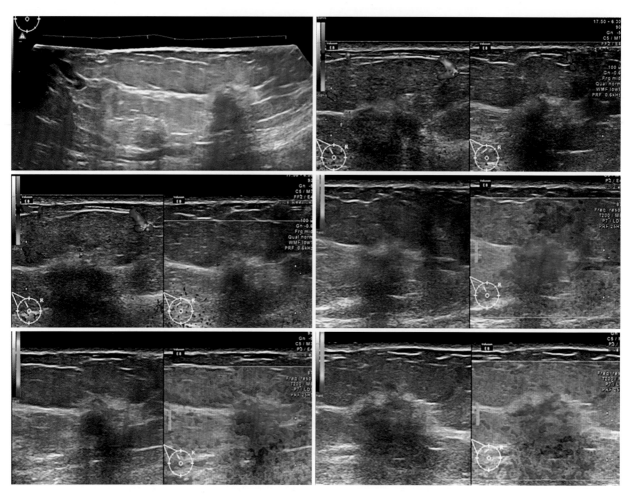

图8-5-40　患者女性，64岁，脂肪型乳腺伴腺体萎缩，但腺叶结构清楚。右乳腺11：00方向发现多灶性乳腺癌，伴新生血管形成，Ueno评为5分。注意中央导管–壶腹状扩张

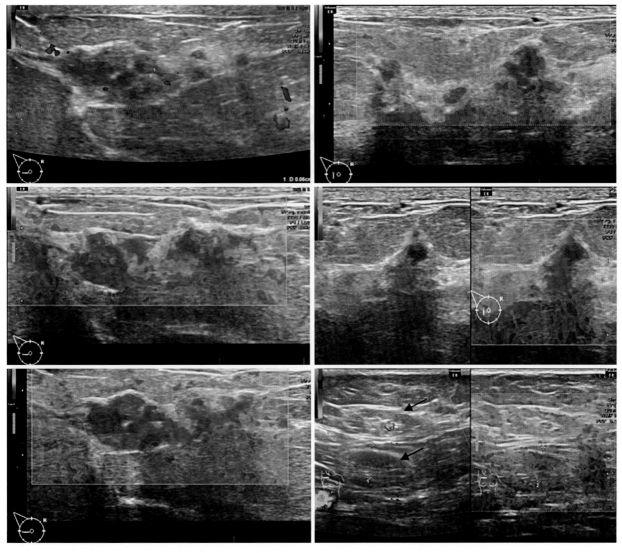

图8-5-41 患者女性，42岁，多次流产。乳腺多模超声扫查显示小叶型乳腺癌或弥漫型乳腺癌，在径向扫查中呈典型的分叶状，在反径向扫描中见角状突起的多灶性病变；超声弹性成像检查是必要的，Ueno评为4或5分，但新生血管仅为中度；腋窝淋巴结为良性表现，淋巴结门回声正常或为低回声（↑）、皮质回声、血流和应变力均正常；恶性特征为大的分叶状扩张，但远处侵袭降低

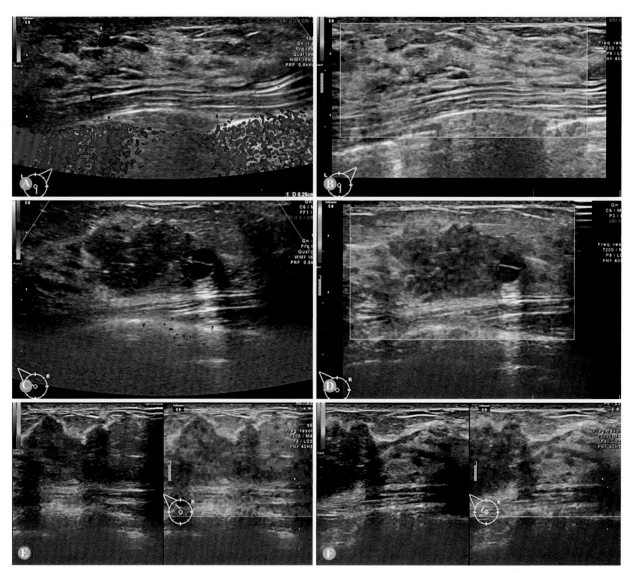

图8-5-42 患者女性，31岁，FBU显示致密型乳腺和"单纯性乳腺结构不良"，左乳6：00方向可见导管-小叶局限性增厚，血管未见异常；超声弹性成像显示为良性（图A，图B）。FBU显示右乳外上象限弥漫性边界不清的恶性肿瘤，表现为乳腺实质弥漫性增厚，受Cooper韧带限制，肿瘤未延伸至脂肪组织。病理显示明显的新生血管（图C），在径向及反径向扫查中硬度增加（图D~图F），超声弹性成像Ueno评为4分。值得注意的是囊性成分的评分异常（图D），Ueno评为4分，在结节性纤维-微囊状发育异常中不常见，如反径向扫查（图F），恶性肿瘤通过导管向周围实质扩散，也可向邻近乳腺腺叶扩散

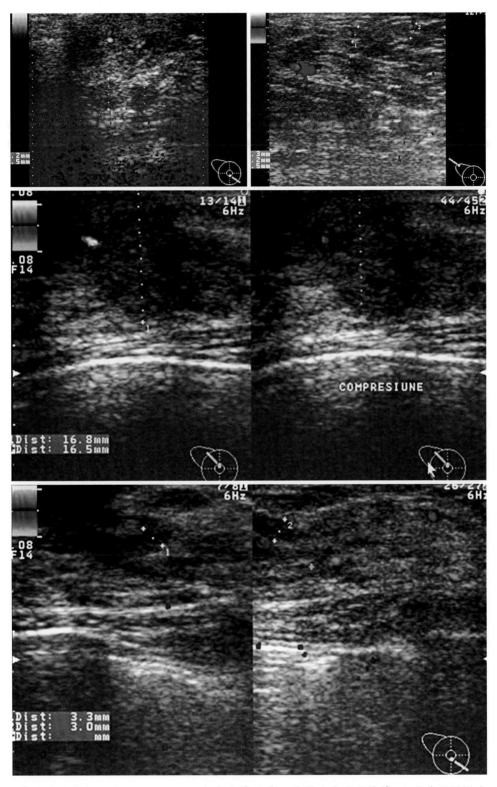

图8-5-43　乳晕后恶性肿瘤，具Kobayashi征，新生血管显著，值得注意的是导管–小叶节段性增生

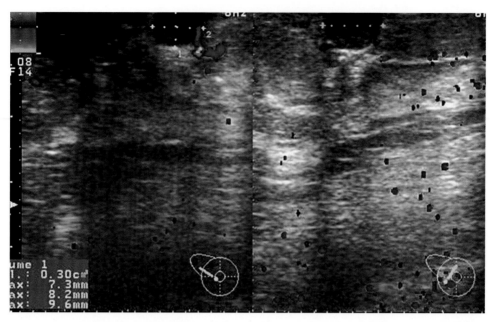

图8-5-44　Paget病，伴乳晕后病灶，直径<10 mm，因其显著的血管系统及与乳头的密切关系而考虑本病征：毛刺征、伴晕环、低回声、声影及穿入动脉（图B）

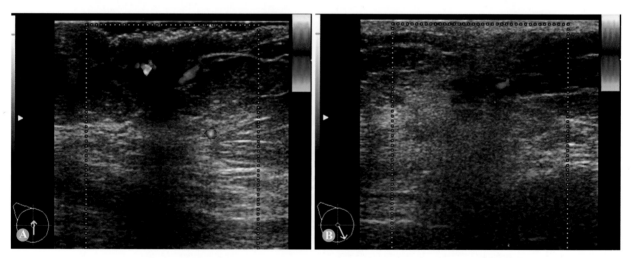

图8-5-45　Paget病，乳头-乳晕呈低回声增厚，血管明显（图A）；左乳5：00方向不规则肿块，具有恶性特征：毛刺征、伴晕环、低回声、声影及穿入动脉（图B）

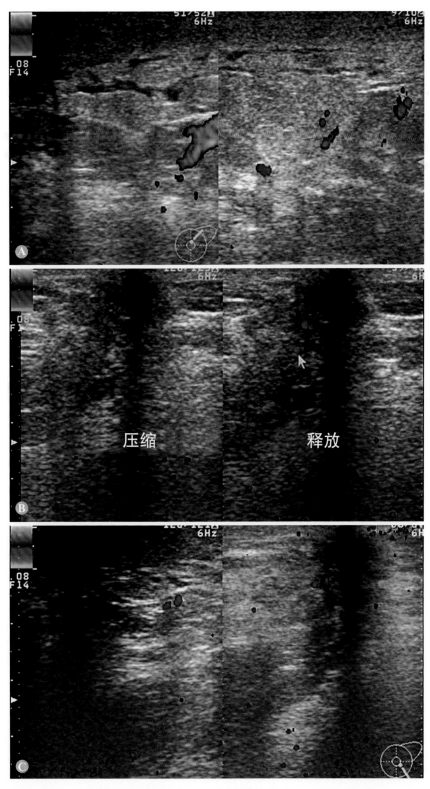

图8-5-46　患者女性，46岁，左乳炎性乳腺癌。钼靶显示致密型乳腺，无局灶性异常；导管超声显示淋巴水肿与浅表淋巴间隙（图A），腺体内血流信号增加，左乳5∶00方向有厘米级肿块（↑），根据Stavros标准，诊断为恶性（图B，图C）。在没有超声弹性成像显示下，用探头加压显示病灶应变率低，伴持续声影和血流信号的无/小的改变。对于没有长线探头的超声仪器，双屏扫描可能有助于实现组合径向扫描，提示病变与乳头之间的解剖关系（图C）

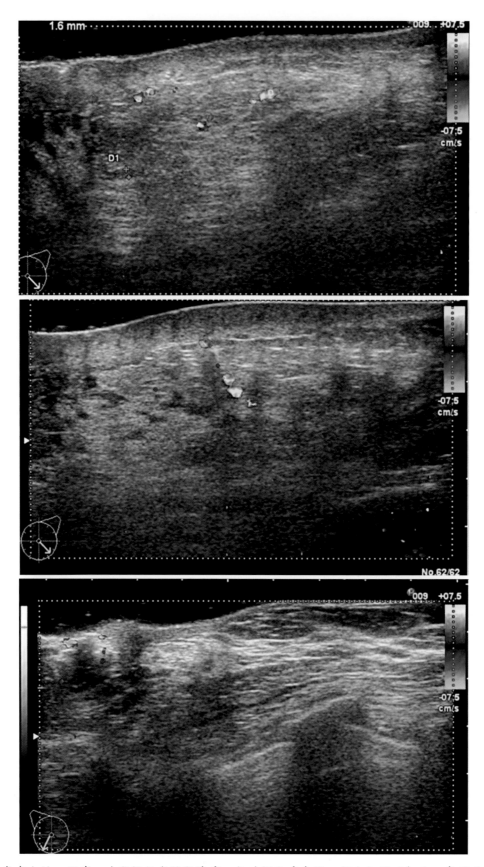

图8-5-47　患者女性，62岁，左乳疑似炎性乳腺癌。与对侧乳房在同一径向扫描时相比，表现为皮肤增厚、实质分化丧失、深层腺体低回声及弥漫性充血

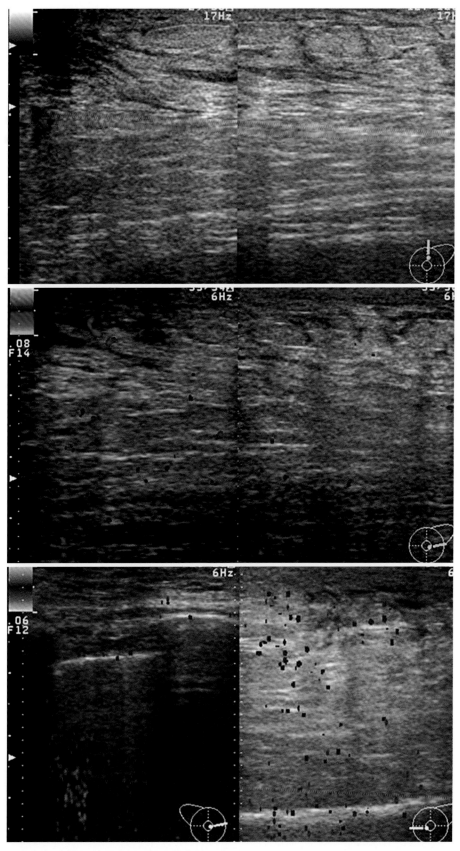

图8-5-48　患者女性，72岁，左乳水肿伴正常血管表现。该患者同时伴右肩骨折、心功能不全（心动过缓和心律失常）、并发心包积液，但未发现乳房水肿，考虑是继发于心力衰竭和选择性背侧/左侧卧位

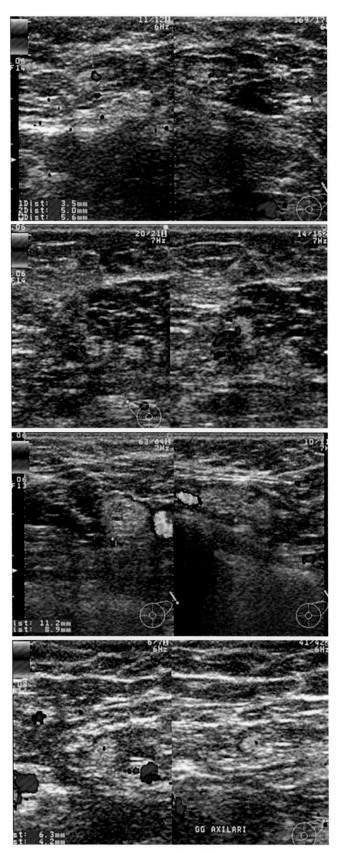

图8-5-49　正常的腋窝淋巴结。彩色多普勒超声更易识别，很难将其与周围的脂肪组织区分开

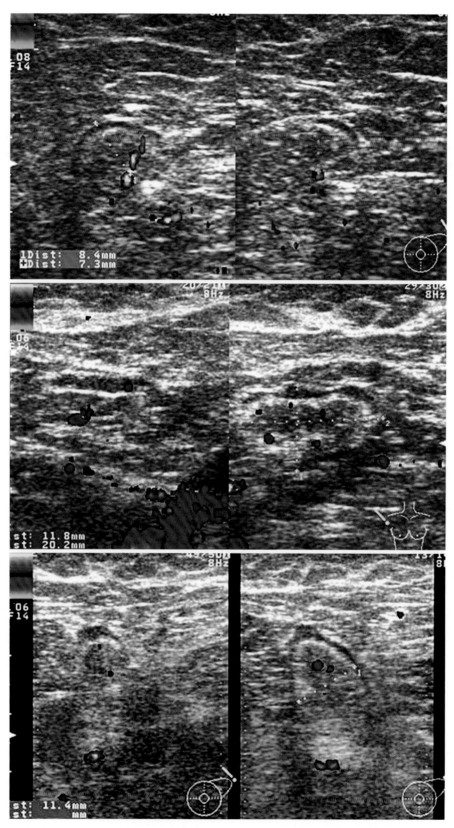

图8-5-50　不同腋窝淋巴结的垂直切面扫查，呈卵圆形、薄皮质区和周围的高回声髓质包绕的中央不均低回声区。提示慢性炎症和/或可能的良性组织细胞增生。血管方面为良性类型，伴起源于淋巴结门的少量血管

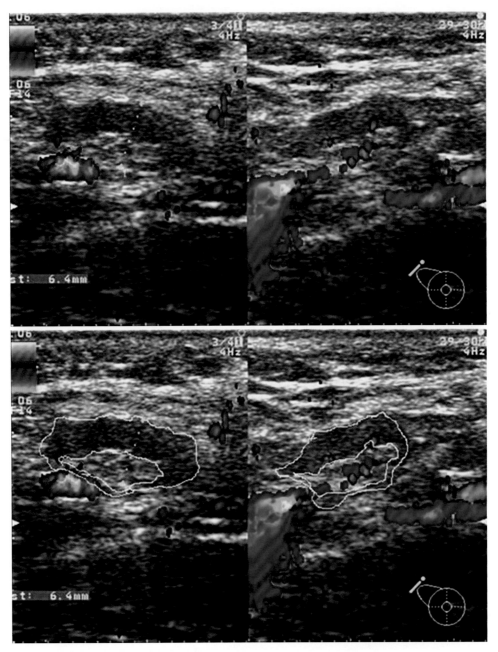

图8-5-51　腋窝淋巴结肿大，伴有皮质增厚和适度的血管信号，这些表现值得怀疑，并建议活检

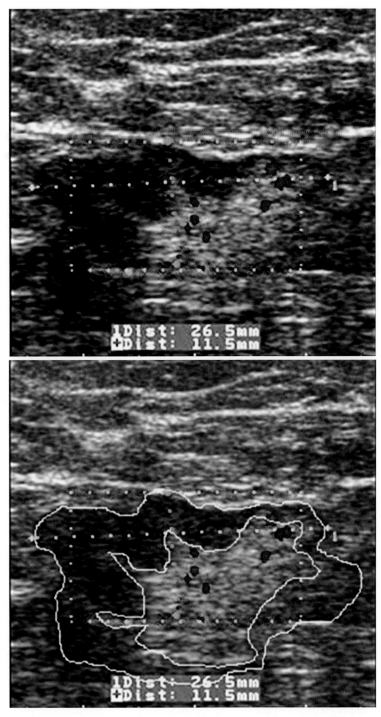

图8-5-52　乳腺疾病伴腋窝淋巴结肿大、皮质区偏心性增厚、回声减低，超声BI-RADS评为4类，能量多普勒显示血流信号适度增加，高度可疑前哨淋巴结，可通过手术活检证实

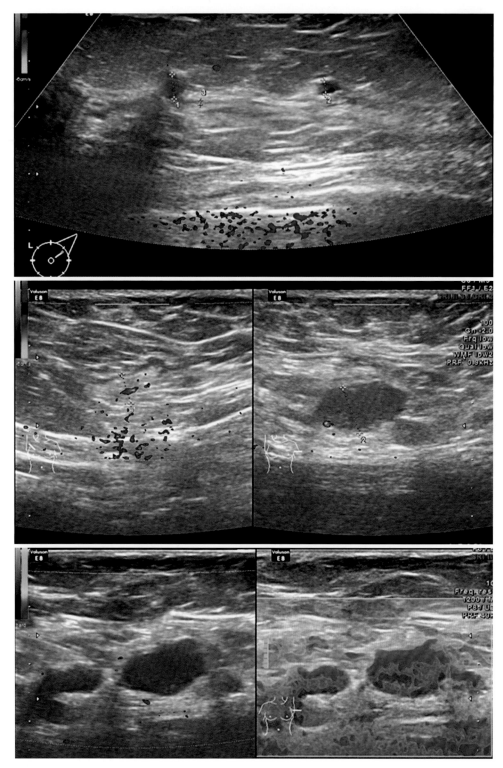

图8-5-53　患者女性，37岁，左侧腋窝淋巴结肿大，与对侧淋巴结相比皮质增厚。超声显示血流信号减少；弹性成像显示BGR征象，可能与坏死有关。乳腺超声仅在外上象限发现假结节样纤维微囊性病变。可能有乳房以外的病因，但超声BI-RADS评为0类

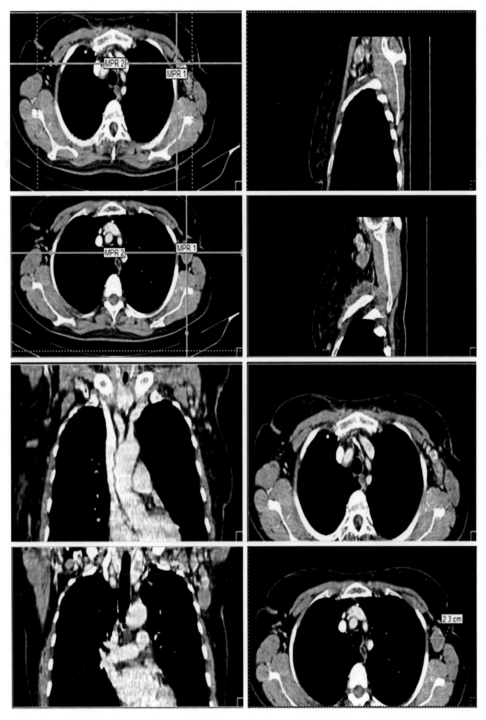

图8-5-54　与图8-5-4～图8-5-6为同一病例，乳腺癌。CT显示左腋窝腺病，伴或不伴钙化；CT多平面重建显示胸大肌外侧缘下的病变淋巴结范围

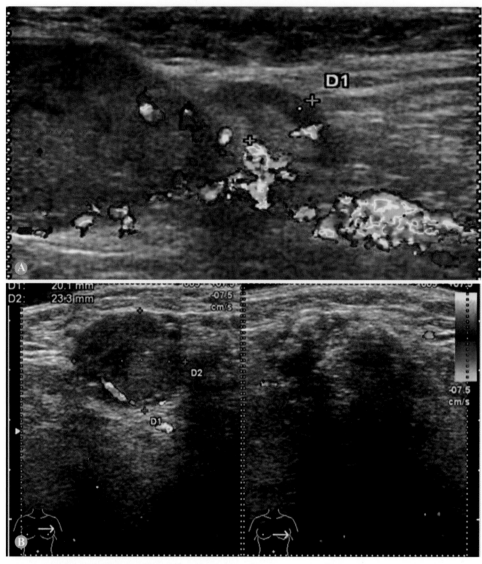

图8-5-55　与图8-5-54为同一病例，超声对未注射造影剂的左侧腋窝肿大淋巴结有更好的分辨率，在几乎正常的淋巴结附近有结构改变的巨大淋巴结和周围新生血管（图A），其他病理性小结节有不同数量的微钙化（图B）

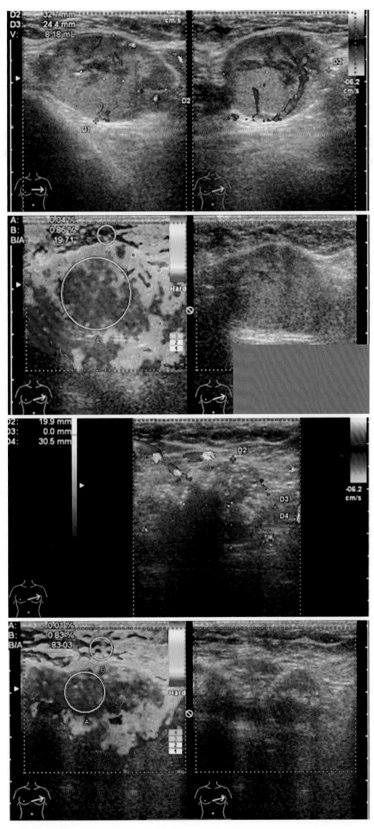

图8-5-56　与图8-5-54、图8-5-55为同一病例，FBU显示左侧腋窝淋巴结肿大（腺病），伴或不伴有钙化，提示恶性肿瘤。其主要征象是新生血管和应力增加，灵敏度和特异性均优于传统超声，但与CT或MRI相比，显示的视野受限，不便于诊断

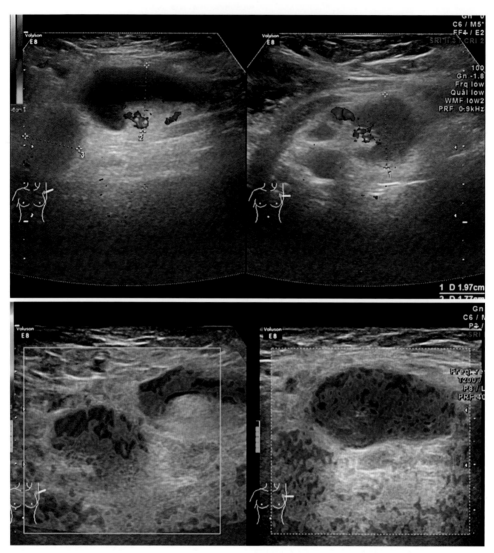

图8-5-57　腋窝淋巴结肿大（腺病），伴横径增大、皮质增厚、淋巴门血管正常。BGR评分对于淋巴结水肿或坏死均有显著意义，但不能排除恶性肿瘤的可能，尤其是在弹性成像检查中。在这种情况下，可用FLR进行定量弹性成像，但不是所有的仪器都可以实现

参考文献

[1] TOT T. The theory of the sick breast lobe and the possible consequences[J]. Int J Surg Pathol 1: 68-71.

[2] GEORGESCU A C, ANDREI E M, ENACHESCU V, et al. New horizons in breast Doppler ductal echography: the positive and differential diagnosis of ductal ectasia, with etiopathological correlations[J]. ECR, Vienna, EPOSTM. doi: 10.1594/ecr2013/C-0667.

[3] GRIO R, CELLURA A, GERMAO R, et al. Clinical efficacy of tamoxifen in the treatment of premenstrual mastodynia[J]. Minerva Ginecol 50(3): 101-103.

[4] FUJIMOTO Y, HATAMA M, TEZUKA K, et al. Ultrasonic screening of the thyroid in the patients with breast complaints. In: Research and development in breast ultrasound[J]. Springer, Tokyo, 167-169.

[5] FUJIMOTO Y, KATO Y, MAEKAWA H, et al. Ultrasonic screening of thyroid in the patients with breast complaints[J]. J Ultrasound Med 7: 39-283.

[6] GEORGESCU A C, ANDREI M E, MANDA A, et al. Contributions of imaging examinations in the diagnosis of the von Recklinghausen disease[J]. ECR, Vienna, EPOSTM. doi: 10.1594/ ecr2015/C-1014.

[7] SZYMANOWSKI K, NIEPSUJBINIAŚ J, DERA SZYMANOWSKA A, et al. An influence of immunomodulation on Th1 and Th2 immune response in endometriosis in an animal model[J]. Biomed Res Int 2013, Article ID 849492: 7. doi: 10.1155/2013/849492.

[8] SZYMANOWSKI K, CHMAJ WIERZCHOWSKA K, YANTCZENKO A, et al. Endometriosis prophylaxis and treatment with the newly developed xenogenic immunomodulator RESAN in an animal model[J]. Eur J Obstet Gynecol Reprod Biol 142(2): 145-148.

[9] FOSCHINI M P, BALDOVINI C, ISHIKAWA Y, et al. The value of large sections in surgical pathology[J]. Int J Breast Cancer 2012, Article ID 785947: 7. doi: 10.1155/2012/785947.

[10] CHEATLE G L. Early recognition of cancer of the breast[J]. Br Med J 1: 1205-1210.

[11] CHEATLE G L. The relation between ducts and acini to cysts and cancer of the breast[J]. J R Soc Med 7: 241-244.

[12] WELLINGS S R, JENSEN H M. On the origin and progression of ductal carcinoma in the human breast[J]. J Natl Cancer Inst 50(5): 1111-1116.

[3] FOSCHINI M P, FLAMMINIO F, MIGLIO R, et al. The impact of large sections on the study of in situ and invasive duct carcinoma of the breast[J]. Hum Pathol, 2007, 38(12): 1736-1743.

[14] TOT T. Cost benefit analysis of using large format histology sections in routine diagnostic breast care[J]. Breast 19(4): 284-288.

[15] TOT T. Clinical relevance of the distribution of the lesions in 500 consecutive breast cancer cases documented in large-format histologic sections[J]. Cancer, 2007, 110: 2551-2560.

[16] EGAN R L. Multicentric breast carcinomas: clinical radiographic pathologic whole organ studies and 10 year survival[J]. Cancer, 1982, 49(6): 1123-1130.

[17] TOT T, GERE M, PEKÁR G, et al. Breast cancer multifocality, disease extent, and survival[J]. Hum Pathol 42(11): 1761-1769.

[18] MARTIN J E. Atlas of mammography. Histologic and mammo graphic correlations, 2nd[J]. Williams & Wilkins, 1988, Baltimore, 69-268.

[19] GALLAGER H S, MARTIN J E. The study of breast carcinoma by correlated mammography and subserial whole organ sectioning[J]. Early observations. Cancer, 1969, 23: 855-873.

[20] GALLAGER H S, MARTIN J E. Early phases in the development of breast cancer[J]. Cancer, 1969, 24: 1170-1178.

[21] TEBOUL M. Advantages of ductal echography (DE) over con ventional breast investigation in the diagnosis of breast malignan cies[J]. Med Ultrason, 2010, 12(1): 32-42.

[22] BALDOVINI C, FOSCHINI M P. Multifocality of breast cancer[J]. In: Proceedings of the 27th congress of the Adriatic Society of Pathology, 2012, June.

[23] COOPER A P. On the anatomy of the breast[J]. London, Longman, Orme, Green, Brown, and Longmans. (special collections, Scott Memorial Library, Thomas Jefferson University, http: //jdc. jeffer son.edu/cooper/).

[24] SOBIN L H, GOSPODAROWICZ M K, WITTEKIND C (eds). TNM classification of malignant tumors[J]. 7th edn. Wiley Blackwell, 2009.

[25] SASLOW D, SOLOMON D, LAWSON H, et al. American Cancer Society, American Society for Colposcopy and Cervical Pathology, and American Society for Clinical Pathology screening guidelines for the prevention and early detection of cervical cancer[J]. CA Cancer J Clin, 2012, 62(30): 147-172, Epub, Mar 14.

[26] American Cancer Society Guidelines for the Early Detection of Cancer. www.cancer.org.

[27] AMY D. Lobar Ultrasound of the Breast[J]. In: Breast Cancer, 1.T. Tot (ed). © Springer Verlag London Limited. doi: 10.1007/978-1-84996-314-5-8.

[28] AMY D. Sub centimetric breast carcinoma. Echographic diagnosis. 13th International congress on the ultrasonic examina tion of the breast. International Breast Ultrasound School. The 10th meeting of Japan Association of Breast and Thyroid Sonology.

[29] STAVROS A T, RAPP L C, PARKER H S. Breast ultrasound[J]. Lippincott Williams & Wilkins, Philadelphia, 2004.

[30] MENDELSON E B, BAUM J K, BERG W A, et al. Breast imaging reporting and data system BI-RADS: ultrasound, 1st edn. American College of Radiology, Reston.

[31] Jsum guidelines for mass image forming lesions. In: Ueno E, Shiina M, Kuboto K (eds) Research and development in breast ultrasound. Springer, Tokyo. 78-84.

[32] Japan Society of Ultrasonics in Medicine and JABTS (Draft). Diagnostic guideline for mass image forming lesions. 13th International congress on the ultrasonic examination of the breast. International Breast Ultrasound School. The 10th meeting of Japan Association of Breast and Thyroid Sonology.

[33] CHANG R F, HUANG S F, CHEN D R, et al. Detection of spiculation in three dimensional breast ultrasound. 13th International congress on the ultrasonic examination of the breast. International Breast Ultrasound School[J]. The 10th meeting of Japan Association of Breast and Thyroid Sonology.

[34] KUJIRAOKA Y, UENO E, YOHNO E. Incident angle of the plunging artery of breast tumors. In: Research and development in breast ultrasound[J]. Springer, Tokyo, 72-75.

[35] LECARPENTIER G. 3D Doppler evaluation helps identify malig nant breast lesions. Reuters Health[J]. Radiology, 2008, 249.

[36] CHOU H I. Evaluation of periductal angiogenesis using contrastenhanced ultrasound. 13th International congress on the ultrasonic examination of the breast. International Breast Ultrasound School[J]. The 10th meeting of Japan Association of Breast and Thyroid Sonology.

[37] RICCI P, CANTISANI V, BALLESIO L, et al. Benign and malignant breast lesions: efficacy of real time contrastenhanced ultrasound vs. magnetic resonance imaging[J]. Ultraschall Med 28(1): 57-62, PMID: 17304413 [Pub Med-indexed for MEDLINE].

[38] DRUDI F M, CANTISANI V, GNECCHI M. Contrastenhanced ultrasound examination of the breast: a literature review[J]. Ultraschall Med

33(7): E1-E7. doi: 10.1055/s-0031-1299408, Epub 2012 May.

[39] WATERMANN D O, FOLDI M, HANJALIC-BECK A, et al. Threedimensional ultrasound for the assessment of breast lesions[J]. Ultrasound Obstet Gynecol 25: 592-598.

[40] VALLONE P, D'ANGELO R, FILICE S. Colordoppler using contrast medium in eval uating the response to neoadjuvant treatment in patients with locally advanced breast carcinoma[J]. Anticancer Res 25: 595-599, PubMed .

[41] SINGH S, PRADHAN S, SHUKLA R C. Color doppler ultrasound as an objective assessment tool for chemotherapeutic response in advanced breast cancer[J]. Breast Cancer, 2005, 12: 45-51.

[42] KUMAR A, SINGH S, PRADHAN S, et al. Doppler ultrasound scoring to predict chemotherapeutic response in advanced breast cancer[J]. World J Surg Oncol 5: 99. doi: 10.1186/1477-7819-5-99.

[43] CHUNG SY, YANG I, KIM D. Characteristic US findings of inflammatory breast carcinoma: comparison with MR imaging. 13th International congress on the ultrasonic examination of the breast. International Breast Ultrasound School[J]. The 10th meeting of Japan Association of Breast and Thyroid Sonology.

[44] LEE K W, CHUNG S Y, YANG I, et al. Inflammatory breast cancer[J].Clin Imaging 29(1): 22-25. doi: 10.1016/j. clinimag, 2004, 03, 006.

[45] PAPOTTI M, GUGLIOTTA P, GHIRINGHELLO B, et al. Association of breast carcinoma and multiple intraductal papillomas: an histological and immunohistochemical investigation[J]. Histopathology, 1984, 8(6): 963-975.

[46] SAAD RS, KANBOURSHAKIR A, SYED A, et al. Sclerosing papillary lesion of the breast: a diagnosting pitfall for malignancy in fine needle aspiration biopsy[J]. Diagn Cytopathol, 2006, 34(2): 114-118.

[47] LEFKOWITZ M, LEFKOWITZ W, WARGOTZ ES. Intraductal (intracystic) papillary carcinoma of the breast and its variants: a clinicopathological study of 77 cases[J]. Hum Pathol, 1994, 25(8): 802-809.

[48] UENG S H, MEZZETTI T, TAVASSOLI A F. Papillary neoplasms of the breast: a review[J]. Arch Pathol Lab Med, 2009, 133(6): 893-907.

[49] SVANE G. Ductal Carcinoma in Situ (DCIS): incidence, prognosis, and diagnostic aspects on mammography, galactography, and needle biopsies. In: Research and development in breast ultrasound[J]. Springer, Tokyo, 2005, 114-118.

[50] TAKEBE K, IZUMORI A. The ultrasonographic diagnosis of nonpalpable DCIS without calcification on mammography and nipple discharge: advocacy of a new term, 3 nonDCIS. In: Research and development in breast ultrasound[J]. Springer, Tokyo, 2005, 119-126.

[51] TANAKA K, SAKUMA H, SAKAMOTO G, et al. Characteristic mammography and ultrasonography findings of ductal carcinoma in situ of the breast arising in sclerosing adenosis. In: Research and development in breast ultrasound[J]. Springer, Tokyo, 2005, 135-140.

[52] SILVERSTEIN M J, RECHT A, LAGIOS M. Ductal carcinoma in situ of the breast, 2nd edn[J]. Silverstein/Lippincott Williams & Wilkins, Philadelphia, 2002.

[53] KIM E K, OH K K, SHIN H C. Paget's disease of the breast: significance of mammographic findings[J]. J Korean Radiol Soc, 1996, 34(4): 551-555.

[54] CHOI S H, CHUNG S Y, LEE K W, et al. Ultrasonography in Paget disease of the breast: comparison with mammographic findings[J]. J Korean Soc Med Ultrasound, 2001, 20(20): 137-142.

[55] BACCHETTA J, JUILLARD L, COCHAT P, et al. Paraneoplastic glomerular diseases and malignancies[J]. Crit Rev Oncol Hematol 70: 39-58.

第八章

[56] KIJIMA Y, YOSHINAKA H, OWAKI T, et al. Breast cancer with nephrotic syndrome: report of two cases[J]. Surg Today 34(9): 755-759.

[57] VALCAMONICO F, FERRARI V, SIMONCINI E, et al. Paraneoplastic nephrotic syndrome in advanced breast cancer patient[J]. A case report. Tumori 90(1): 154-156.

[58] YOSHIZAWA H, AKIMOTO T, NISHINO K, et al. Nephrotic syndrome and renal failure in a patient with metastatic breast cancer[J]. Clin Exp Nephrol, 2011, 15(4): 567-571. doi: 10.007/s10157-011-0425-1, Epub 2011, Mar 18.

[59] OH KK. The Paget disease and pagetoid extension of the breast cancers: 3D sonographic and pathologic correlation. 13th International congress on the ultrasonic examination of the breast. International Breast Ultrasound School[J]. The 10th meeting of Japan Association of Breast and Thyroid Sonology.

[60] SAKITA I, YOSHIDA T, SOHMA I, et al. Determination of indication for sentinel lymph node biopsy using Doppler imaging. 13th International congress on the ultrasonic examination of the breast. International Breast Ultrasound School[J]. The 10th meeting of Japan Association of Breast and Thyroid Sonology.

[61] WISNER E R, FERRARA K W, SHORT R E, et al. Sentinel node detection using contrastenhanced power doppler ultrasound lymphography[J]. Invest Radiol, 2003, 38(60): 358-365.

[62] BRITTON P D, GOUD A, GODWARD S, et al. Use of ultrasoundguided axillary node core biopsy in staging of early breast cancer[J]. Eur Radiol, 2009, 19(3): 561-569.

[63] CHUNG S Y, KIM E K. Imaging findings of axillary abnormalities.13th International congress on the ultrasonic examination of the breast. International Breast Ultrasound School[J]. The 10th meeting of Japan Association of Breast and Thyroid Sonology.

[64] OKAMOTO T, HORIUCHI K, KODAMA H, et al. Probability of axillary lymph node metastasis when sentinel lymph node biopsy is negative in women with clinically node negative breast cancer: a Bayesian approach[J]. Breast Cancer 02/12(3): 203-210. doi: 10.2325/jbcs.12.203.

[65] KUSAMA M, KAWAMOTO A, KAISE H, et al. Ultrasound with tissue harmonic imaging in detection of axillary lymph node metastases in breast cancer patients. 13th International congress on the ultrasonic examination of the breast. International Breast Ultrasound School[J]. The 10th meeting of Japan Association of Breast and Thyroid Sonology.

[66] ESEN G, GURSES B, YLMAZ M H, et al. Gray scale and power doppler US in the preoperative evaluation of axillary metastases in breast cancer patients with no palpable lymph nodes[J]. Eur Radiol, 2005, 15(6): 1215-1223.

[67] RASHMI S, GOVARDHAN H B, SATYAJT P, et al. Colour doppler-an evaluation tool for assessment of breast tumor size, axillary lymph node size and chemotherapeutic response[J]. J Cancer Treat Res, 2014, 2(2): 9-15. doi: 10.11648/j.jctr.20140202.11.

[68] HAN S Y, KIM H H. Parasternal sonography of the internal mammary lymphatics in breast cancer. 13th International congress on the ultrasonic examination of the breast. International Breast Ultrasound School[J]. The 10th meeting of Japan Association of Breast and Thyroid Sonology.

第九章

▼

乳腺癌综合治疗后的乳腺多模超声随访

第一节 乳腺多模超声在随访检查中的技术特点

早期诊断乳腺癌残余或复发对患者的长期生存尤其重要。美国临床肿瘤学会（American Society of Cinical Oncology，ASCO）仅推荐体格检查、自我检查和治疗后钼靶检查，忽略了乳房切除术后小部分残余癌和残余前哨淋巴结的检查。在乳腺癌综合治疗后，乳腺多模超声作为一种无创的随访检查手段，具有很高的准确性。这种检查技术安全、无痛、可重复，检查费用较MRI更低，可避免不必要的穿刺且允许早期手术再干预。

FBU适用于乳腺癌的随访检查[1]，并根据手术治疗类型进行选择：保守治疗（象限切除、肿瘤切除）或根治术（全乳切除、改良全乳切除）治疗，伴完全或不完全腋窝淋巴结清扫。总之，完整的乳腺超声检查应该包括多普勒超声成像和超声弹性成像检查（至少对现有的设备而言），缺少其中一种便不能算作完成了整个超声检查，因此无论采取何种外科术式，只要用于乳腺的超声检查则统称为乳腺多模超声。

高分辨线阵探头应用于前胸区扫查，包括腋窝、锁骨上窝和胸廓内动脉，不仅能扫查可能会复发的肿瘤，还能完整地扫查周围小部分区域，以评价手术修补的可能性。这种检查分析应由多普勒超声和超声弹性成像共同完成，避免对可疑瘢痕处或局部手术并发症（包括血肿、血清肿、缝合肉芽肿及残余乳腺腺体组织

或伴或不伴病理改变的残余前哨淋巴结）行不必要的穿刺活检，手术并发症。

保乳术后对残余乳腺的检查主要依靠导管超声技术，即通过径向和反径向扫查提供关于瘢痕及其周围结构的具体情况。在过去几年里，探头径向扫查表面长 6~9 cm，或配有水囊装置，使径向扫描较全景非标准视图类型具有更高的准确性。反径向扫查或沿瘢痕轴线的斜行扫查也可能增加其他有用信息，即完成全面的径向扫查后开展第二步检查，可有效避免"盲区"或遗漏区域。

导管超声技术较传统超声敏感性更好，可以钟表法对任何良性或直径超过0.4 mm的可疑区域提供更客观且更准确地定位[2]。此种定位法已被临床医师使用，并写在病理报告中。无论采用何种超声仪器，只有运用多普勒超声和依据Ueno/Tsukuba评分的弹性成像共同完成导管超声[3]，才可称为完整的FBU检查，诊断的特异性可增加到99%[4, 5]。在检查过程顺利且FLR>4.7（5.00）时，病灶可能会被评估为恶性[6]。

对于之前进行过乳腺切除术的病例，应该采用FBU对整个胸前区行超声检查，胸前区包括以下2个方面。

• 同侧区域：从锁骨上窝到乳房下线、从腋窝和胸廓外动脉到胸骨柄和胸廓内动脉，根据检查时的特殊发现，利用高分辨率和高频率探头进行轴向、矢状和斜向扫查，从而获得全景图像，以对瘢痕和周围区域进行系统研究调查。

• 对侧乳腺：利用M.Teboul的导管超声

技术完成乳腺的多模超声检查，包括前哨淋巴结，因为对侧有不定时形成恶性肿瘤的风险。此外，对侧乳腺可以提供乳腺结构类型信息，致密型乳腺更易形成恶性病灶。残余乳腺中任何良性病变都应该得到描述。

总之，在乳腺癌的随访中，我们应使用FBU对胸前区进行检查：从锁骨上窝淋巴结到乳房下沟，从胸廓外动脉及淋巴结到乳廓内动脉及淋巴结链。当发现淋巴结有病变时，我们必须扩大扫查区域，迅速将锁骨上窝界限推至颈深外侧淋巴结，上达枕骨下脊髓结节（这些淋巴结在进展晚期才会出现）。

第二节　乳腺多模超声在随访检查中的结果分析

乳腺癌治疗中随访检查方式很多，FBU是目前最好的无创的检查技术，旨在达到以下目标。

1. 诊断保守治疗或根治性乳房切除术后的残余乳腺癌。事实上，报道称在乳房最初切除后至少存在13.5%的切缘阳性[7]。此外，与切缘阳性类似，局部复发也很重要，约35.62%复发的位置可能在未受损的乳腺、胸壁、腋窝、锁骨上窝，极少在内乳淋巴结链内[8]。学者们未提及以上可能复发位置的诊断方法，但这些部位都可以使用FBU检查。保守治疗（乳腺肿瘤切除术和放射治疗）与未经放射治疗就行乳房切除相比，继发恶性肿瘤的风险似乎没有显著增加[9, 10]；Obedian等[11]人统计发现15年内有

10%的患者有乳腺癌复发的风险。我们认为最早在外科手术3周后即有可能发现乳腺内残余癌、胸壁或前哨淋巴结，这是对后续制订肿瘤治疗方案的必要依据，任何不完整的随访诊断将会增加肿瘤复发的风险。乳腺癌经完整治疗或综合治疗后每隔6个月的乳腺多模超声随访非常重要，且应至少随访5年。根据首次发现肿瘤的时间分析恶性肿瘤可能有不同的病因："遗忘"（漏诊肿瘤，包括主瘤即致密型乳腺中的小肿瘤，或相关性病变即多灶性癌中存在的），"复发"（不完全切除，通常为恶性瘢痕或进展中的腺病）及新的恶性病灶（非同时发生的、多中心的及其他）。

2. 区分良性瘢痕和恶性瘢痕。二维超声和弹性成像在2种瘢痕类型方面表现可能相似，但是在手术切缘阳性的复发癌中，多普勒信号增加。在冰冻病理检查中最初为切缘阴性者，在常规大病理检查中可能变为切缘阳性的导管内癌。然而，最初冰冻病理切缘阳性可能与小叶组织学明显相关[7]。根据我们的经验，起初小叶癌是多病灶的，所以在不完全腺叶切除者中，来自同一乳腺腺叶的残余恶性病灶风险增加，正如T.Tot假设的"病叶"理论[12]。

3. 评估同侧或对侧新发乳腺癌的风险。FBU可检出致密型乳腺中导管和小叶的任何异常，鉴别导管和小叶增生与癌前病变。特别是在绝经期患者中，有导管扩张或结节纤维囊性发育不良的人群患乳腺癌的风险较低。

4. 阐明良性相关性病变。在乳腺癌患者中通常被忽视，但其会严重影响患者的生活质量和治疗方案，慢性感染性乳腺炎和纤维囊性发育不良是最常见的相关病变。手术中

常见的"并发症"有局部感染、淋巴水肿和缝合肉芽肿。乳腺和腋窝切口感染的概率为1%~20%[13]，因此，我们把病原体葡萄球菌的存在错误地归因于手术或术后操作过程中的皮肤污染，但在术前乳头溢液中即发现了病原体。其他假性异常可能有慢性血清肿/血肿、浓缩的囊肿、良性肿瘤，特别是位于乳晕周围区域（乳头状瘤、纤维腺瘤），以及结节性纤维囊性发育不良。

5. 准确区分多灶性和多中心性乳腺癌[14]。可通过FBU进行解释，因多灶性癌与同腺叶分支导管相连，病灶大小随着与主要肿瘤距离的增加而减小，当恶性病灶长到3~4 mm时，伴有明显异常的多普勒信号，而应变率、病灶大小与恶性程度相关。另外，多中心性肿瘤位于不同乳腺腺叶内，自1840年Cooper发现多中心性肿瘤间没有导管相互连接[15]，与病灶大小无相关性，恶性特征也可能不同。

在一项对1 283个FBU检查的病例中，随机抽取87例经过手术根治或保守治疗（部分或完整肿瘤综合治疗：化疗、内分泌治疗、放疗）的乳腺癌142个（11.07%），在这项FBU检查的回顾性分析中（2009年1月—2014年2月）发现[1]。

• 17/142例复发乳腺癌中大多数在第一年随访中发现，通常在同侧保守或根治乳腺癌术后、位于遗漏的前哨淋巴结或对侧乳腺和腋窝处，11.97%的高复发率与文献报道相似，这些术后患者大多数都接受了世界公认的诊断方法：钼靶、常规超声或FBU、活检及少部分MRI。除了FBU和MRI，其他方法在检查多病灶性或多中心性乳腺癌方面不够准确[14]。导管超声在诊断小的多个恶性病灶中非常重要，因为其是一个解剖学影像技术，并且几乎所有恶性病灶都与导管树相关。FBU的优势在于几乎所有残余癌或复发癌在第一年就能被检查出来，2年后复发的风险低于5%。

• 在起始乳腺癌保守/根治手术后发现同侧或对侧乳房中最多2个同时发生和多达4个不同时段发生的乳腺癌时，这些肿瘤通常具有不同的细胞类型（多克隆），证明是多中心性癌。3例原发性导管原位癌患者中，有1例患者经保守治疗后接受放射治疗，在接下来的14个月内，在同侧乳房中发展成浸润性导管癌。

• 水肿：良性淋巴水肿在多普勒信号上没有血流信号，与增厚皮肤和腺体前脂肪组织相比，腺体结构的应变张力减少，而炎性乳腺癌则呈现更显著的血流信号和弹性降低的腺体。在某些情况下，腋窝淋巴结切除术后，上肢水肿原因不明，但是继发于腋静脉血栓，其发生率在静脉内化疗后增加，静脉多普勒检查显示静脉瓣回声增强、血管腔内出现层流或无血流信号。

• 活检的肿瘤：恶性肿瘤首次发现时可能太大，手术治疗因而被推迟，活检和术前化疗后的随访检查很有必要。超声诊断可提供如大小、血管分布和周围组织变化等必要的相关补充信息。如果治疗效果好，肿瘤体积会减小，血管模式与肿瘤大小有关；如果有声影则会减弱，胸肌筋膜轮廓更清晰。

• 我们发现，4例残余癌在最初的乳腺钼靶和传统超声检查中漏诊，故未进行手术，这是因为肿瘤位于乳腺外周区域，如乳房下沟

（2p）、胸骨旁区域（1p）、乳腺边缘腺中线区（1p）。这些部位很容易被乳腺钼靶和超声遗漏，而MRI不推荐作为乳腺的常规检查。此外，在根治性切除术后，我们经常发现残留的腺体组织没有病变或有良性改变（如纤维囊性发育不良）。

- 大多数被遗漏的腋窝淋巴结是良性的，具有正常结构或炎性改变，在FBU随访中部分淋巴结会发展成恶性。在大多数病例中，恶性残余淋巴结常位于同侧腋窝，特别是胸肌淋巴群和尖群处；在对侧腋窝中很少出现转移性淋巴结，特别是最初同侧腋窝淋巴结大量受累后。

- 其他淋巴结：锁骨上窝内部、侧颈深部和脊髓链特别受累。在87例患者中仅有1例进行了内乳淋巴结FBU检查，因为原发肿瘤在内上象限，其余病例该链的完整性由CT证实，CT被推荐于常规的随访检查，在肿瘤治疗过程中每隔6个月检查一次。有文献证实多普勒超声诊断内乳淋巴结的准确性高[8]，但是其转移的发生率往往被忽视。

- FBU最困难的诊断是与BGR评分一起评估残余肿大淋巴结内出现坏死的情况，良性病变的FLR值可能<4.00。包膜周围血管结构可以呈恶性增加，也可以表现正常。MRI诊断也有困惑：若是坏死区，细针穿刺可能没有作用。根据我们的经验，为取得良好的结果，肿瘤医师推荐放疗代替再次手术。

- FBU可以对残余或复发乳腺癌与相同部位其他恶性肿瘤进行鉴别诊断，如皮肤肿瘤（上皮瘤、恶性黑色素瘤）、淋巴瘤和肉瘤。

- 早期术后并发症：在最初随访的6个月中，我们发现51例（35.91%）术后"良性"异常（血清肿、血肿、缝合肉芽肿、淋巴水肿）。

- 74例（52.11%）伴有其他原发性良性乳腺病变：导管–小叶增生、导管扩张、乳头状瘤及纤维组织发育不良等。

- 良性瘢痕在常规超声或弹性成像中有假恶性表现，但FBU可以做出鉴别诊断。FBU可对良性相关异常提供良好的管理，对鉴别诊断和治疗提供帮助，从而提高患者的生活质量。

大多数病例呈现多样相关结果，如良性、术后和恶性，需做出综合性的评估和个性化的治疗。结节纤维囊性发育不良在乳腺钼靶和二维超声上表现得最像恶性肿瘤，但是缺乏新生血管和BGR征象而做出阳性诊断。

总之，FBU扫查在乳腺切除部位的应用是有效、安全、无痛，且较任何检查技术费用都低廉。超声也被推荐用于诊断外科牵扯到的或放疗引起的不良反应，以及在乳房肿瘤切除术或部分乳房切除术后、抽吸活检或冷冻消融术后剩余乳腺结构的诊断。放疗可能对人体有害，但超声具有最佳的分辨率，并可根据血管存在与否评估肿瘤的活性情况，故可提供最佳的影像评估。FBU可以准确地检查乳房切除术后的乳房重建，如植入物、滑动肌皮瓣等（图9-2-1~图9-2-45）。

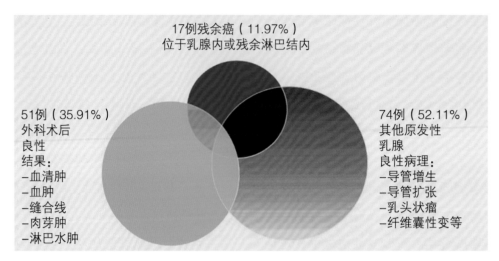

图9-2-1　FBU检查在乳腺癌随访中的发现与各种病理结果的相关性[1]

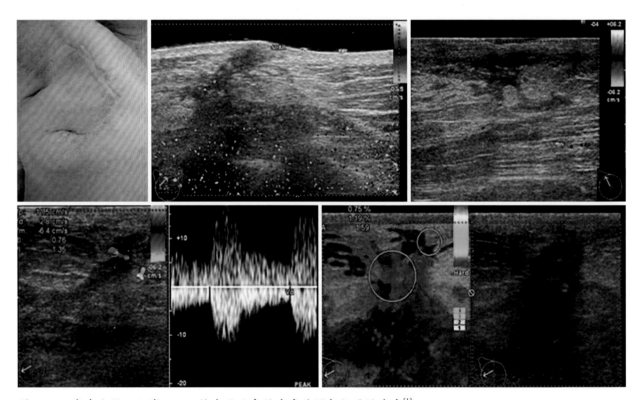

图9-2-2　患者女性，45岁，FBU检查显示良性瘢痕伴深部假恶性瘢痕[1]

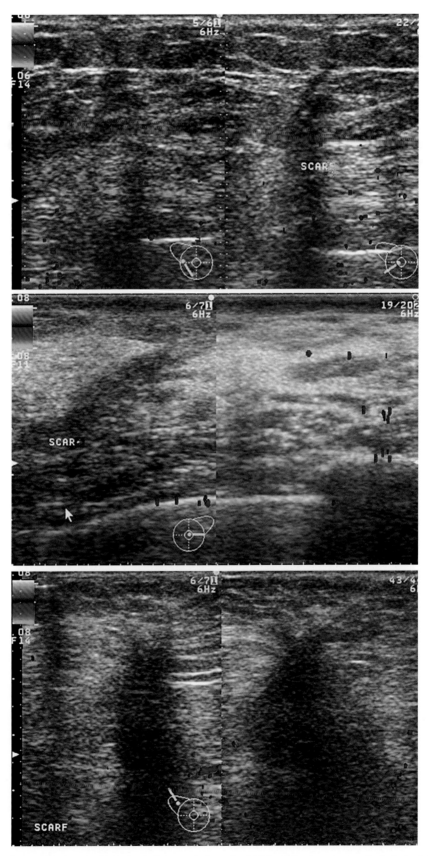

图9-2-3 瘢痕可有不同形状,与恶性占位类似:病史、实时多切面扫查、CDFI显示无血流信号。这些信息超声通常足以诊断,弹性成像可作为补充诊断

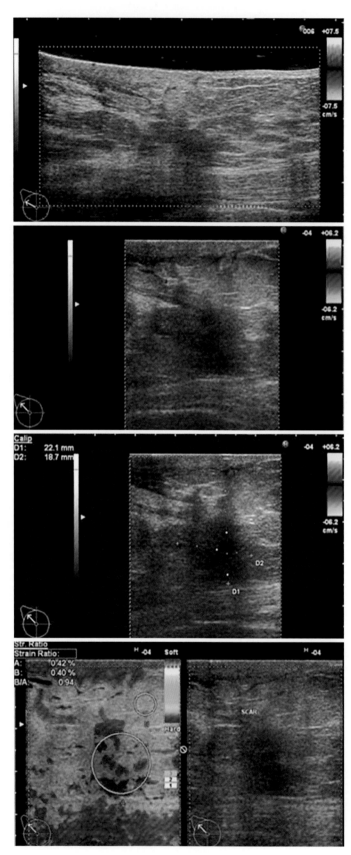

图9-2-4　患者女性，48岁，乳腺癌保守术后。乳腺钼靶和二维超声检查显示右乳10：30方向肿瘤样病变；FBU显示为良性瘢痕，没有明显的血流信号；因伴有慢性血肿，弹性成像显示为复杂BGR征象[1]

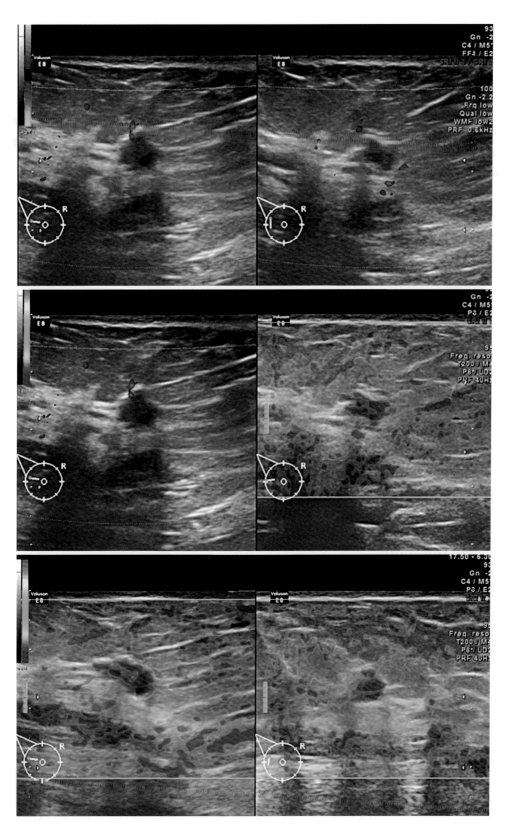

图9-2-5　患者女性，60岁，左乳切除术后。超声显示右乳9：00方向终末导管-小叶单位内发现恶性肿瘤样病变，边缘成角，周边可见血流，不规则声影；弹性成像显示为BGR征象，提示：结节样纤维微囊性发育不良[1]。建议行短期密切FBU随访

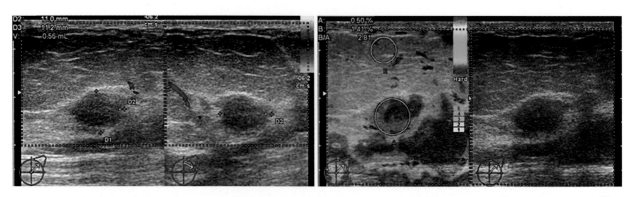

图9-2-6　患者女性，51岁，FBU显示瘢痕附近残余的肿瘤样变——浓缩的囊肿，弹性成像显示为BGR征象[1]

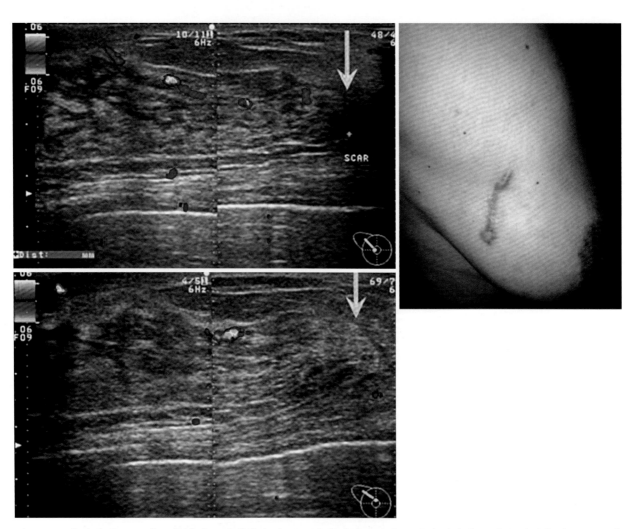

图9-2-7　患者女性，34岁，乳腺癌。多普勒超声显示致密型腺体内良性瘢痕（↑）：未行腺叶切除、只行肿瘤切除，这增加了导管内扩散的风险；明显的向心性血流，建议应进行短期密切随访[1]

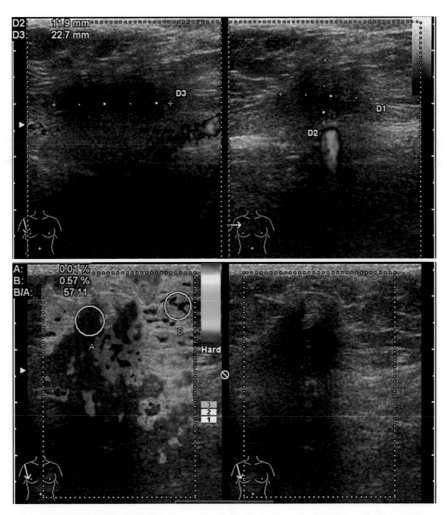

图9-2-8　患者女性，43岁，腋窝良性瘢痕。CT和二维超声上显示为毛刺征；弹性成像中可见混杂颜色，表现为BGR征象，Ueno评为3分；病灶内没有任何新生血管，可与恶性瘢痕相鉴别

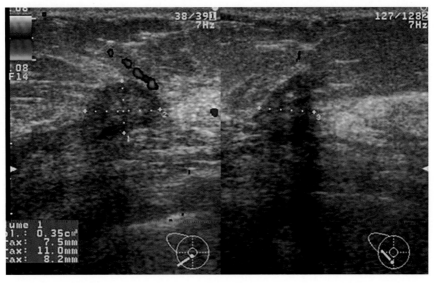

图9-2-9　病理性瘢痕：结节性病灶、回声不均匀、形态不规则、后伴不对称声影，可能为缝线肉芽肿。由于周围新生血管，建议采用弹性成像检查和短期随访代替活检

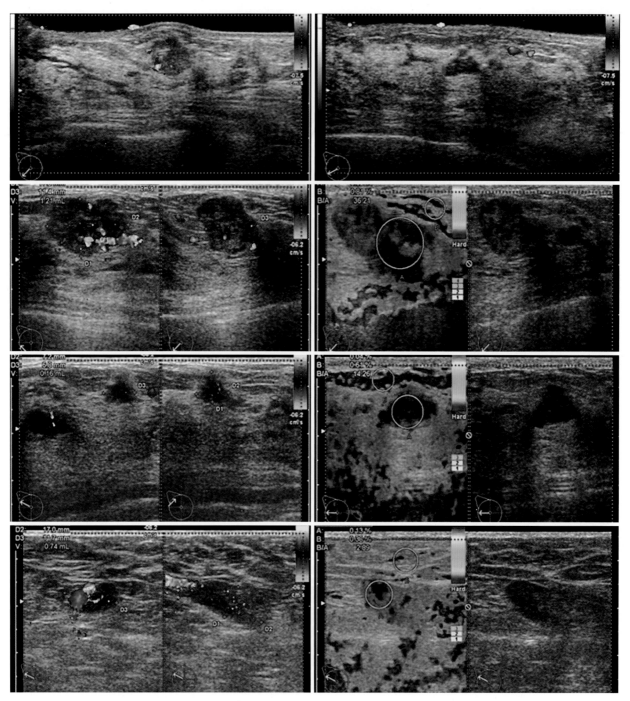

图9-2-10　"多中心"癌：根据专有定义，右侧乳腺外象限8：00~10：00范围内可见"多灶性"癌。根据肿瘤的形态特征、与导管的连接情况及腋窝肿瘤的大小（其大小从下至上逐渐递减），说明恶性肿瘤的播散是沿着离腋窝最近的路径进行的。当病变的累及范围判断错误时，漏诊的风险就增加。此例乳房大的腺叶分布于2个不同的象限内[1]

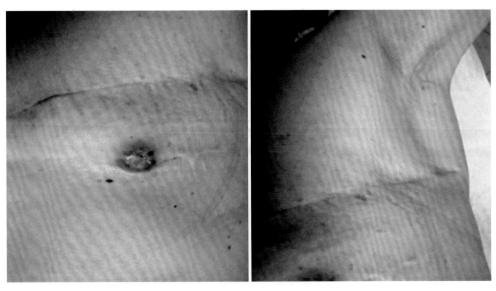

图9-2-11　患者女性，64岁，乳房切除术后，病理标本上未发现乳腺癌，但左腋窝有乳腺癌转移淋巴结（7/15）。该患者未行放疗，此为化疗10个月后的外貌图[1]

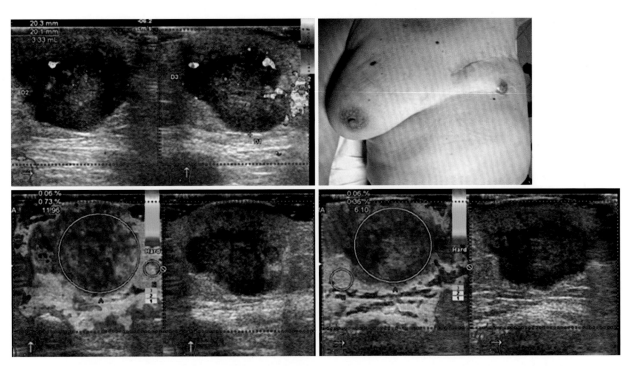

图9-2-12　与图9-2-11为同一病例，复查时发现肿瘤，是原发恶性肿瘤残留还是复发？肿瘤位置在乳房下沟处。值得注意的是，乳房切除的病理标本上未发现乳腺癌[1]

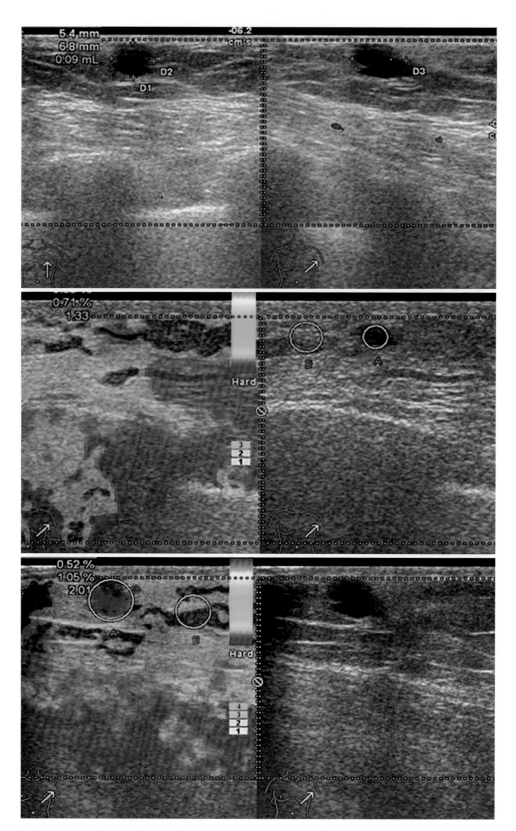

图9-2-13　与图9-2-11、图9-2-12为同一病例。FBU显示缝合处肉芽肿伴囊性结构；超声显示该结构边缘不规则，未见血流信号；超声弹性成像显示FLR值低[1]

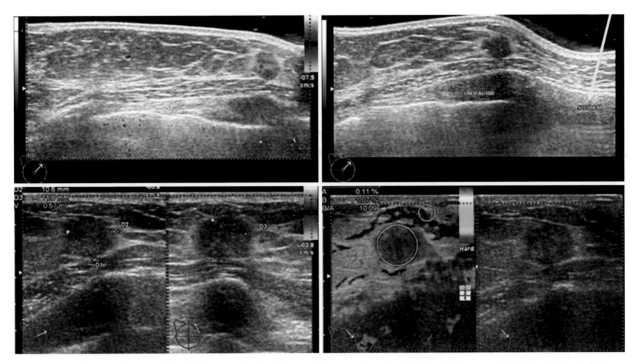

图9-2-14 患者女性，64岁，乳腺内上象限肿瘤切除术后不久。术前肿瘤可触及，乳腺钼靶可见（↑）；FBU显示胸骨旁浸润性导管癌残留，是复发还是漏诊？[1]

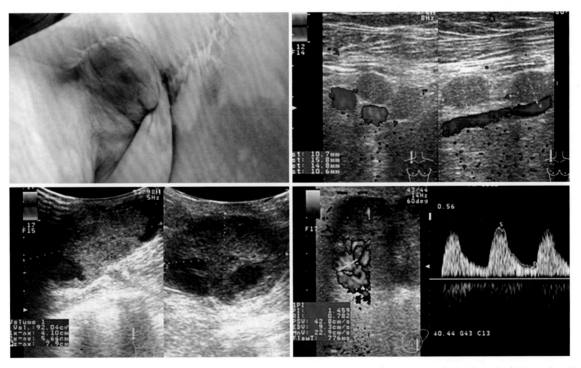

图9-2-15 患者女性，56岁，患乳巨大肿瘤，在其他医疗机构接受肿瘤切除术，未行淋巴结清扫。病理报告证实为恶性，随后行乳房切除术+腋窝淋巴结清扫+化疗。事实上，继发性累及腋窝和锁骨上窝淋巴结。思考：为什么要切除肿瘤？最初的诊断是什么？为什么淋巴结清扫不全并继发淋巴结病变？超声声像图表现与恶性乳腺叶状囊肉瘤表现相似，这可能解释了疾病进展的原因[1]

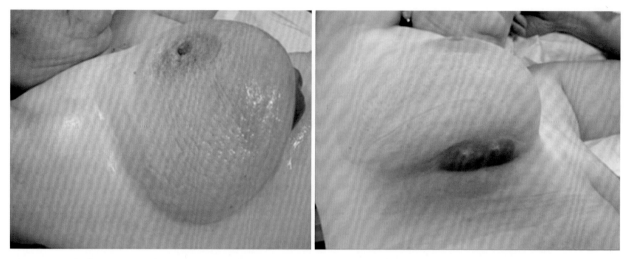

图9-2-16　患者女性，58岁，乳腺巨大恶性肿瘤。乳腺和腋窝淋巴结内针吸细胞学检查均发现癌细胞，此例为术前化疗后随访[1]

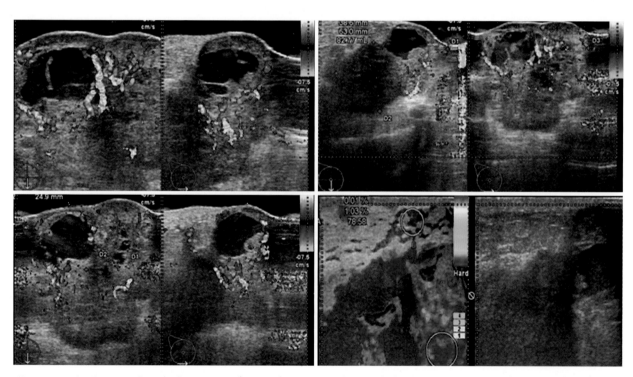

图9-2-17　与图9-2-16为同一病例。FBU表现乳腺巨大的肿瘤，呈囊实混合性，恶性血流表现；超声弹性成像显示FLR值较高，怀疑为恶性乳腺叶状囊肉瘤[1]

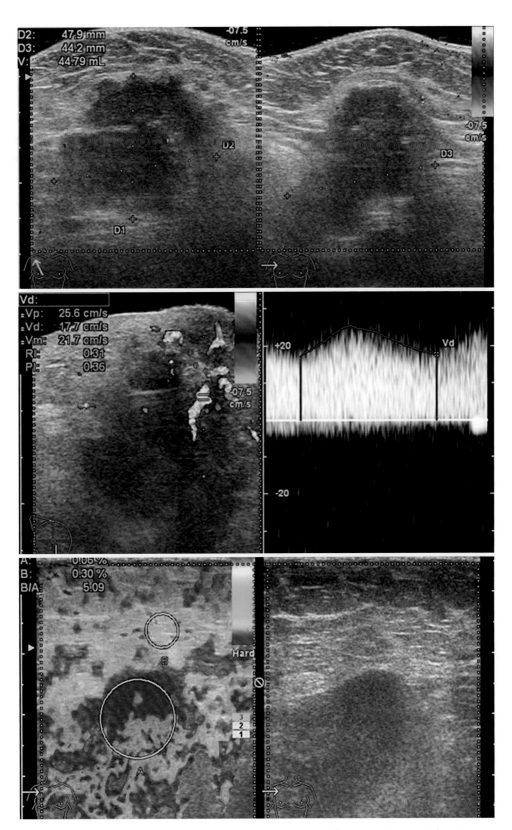

图9-2-18　与图9-2-16、图9-2-17为同一病例。腋窝转移性淋巴结具有与病变相似的内部结构，血流阻力指数低，BGR征象，FLR值高达5.09（"良性"BGR通常<2.50）。病理确诊为恶性乳腺叶状囊肉瘤[1]

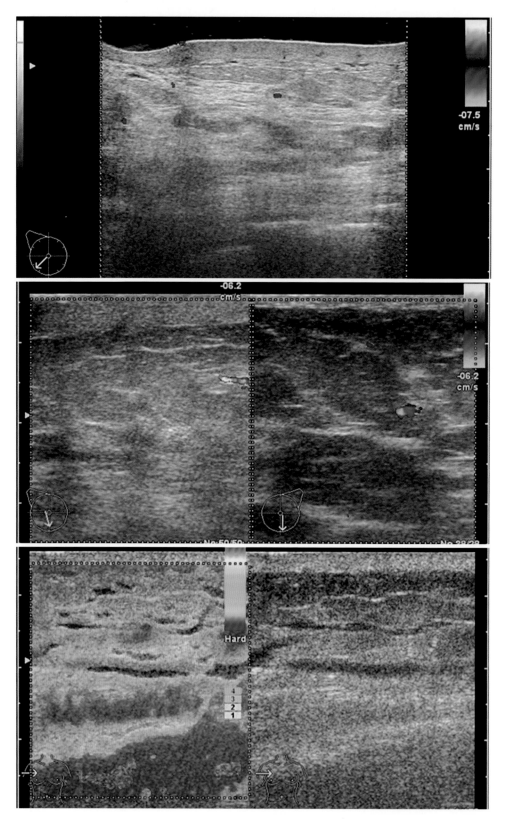

图9-2-19　与图9-2-16～图9-2-18为同一病例。因腋窝淋巴结受累，乳腺肿瘤外侧出现恶性淋巴水肿。值得注意的是，明显散在分布的血流信号。超声弹性成像显示腺体层与前方脂肪组织相比硬度增加[1]

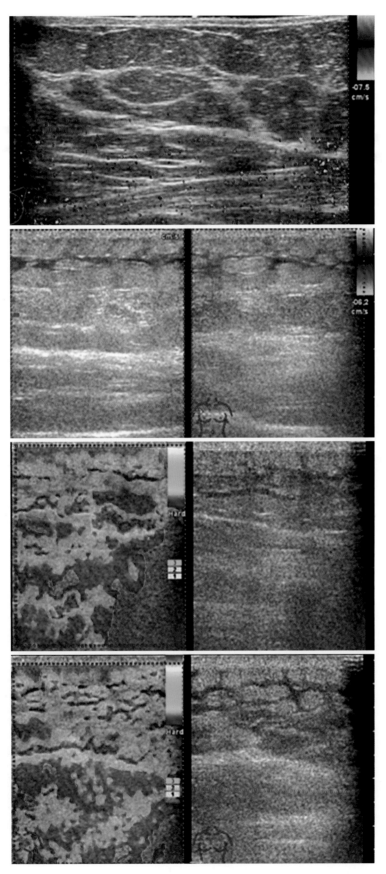

图9-2-20　患者女性，58岁，左侧乳腺内脂肪，右侧乳腺手术及放疗后引起的良性淋巴水肿[1]

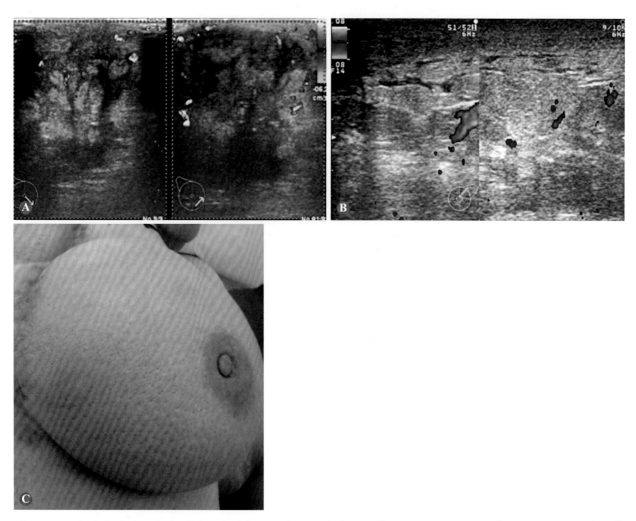

图9-2-21 炎性乳腺癌。与良性淋巴水肿相比，炎性乳腺癌淋巴管腔大而不规则，伴有明显的新生血管和声影（图A）；良性淋巴水肿表现为平行于皮肤淋巴管，回声弥漫性增高，多普勒血流信号中等（图B）[1]

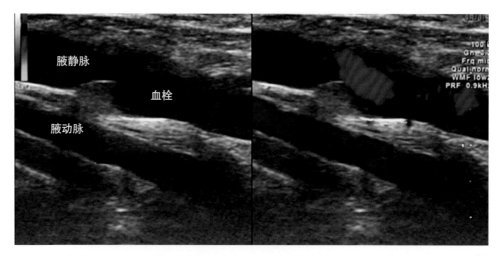

图9-2-22 手术后上肢水肿及腋窝静脉部分血栓形成：位于起始部靠近静脉瓣膜处[1]

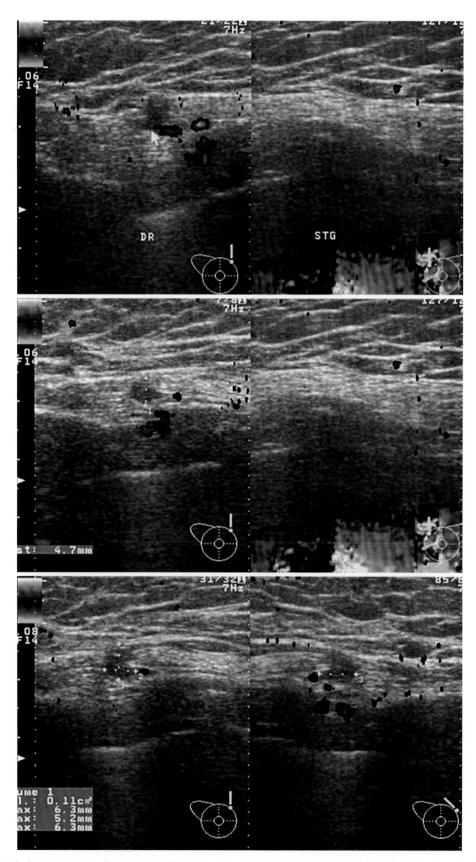

图9-2-23　胸骨旁胸肌处内上象限的局部复发癌，与对侧区域对照检查易确定病变。同时，与深部相通的新生血管提示为恶性特征

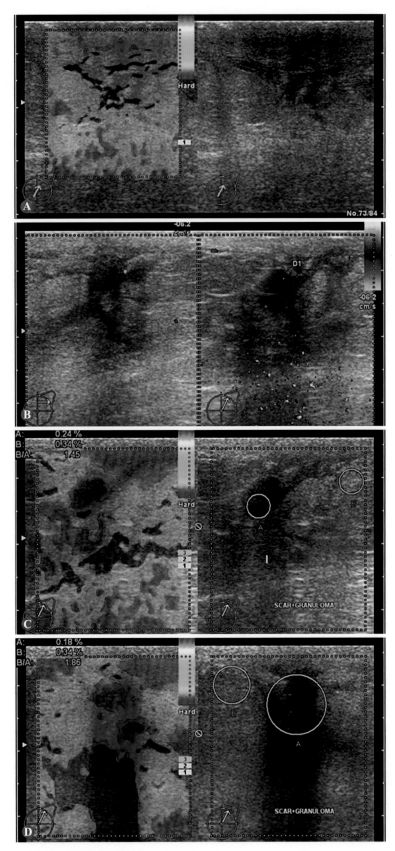

图9-2-24　患者女性，62岁，乳晕后方淋巴水肿（图A，图B）、良性瘢痕及肉芽肿。二维超声上表现不明显，但FBU可较好地将其与恶性肿瘤相鉴别。建议短期随访

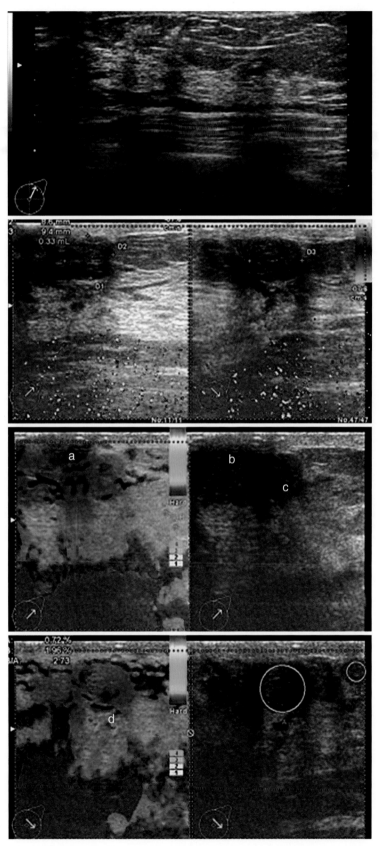

图9-2-25　患者女性，44岁，乳晕周围残余肿瘤，FBU显示为一个"实性的"良性肿瘤[1]。a、b：正常乳头，Ueno评为4分；c、d：亚厘米肿块，Ueno评为2分

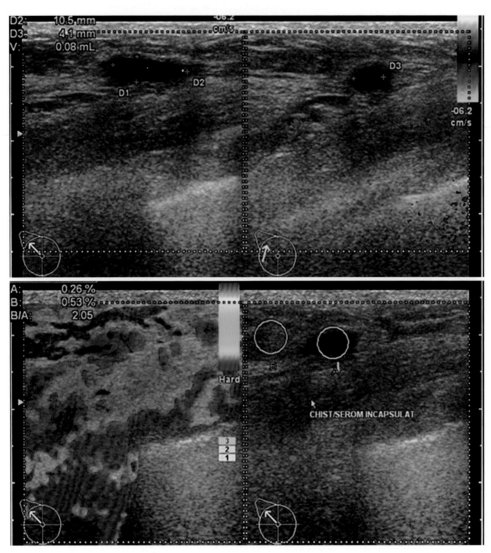

图9-2-26　患者女性，35岁，乳腺切除术后14个月残余血肿。超声弹性成像检查显示为BGR征象，经放疗和长期机化继发血肿壁增厚

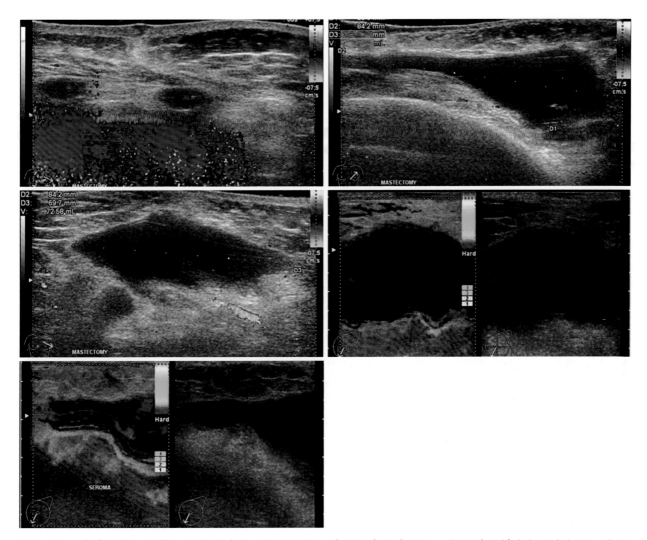

图9-2-27　患者女性，48岁，左乳保守术后巨大血肿。采用配备水囊的9 cm探头进行横向与纵向扫描，由于病灶直径很大，在中心区域使用短的高频探头进行实时弹性成像检查会产生伪影，但边缘区域表现出典型的液性BGR征象

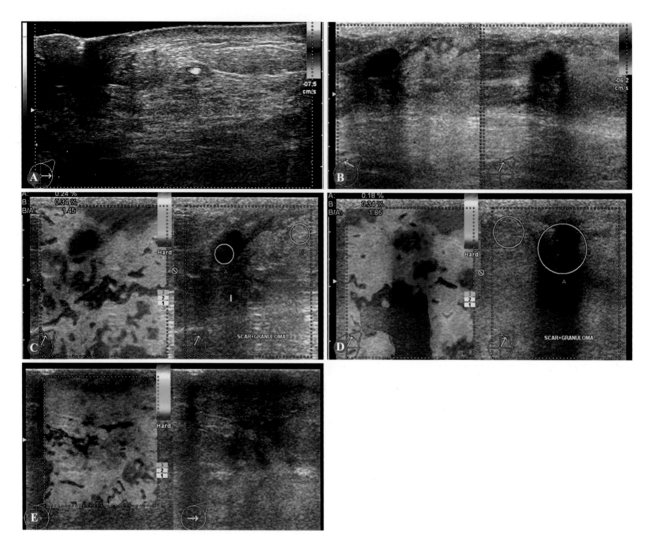

图9-2-28　患者女性，62岁，左乳外上象限乳腺癌保守术后瘢痕，随后的放疗使之出现了相关的复杂变化。FBU随访显示乳房水肿伴皮肤层增厚，腺体前脂肪组织回声增高（图A），瘢痕区域有囊性占位及BGR征象（图B，图C）；常规超声显示具恶性特征（图D）；Ueno评为3分，FLR值较低（1.86），并有乳晕后水肿（图E）

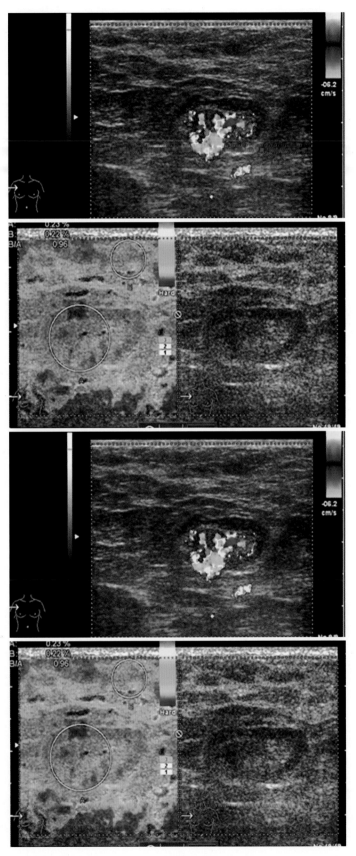

图9-2-29　FBU显示残余淋巴结呈良性表现：皮质回声无改变、淋巴门血流信号增加，提示急性炎症，而淋巴门中央区域回声减低与慢性淋巴结炎的良性组织细胞增多症相关[1]

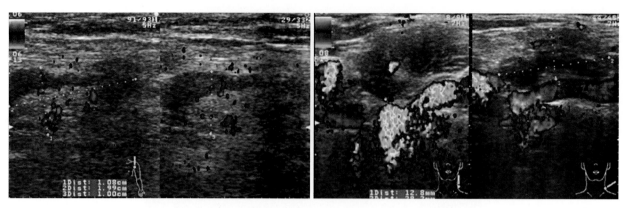

图9-2-30　患者女性，38岁，超声复查时在腋窝边缘发现残余淋巴结，超声显示为淋巴结皮质增厚和局灶性皮质新生血管形成，锁骨上淋巴结的变化更为明显[1]

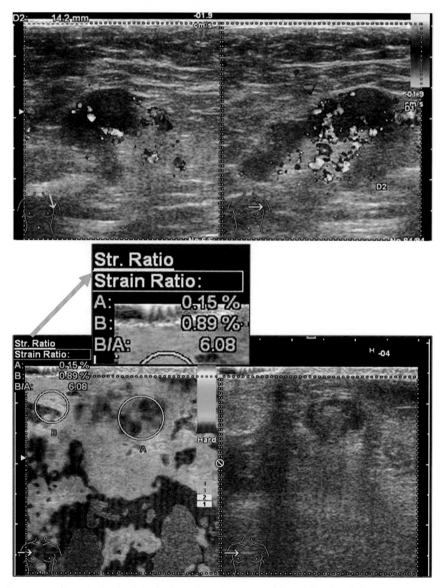

图9-2-31　患者女性，65岁，术后6个月残余恶性淋巴结（乳腺癌根治术后化疗）。切除的淋巴结是正常的，后期发现的明显转移淋巴结在补充放疗后完全消退[1]

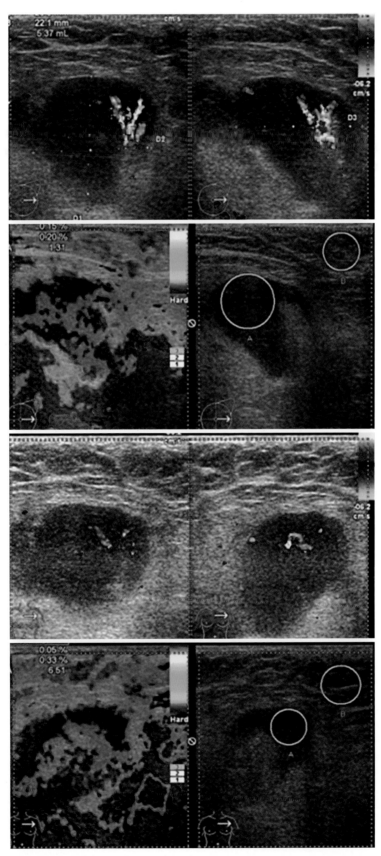

图9-2-32　患者女性，64岁，残余恶性淋巴结伴坏死。弹性成像呈复杂BGR征象，但FLR值较高。淋巴结坏死可能常见于化疗后或活检后[1]

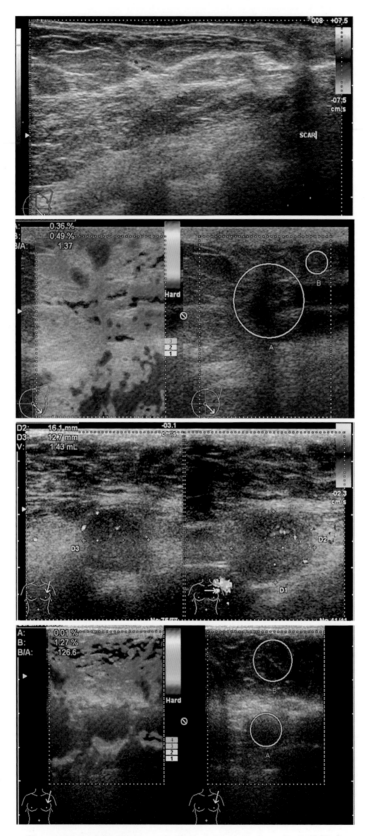

图9-2-33　患者女性，66岁，双侧乳腺髓样癌，2年前行左侧保乳术。术后随访中，FBU显示乳腺内良性瘢痕，但腋窝内可见一残余淋巴结，其正常结构消失，并有新生血管；Ueno评为4分，FLR值较高（126.6），与增强CT结果一致[1]

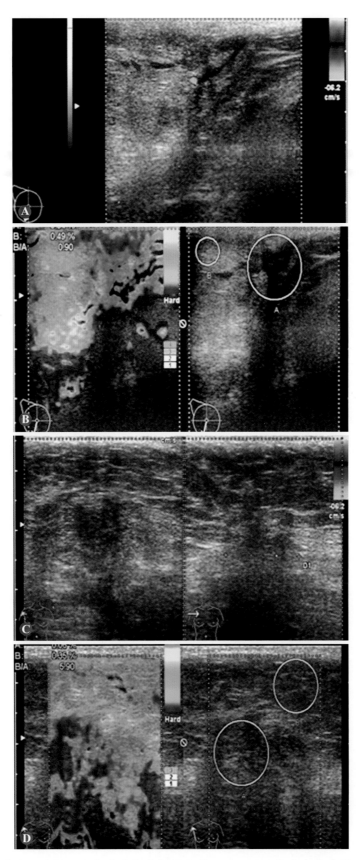

图9-2-34　与图9-2-33为同一病例，10个月前行右侧保乳术。FBU显示乳房瘢痕（图A，图B）和腋窝的增生瘢痕（图C，图D），均为良性特征

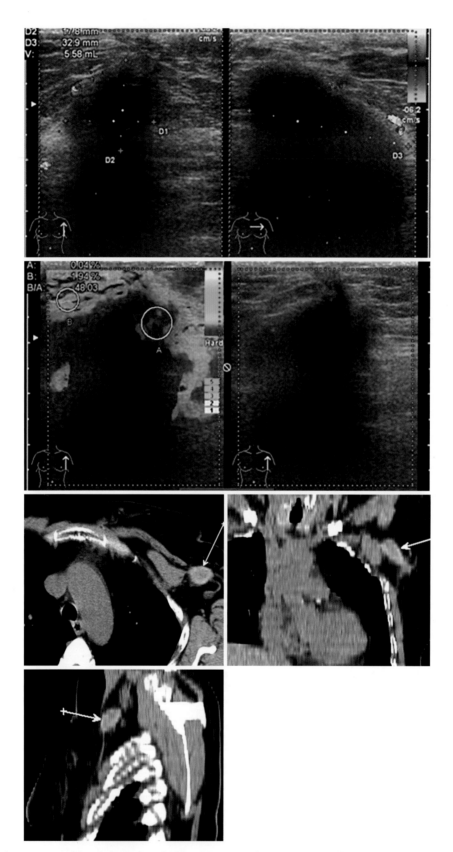

图9-2-35 患者女性，62岁，手术治疗后未充分吸收的残余液体缓慢聚集，形成瘤样肿块，位于腋窝瘢痕下。超声和实时弹性成像显示为质硬、边缘纤维化的特征，类似恶性，但内部未见血流信号；CT扫描也可在左侧腋窝显示高密度壁和液体密度中心的病变（↑）

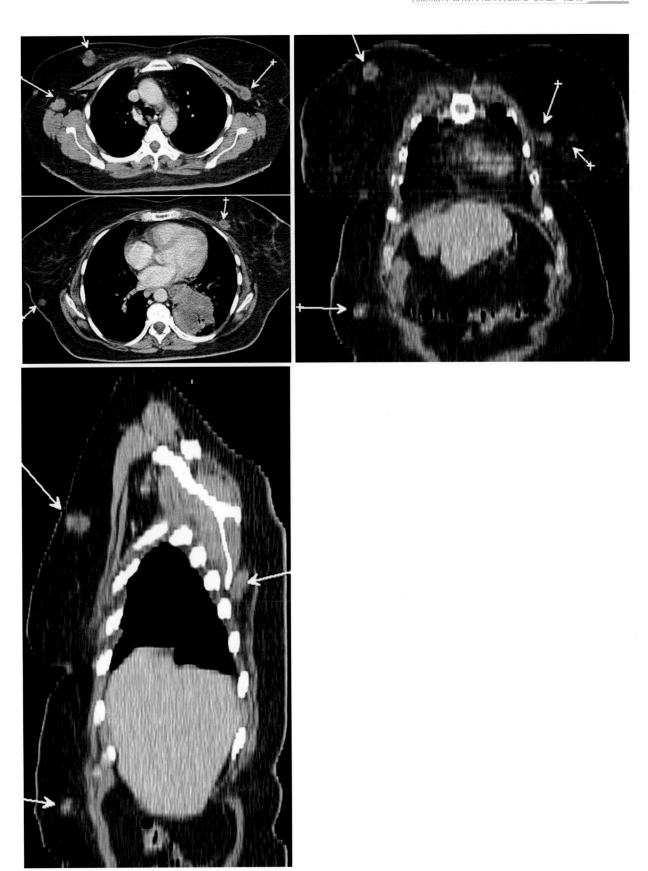

图9-2-36　鉴别诊断：乳腺癌累及乳腺、胸壁，形成皮下多发转移灶，腹部转移灶通过CT多平面重建可更好地显示（↑）。腋窝也发现了类似的转移灶，但不是淋巴结转移

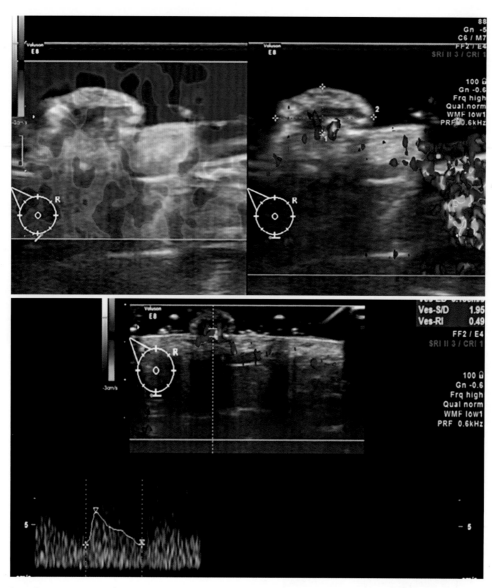

图9-2-37　鉴别诊断：位于乳房下沟处的上皮癌——肿瘤局限于皮肤层，没有浸润到皮肤基底膜下，内有血管干，弹性应变中等[1]

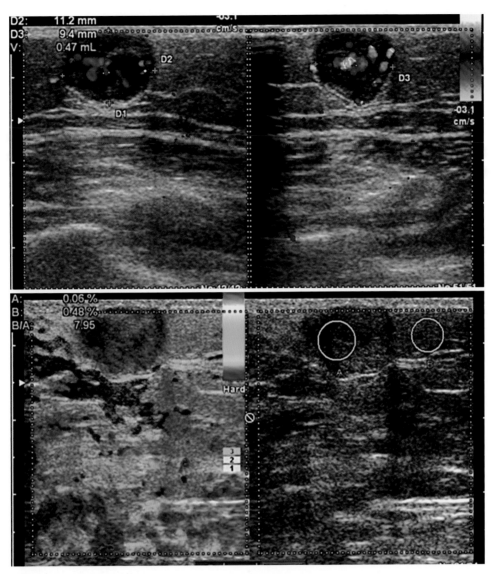

图9-2-38 鉴别诊断：恶性黑色素瘤——病变位于皮肤和浅筋膜之间，边界清楚，低回声，血流信号丰富。Ueno评为4分，FBU有助于发现包埋于皮肤层内易被临床低估的小病灶[1]

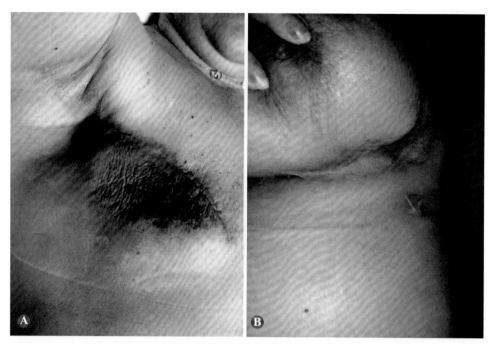

图9-2-39　乳腺癌根治术后放疗伴皮肤灼伤——皮肤增厚、瘙痒、脱皮、褐色色素沉着，数月后部分可逆（图A）；乳腺癌保乳术后放疗出现乳房水肿和红斑、皮肤脱色、增厚，伴弹性丧失（图B）

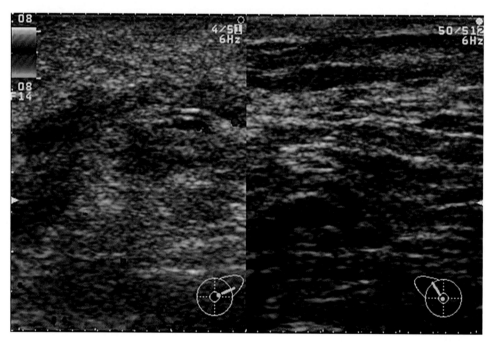

图9-2-40　与右乳相比，乳腺癌保乳术+腋窝淋巴结清扫+放疗后显示左乳组织层次结构不清、淋巴水肿，且伴回声增强

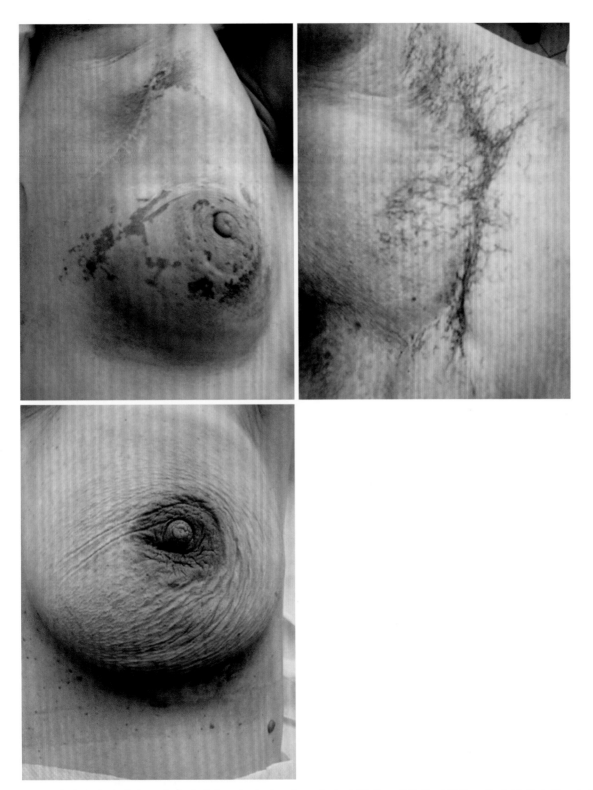

图9-2-41 放疗后皮肤改变：炎症性改变，如水肿、红斑和皮温增高，通常是可逆的；色素沉着改变，如棕色地埋区域样分布或色素脱失，可能部分可逆；溃疡或坏死虽罕见发生，但很危险，因其会使组织的营养减少而延缓愈合。皮肤血管炎会影响外观，是一种永久性的改变

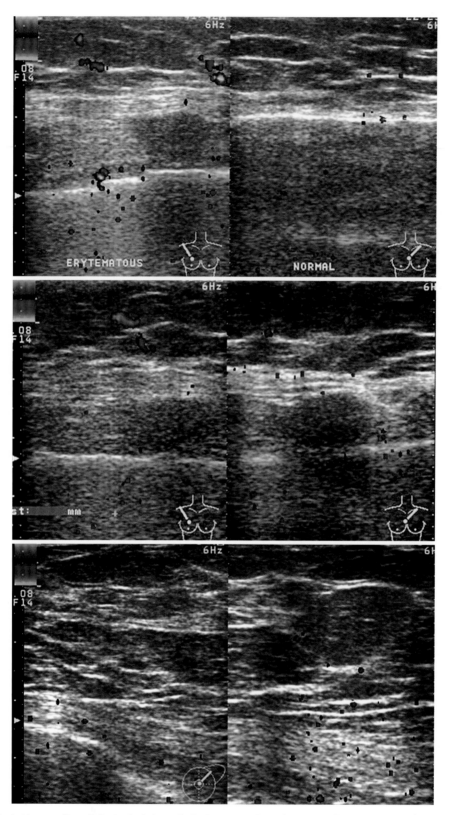

图9-2-42 患者女性，76岁，右侧乳腺放射性皮炎局限于照射区域，伴随多形红斑。超声显示该区域中度的血流信号散在分布，所有乳腺结构（皮肤、皮下和乳房后的脂肪、乳腺叶结构和胸肌）的增厚、水肿均与此相关。辐照组织与非辐照的正常组织界限清楚，非辐照区与左乳的对应区域超声表现相似。超声可作为放疗后局部不良反应随访的首选方法

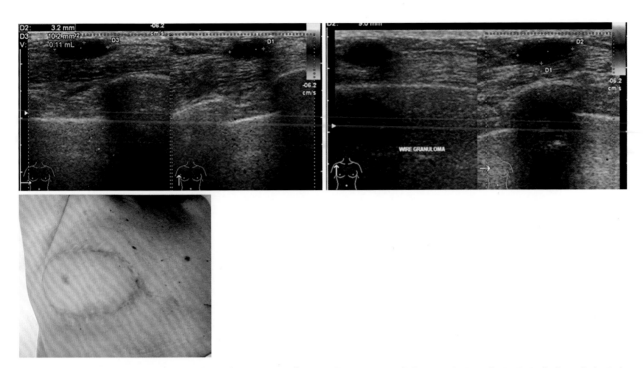

图9-2-43　乳房皮瓣移植重建，我们建议使用超声进行手术评估，并监测可能的继发性恶性肿瘤。缝线处肉芽肿可呈囊肿样表现，位于肌皮层，观察2年后没有明显变化

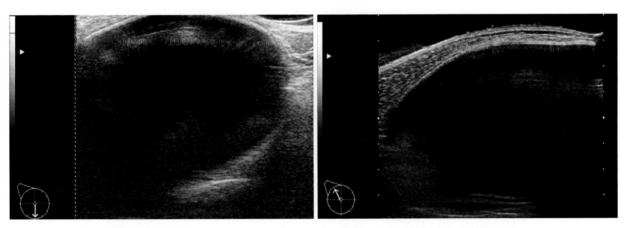

图9-2-44　患者女性，35岁，乳房重建的第二步是使用填充物——水囊袋与长的线阵探头平行，能够精确显示包膜、假体内容物及胸肌和皮肤的详细情况。与钼靶相比，超声检查无痛且安全；与MRI相比，超声检查便捷且费用便宜

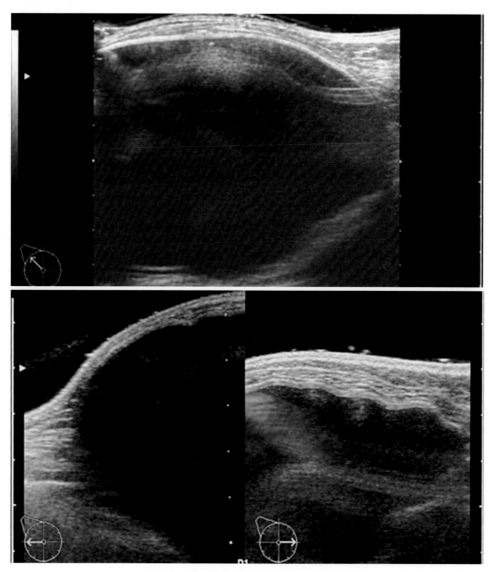

图9-2-45　与图9-2-44为同一病例，12个月后随访检查未发现恶性病变，假体包膜因膜周组织回缩而引起皱褶，这些小的改变无须进行手术修补

参考文献

[1] GEORGESCU A C, ANDREI E. Full breast ultrasonography as follow-up examination after a complex treatment of breast cancer[J]. ECR Vienna, 2015; at EPOS TM , Vienna. doi: 10.1594/ecr2015/C-0266.

[2] MICHEL T. Practical ductal echography: guide to intelligent and intelligible Ultrasound imaging of the breast. Saned Editors, Madrid.

[3] ITOH A, UENO E, TOHNO E, et al. Breast Disease: Clinical Application of US Elastography for Diagnosis[J]. Radiology 239: 341-350.

[4] AMY D. Chapter 4. Lobar ultrasonic breast anatomy. In: Francescatti DS, Silverstein MJ (eds) Breast cancer: a new era in management[J]. Springer, New York, 2014. doi: 10.1007/978-1-4614-8063-1-4.

[5] GEORGESCU A, ENACHESCU V, BONDARI A, et al. A new concept: the full breast ultrasound in avoiding false negative and false positive sonographic errors[J]. ECR, Vienna, 2011. doi: 10.1594/ecr2011/C-0449.

[6] ARISTIDA G. Introduction in full breast ultrasonography-the unique integrated anatomical approach of breast imaging[J]. SITECH, Craiova.

[7] PARK S, PARK H S, KIM S I, et al. The Impact of a Focally Positive Resection Margin on the Local Control in Patients Treated with Breast-conserving Therapy[J]. Jpn J Clin Oncol 41(5):600-608. doi: 10.1093/jjco/hyr018.

[8] HAN S Y, KIM H H. Parasternal sonography of the internal mammary lymphatics in breast cancer. In: 13th international congress on the ultrasonic examination of the breast. International breast ultrasound school[J]. The 10th meeting of Japan Association of Breast and Thyroid Sonology.

[9] FISHER B J, PERERA F E, COOKE A, et al. Long-term follow-up of axillary node-positive breast cancer patients receiving adjuvant systemic therapy alone: patterns of recurrence[J]. Int J Radiat Oncol Biol Phys 38(3): 541-550.

[10] ARRIAGADA R, LE M G, ROCHARD F. Conservative treatment versus mastectomy in early breast cancer: patterns of failure with 15 years of follow-up data. Institut Gustave-Roussy Breast Cancer Group[J]. J Clin Oncol 14(5): 1558-1564.

[11] OBEDIAN E, FISCHER D B, HAFFTY B G. Second Malignancies after Treatment of Early-Stage Breast Cancer: Lumpectomy and Radiation Therapy Versus Mastectomy[J]. J Clin Oncol 18(12): 2406-2412.

[12] TOT T. The theory of the sick breast lobe and the possible consequences[J]. Int J Surg Pathol 1: 68-71.

[13] VITUNG F A, NEWMAN AL. Complications in Breast Surgery[J]. Surg Clin N Am 87: 431-451.

[14] BERG WA, GILBREATH PL. Multicentric and multifocal cancer: whole breast US in preoperative evaluation[J]. Radiology 214: 59-66.

[15] COOPER A P. On the anatomy of the breast[J]. Longman, Orme, Green, Brown, and Longmans, London (Special Collections, Scott Memorial Library, Thomas Jefferson University, http://jdc.jefferson. edu/cooper/).

第十章

▼ 乳腺多模超声检查与男性\儿童的生理和病理

第一节　男性乳腺发育

男性乳腺发育是指男性真性乳腺腺体结构中的乳腺芽发育，与女性乳腺相似，但通常不完全发育。

正常的男性乳腺呈小乳腺芽，位于乳晕后方，低回声，通常具有声影，周围有不同数量的皮下脂肪组织，常规多普勒检查无法检测到血流信号。临床上，在乳腺区域存在正常的敏感性。

在临床上，当乳腺体积增大，同时伴有乳头-乳晕复合体发育时，可能被怀疑为乳腺发育。发育可能是持续性的，但往往会出现静止和快速进展阶段频繁交替的情况。快速的发育通常会让患者感到疼痛，也会增加患者的触摸，乳房增大也因影响美观引起患者主诉。

在解剖学上，发育的男性乳腺是由乳晕后发育的腺体实质构成的，乳芽的分支导管是其主要成分。乳腺导管可能有多个分支，从主导管到小导管，但很少能识别小叶结构，如严重的雌激素过多症。与女性乳腺一样，乳导管由含新形成血管系统的正常基质包围。血管系统与乳腺大小成比例，并且在进展阶段更加明显。这三种不同比例的组成结构（乳腺实质、腺体基质和新形成的血管系统）可通过多普勒导管超声进行鉴定，也是诊断男性乳房发育阳性的基本依据[1]。

最常见的鉴别诊断是假性男性乳腺发育，其表现为"乳腺组织"增大，而实际上是小乳腺芽周围的脂肪组织肥大。另一种罕见的鉴别

诊断是占位性肿瘤，男性乳腺癌最严重，通常需治疗的独特病变。与乳腺实质相关的乳腺肿瘤罕见，并且几乎总是在良性男性乳腺发育的基础上进展。同区域非乳腺来源的其他肿瘤罕见，并且与乳腺腺体发育无关。

生理性男性乳腺发育在一生中的3个时期内具有峰值发生频率：新生儿期、青春期和老年期。

在新生儿期，男性乳房发育受母体雌激素穿过胎盘的作用影响，在2~3个月后可自行消退。

在青春期，高峰出现在13~14岁，多达60%的青年男性会受到影响。男性青少年乳腺发育通常在数月至两年内消退。16岁后的明显男性乳腺发育被认为是病理性的。

在老年男性中，考虑到年龄或演变的限制，生理性男性乳腺发育没有很好地定义。事实上，因为发病因素是综合性的，通常难以鉴别老年男性的乳房发育是生理性还是病理性的。当存在乳腺发育时，我们通过排除主要病理学病因来做出生理性男性乳腺发育的阳性诊断。

病理性男性乳腺发育发生在儿童期、成年期或老年期，表现为"真性"的良性乳腺发育或肿块样恶性乳腺肿瘤，65%的乳房肿块发现于老年男性。

众所周知，男孩和成年男性的乳腺有很多病理改变和多种疾病分类。大多数学者认为，雌激素通过受体作用促进导管生长，而孕激素通过受体作用促进腺泡发育。睾酮水平低和雌雄激素间不平衡（即在睾丸未降、睾丸切除术、睾丸炎、睾丸损伤、青春期推迟和不孕症患者中发现的病情）都会增加男性患乳腺癌

的风险[2]。再则，高胆固醇血症、体重增加迅速、乳腺良性病变和肥胖症也许与一些代谢性疾病（包括糖尿病）的激素失衡相关。血脂异常合并高雌激素血症与男性不育有关[3]。同样，在男孩中，肥胖-生殖无能综合征与睾酮不足伴肥胖症相关。一些甲状腺肿常与乳腺病变同时存在于人群中，但其机制尚不清楚[4, 5]。有研究表明，高雌激素血症、甲状腺肿和肾上腺增生之间存在相关性[6]。

罕见病例表明，男性高催乳素血症通常由垂体微腺瘤所致、伴有包含乳汁的导管扩张，但由于导管出口发育不全，通常不存在乳头溢液[7]。

由于食品被雌激素污染，许多没有任何内分泌病变的患者可能出现男性乳腺发育。尽管食品生产者予以否定，但对某些受污染食品的限制改善了患者的症状而停止了临床进展。普遍存在的环境污染物如双酚A和4-壬基酚可能会促进人体靶组织中引发雌激素信号的不良反应。因此，激素试验的结果表明：应考虑环境雌激素（如双酚A和4-壬基酚）的生物学作用对激素依赖性乳腺癌等疾病的潜在影响[8]，应考虑这些工业制剂的雌激素作用和日益广泛的人体暴露对激素依赖性乳腺癌的潜在影响[9]。

男性乳腺发育的家族性病例可归于一些营养因素（食物的雌激素污染）而非遗传因素，鉴别诊断可通过改进膳食治疗几个月后的临床演变而获得。

男性乳腺女性化的病理诊断不仅有良性或恶性，也有病因学的正确评估。一些病例可能是远部肿瘤的乳腺表现，这样的肿瘤需要进一步检查。在某些情况下，男性乳腺发育表现为

肾上腺或睾丸女性化肿瘤伴雌激素过多等体征。在其他情况下，对于分泌乳汁的男性乳腺发育，我们应警惕垂体泌乳素瘤[1]。

临床表现为不对称乳晕后疼痛性肿块，但单侧少见。雌激素刺激的乳腺容易生长、敏感、柔软，且可能疼痛。通常，男性乳腺发育是医师仅通过简单观察和现有病史做出的诊断：通过视诊根据Tanner分级系统确定为Ⅰ~Ⅳ期（图10-1-1），通过触诊以确定乳腺内无硬肿块存在。

有时采用钼靶检查，但对评估男性乳腺肿块无显著作用。因为进行钼靶检查时，需要将较大的乳腺放在2个钼靶平板之间，并且很难区分最终的致密影为单纯男性乳腺发育还是肿瘤病变[10]。此外，钼靶检查不能用于儿童。

男性乳腺的放射学表现根据屏片或数字采集中乳腺组织的投影情况进行分类[11, 12]。

- 结节性腺体致密影（急性/快速生长期）
- 树突状致密影（慢性纤维化期）
- 弥漫性腺体（表10-1-1）

常规超声通常被推荐用于识别囊肿、其他液体或实性包块，但忽略腺体解剖结构，不可能对良性男性乳腺发育的类型进行分析。由于受操作者的影响，超声不被视为一种可重复、准确的诊断方法[13]。

通常，对于男性乳腺发育，直接在乳腺可触及区域内进行常规超声扫描，表现为乳晕后区域的低回声组织，此组织被视为乳腺组织。这种超声表现类似青少年女性早期乳腺发育的超声表现。扫描对侧乳腺可能会出现类似的超

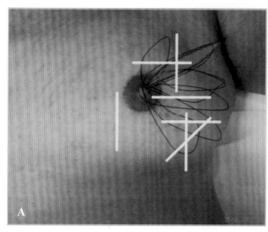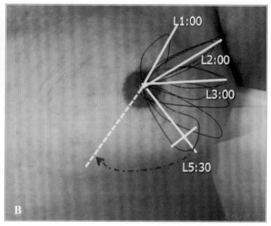

图10-1-1　男性乳腺检查技术："经典"超声与导管超声[16]。绝大多数超声检查者还在使用的横状面、矢状面或随机斜切面进行扫查。属于非解剖学检查，难以分析和寻找周围未知"乳腺组织"中的病变。该技术易遗漏或受乳腺"盲"区的影响，且检查具有不可重复性（图A）；导管超声中使用的放射状和反放射状扫查（以黄色来示例）是符合逻辑的、可重复的且易于按顺时针标识来定位的。首先，我们探查整个乳腺的正常解剖结构，最终发现与正常解剖结构相关的病变或异常（图B）

表10-1-1　男性乳腺发育症的诊断方法[16]

临床表现	60多岁，软或硬，移动或固定，通常无痛，乳晕后通常偏心，通常单侧，近期进展
乳腺钼靶	应用受乳腺大小影响，不能显示导管，难以显示微钙化，需要活检[10]。 • 大包块：分叶状边界 • 小包块：有毛刺
乳腺MRI	适用性较低，不能使导管可视化，使用顺磁性造影剂，需要活检
经典超声	类似于"乳腺组织"的乳晕后低回声偏心包块（不完全表征），轮廓形状规则或不规则，需要活检
多普勒导管超声，且RTSE=FBU	与导管相连的病理性肿块，新的血管走行纡曲，向心穿入支动脉，具有入射角；Ueno评为4或5分，FLR值较高（>5.00）；活检阳性或阴性

声表现，虽然低回声组织可能不太明显，但几乎总是或多或少与双侧对称的男性乳腺发育并存。

男性乳腺发育与其他病理性包块的鉴别诊断难以用常规超声进行，因为乳腺癌通常也是低回声的，类似于脂肪组织。多普勒的有效性尚未被广泛接受，大多数男性乳腺癌病例通常被误诊。缺乏的影像学诊断可以通过乳腺活检来弥补，这种检查方法令患者疼痛，真空辅助活检后1周的血肿风险高达94%，3周后高达55%[14]。再则，男性乳腺中恶性肿瘤罕见，所以通常无须进行活检。

FBU检查男性乳腺发育的3个基本解剖学组成结构，放射状和反放射状扫查（径向和反径向）与图像分析类似于女性乳腺[15]。

1. 真性乳腺实质以乳晕后乳芽来代表，表现为锥形低回声包块，其基底在胸壁，顶点指向乳头；当男性乳腺发育时，芽的外周部分在导管中分支，多向外上象限延伸；初始分支较少且具有特征性，但晚期呈现典型的导管，伴有代表"正常"导管实际管腔的高回声中心线。导管内可能含有液体，导管扩张与女性乳腺的超声表现相同：垂体泌乳素微腺瘤男性患者的分泌物为浆液性至乳汁，对应的回声表现为无回声或更多回声。小叶通常不可见，但其可在男性乳腺发育晚期或与雌激素过多时出现。突出的小叶与导管壁增厚相关，这被视为增生。在这些病例中，肾上腺或睾丸女性化肿瘤可能是造成这种疾病的原因。

2. 基质成分代表生物腺细胞（乳腺实质）的结缔组织功能性支架，实际上，基质是含有一定数量的结缔组织细胞、纤维、动静脉系统、淋巴管和神经的组织，这决定其通常为高回声。FBU表现为围绕实质芽的高回声结构，并且在其分支之间延伸。

基质发育与分枝乳芽的进化是同步且成比例的，无论在真性男性乳腺发育还是乳房提早发育中，基质对确认乳腺腺体结构必不可少。明确的腺体基质较厚、边缘不规则，而脂肪组织内仅有薄薄的高回声隔，这些分隔分布在大面积低回声脂肪之间。

3. 新形成的血管系统是发育中乳腺所必须的，如男性乳腺发育或乳腺初始发育。彩色和能量多普勒有助于诊断，所检测到血管的数量和大小与男性乳腺的大小及发育速度相关。在发育形成期，血管数量明显增加；在稳定期、非活跃期，血管网明显减少。在男性乳腺发育中，频谱多普勒显示动脉血流呈低阻和低流量，这是正常乳腺的特征表现，但在假性男性乳腺发育的皮下脂肪组织中少见。FBU随访检查有助于评估新生儿或青少年男性的治疗反应或自发消退。

在2009年的一项研究中，我们使用FBU技术对47例真性良性男性乳腺发育进行分析[1]：患者年龄为8个月~67岁，具有上述乳腺解剖结构，特殊病例如下。

• 5例导管扩张症与高催乳素血症相关，其中1例患有垂体泌乳素微腺瘤。

• 7例导管–小叶增生，直径最大为3 mm，与雌激素过多有关：1例出现肾上腺腺瘤；3例出现弥漫性肾上腺增生伴高皮质醇血症和高雌激素血症；3例无体内激素紊乱，被视为食物激素污染所致，其对膳食治疗有效（2例男孩，分别为8个月龄和4岁；1例为38岁男性）。

• 其余35例患者呈现单纯男性乳腺发育，发育程度各不相同，其中3种解剖组成结构处于不同程度的发育中。一些病例被视为生理性的，可自行缓解；其他病例被认为是病理性的，病理程度不同，与糖尿病、肥胖症、甲状腺肿、肝功能不全（严重肝病时雄激素向雌激素的转化增加[17]）、前列腺癌（激素治疗或膳食因素，特别是特定的动物脂肪）等疾病有关（图10-1-2~图10-1-20）。

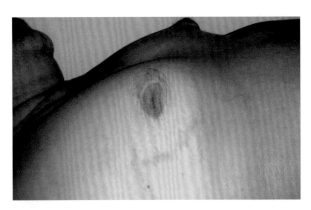

图10-1-2　患者男性，男性乳腺发育症，左乳腺处于Tanner Ⅳ期，保守治疗（不必手术，因是良性表现、双侧发育）后右乳头内陷，两侧下象限外围有弧形瘢痕

螺内酯治疗的不良反应为抗雄激素活性，5%~30%的男性患者主诉"乳腺发育、阳痿或性欲减退"[18]。在40年前，我们发现男性乳腺

癌风险增加[19]，但这种疾病的总体发病率低，因而患者发病较少。

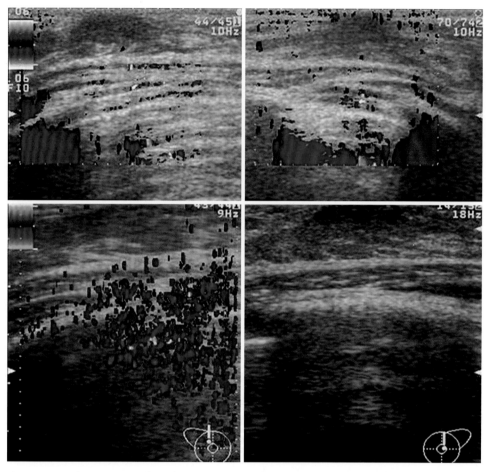

图10-1-3　患儿男，1岁，男性乳腺发育症，双侧对称性乳腺芽，可能是外源性病因（营养）。多普勒运动伪像不便对这个年龄段进行检查，但解剖结构显示良好[16]

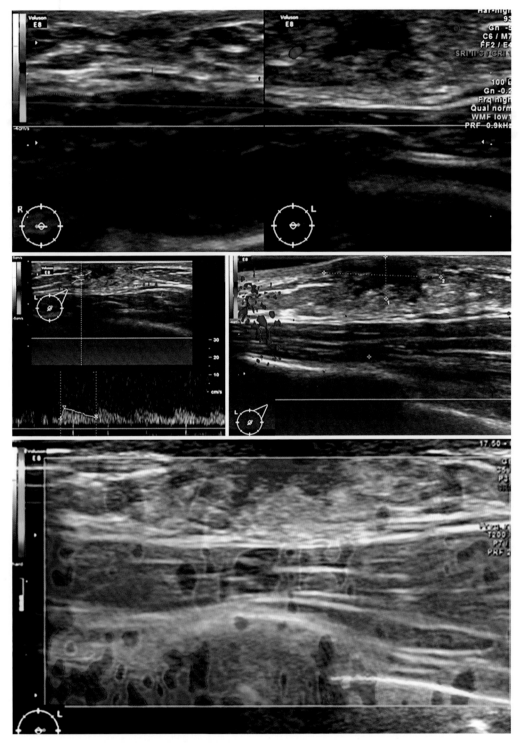

图10-1-4 患儿男，9岁，不对称早熟性青春期男性乳腺发育症。左乳腺初步发育，有3个解剖组成结构：乳腺芽分支、周围基质和新形成的低阻血管系统，超声弹性成像检查显示良性乳腺

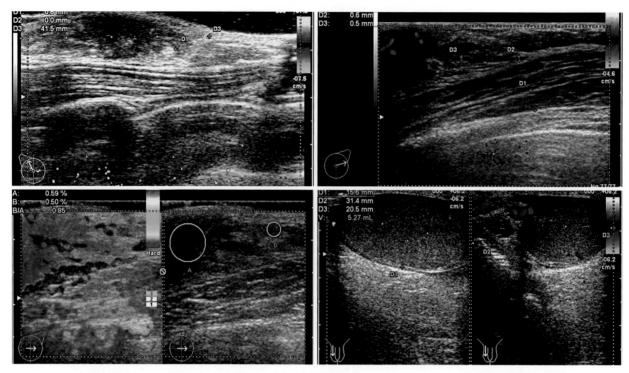

图10-1-5　患儿男，14岁，生理性青春期乳腺发育，青春期睾丸、附睾大小和血管系统正常

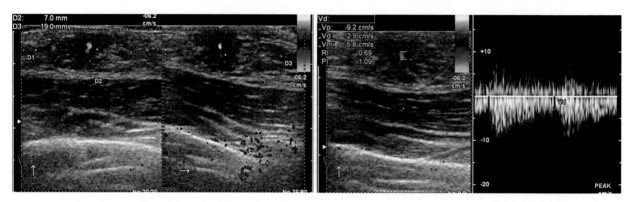

图10-1-6　患儿男，13岁，青春期乳腺发育症，有3个解剖组成结构：实质（乳腺芽分支）、腺体高回声基质和新生血管系统

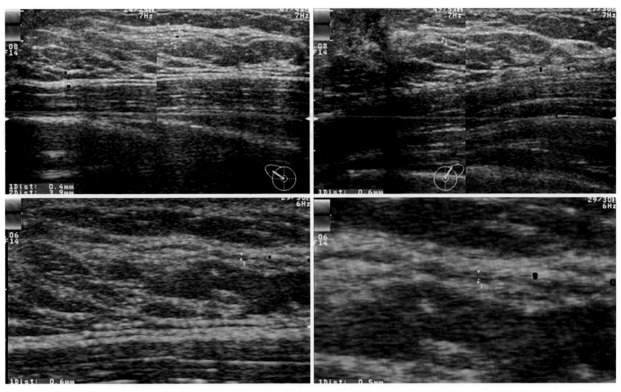

图10-1-7　患者男性，16岁，青春期晚期乳腺发育症。表现为真性乳腺腺叶、伴有基质及含高回声中心线的导管（与实际导管腔对应的特异征象），乳腺的大小异常，与年龄不符

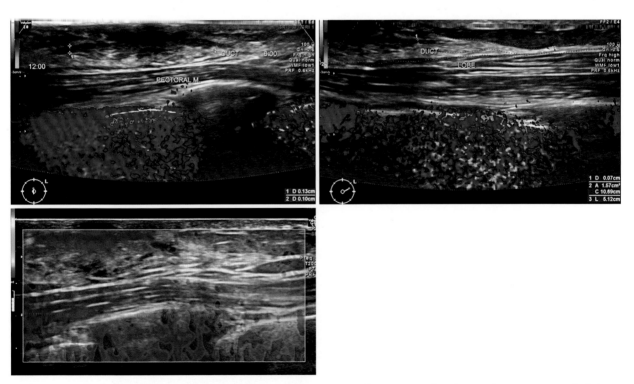

图10-1-8　患者男性，65岁，男性乳腺发育症，无任何病理证实的病因。腺叶解剖结构类似于女性青春期乳腺，但导管直径通常较细，诊断为老年男性生理性乳腺发育症

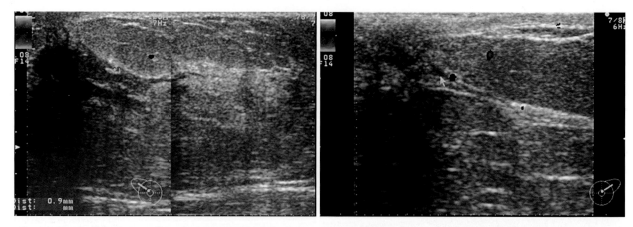

图10-1-9　患者男性，19岁，家族性男性乳腺发育症。近期乳腺明显发育，有3个解剖组成结构：乳腺芽分支导管、少量基质及显著新血管系统[16]

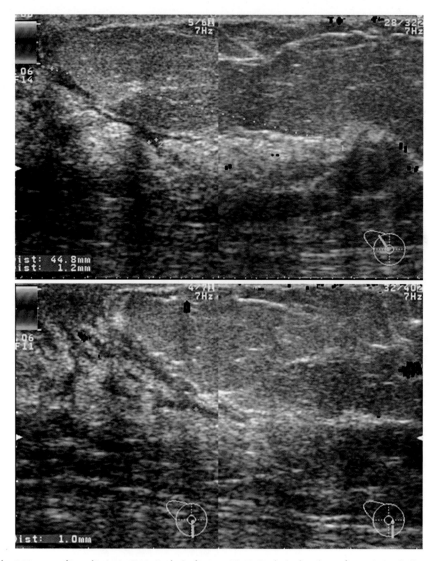

图10-1-10　患者男性，52岁，家族性男性乳腺发育症，慢性乳腺发育4年。表现为乳腺腺叶伴细长导管、不规则导管增粗或增生、高回声基质较多、有较厚的腺体前后脂肪层（女性脂肪型乳腺）[16]

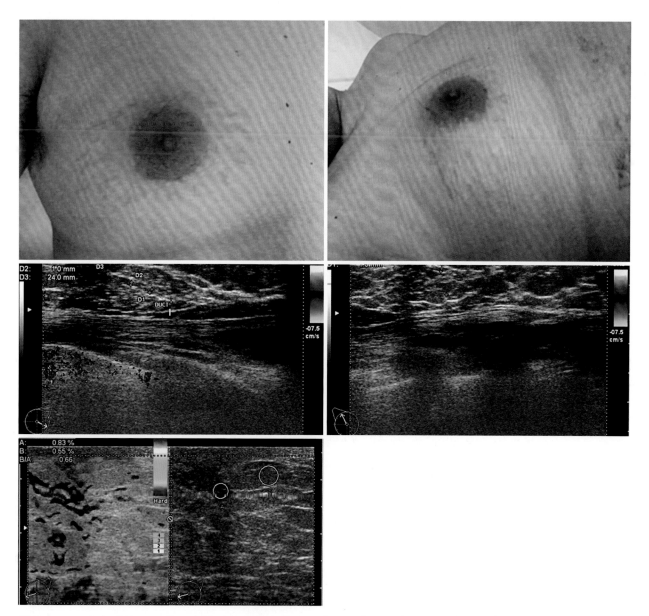

图10-1-11 患者男性，54岁，真性男性乳腺发育症、库欣综合征。表现为乳房、乳晕增大，乳腺显示淡红色肥胖纹。FBU检查显示乳晕后分支芽，典型导管，具有导管超声显示的中心高回声线；超声弹性成像显示乳腺实质，Ueno评为1分，低FLR[16]

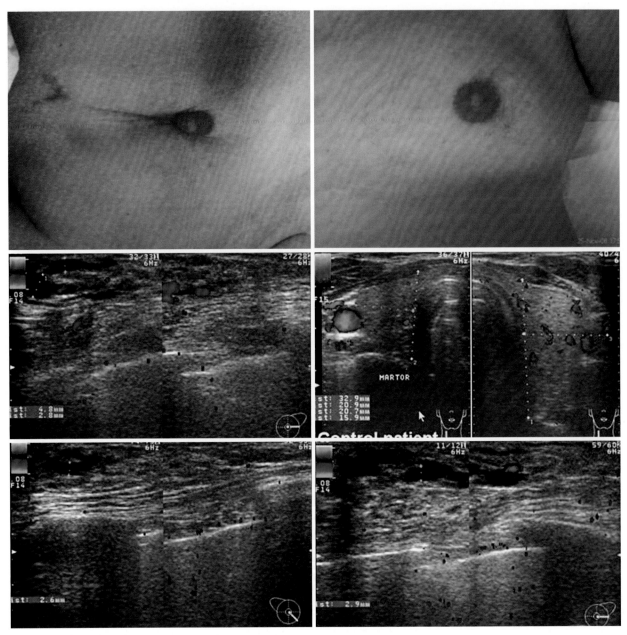

图10-1-12　患者男性，54岁，溢乳，右侧乳腺发育后被误诊并部分切除（节段切除术），出现局部进展，最终对侧乳腺同样发育。患者出现眼球突出，超声检查显示弥漫性甲状腺肿。与对照组相比，腺体内能量多普勒信号中度增强

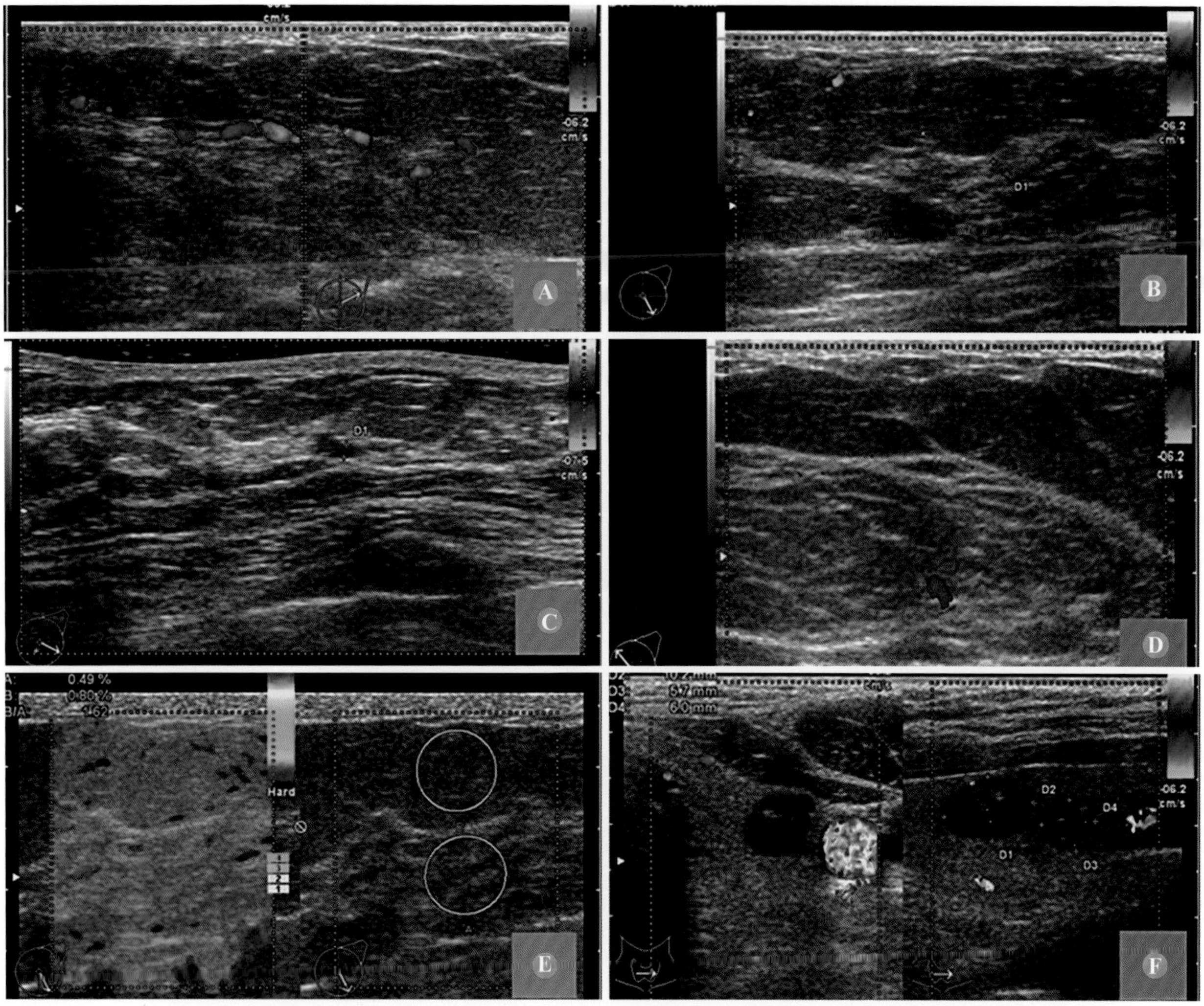

图10-1-13　患者男性，男性乳腺发育症。FBU检查显示伴有基质、导管和新血管系统（图A），晚期出现终末导管–小叶特异性单位（图B），小叶增生（图C），具有明显血管系统的Cooper韧带（图D）；超声弹性成像显示正常实质结构（以红绿色表示）、乳腺基质（以浅蓝色表示）及均匀的脂肪组织（图E），存在相关的胶质样结节性甲状腺肿。证实了复杂的病因致病相关性[16]（图F）

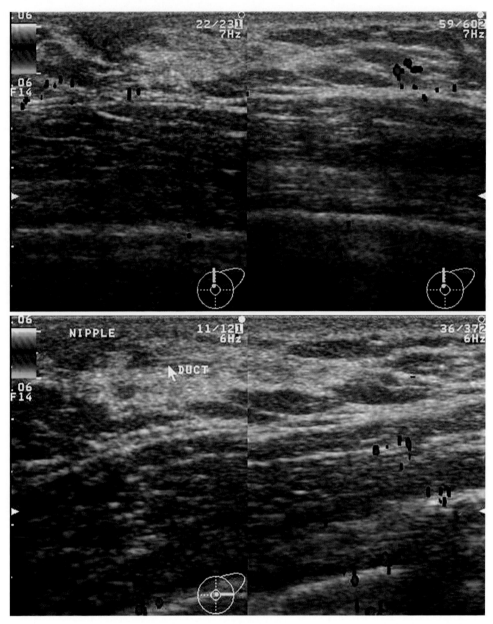

图10-1-14　患者男性，33岁，库欣综合征。患者近期乳腺发育，表现为肥胖、满月脸、皮肤淡红色条纹，有毛囊炎和高血压病史。本例是在对不育症患者的常规检查中，进行了乳腺导管超声检查，发现该患者的不育症可能与内分泌失调有关[3]

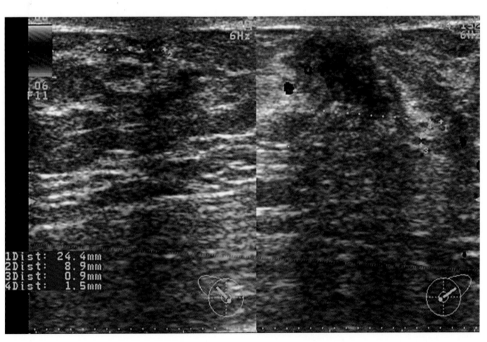

图10-1-15　与图10-1-15为同一病例，近期男性乳腺发育。E2和血浆皮质酮值增加，故对肾上腺进行检查。第一次超声检查显示右肾上腺包块为15.35 cm³，分叶，肾上腺实质（假性肾肿瘤）受压，呈高回声，无明显血管

图10-1-16　患者男性，58岁，不对称男性乳腺发育。左乳腺分支状乳腺芽、新生血管及腺体基质，右侧乳腺芽是典型的"正常"表现

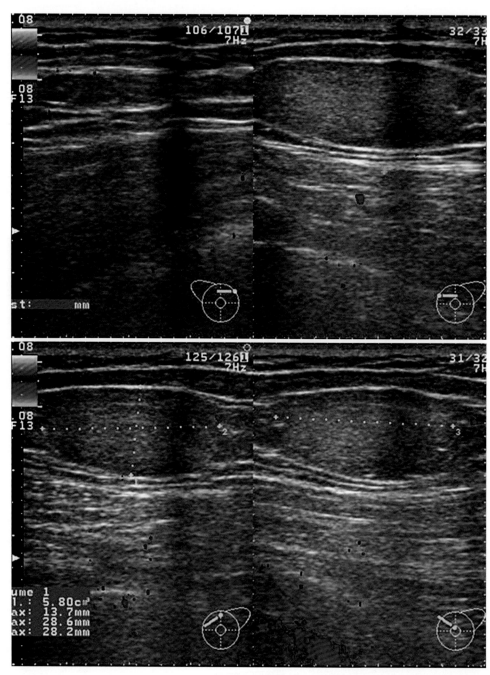

图10-1-17　假性男性乳腺发育症。左乳腺内上象限典型脂肪瘤，包块均质，等/高回声，无明显血管系统

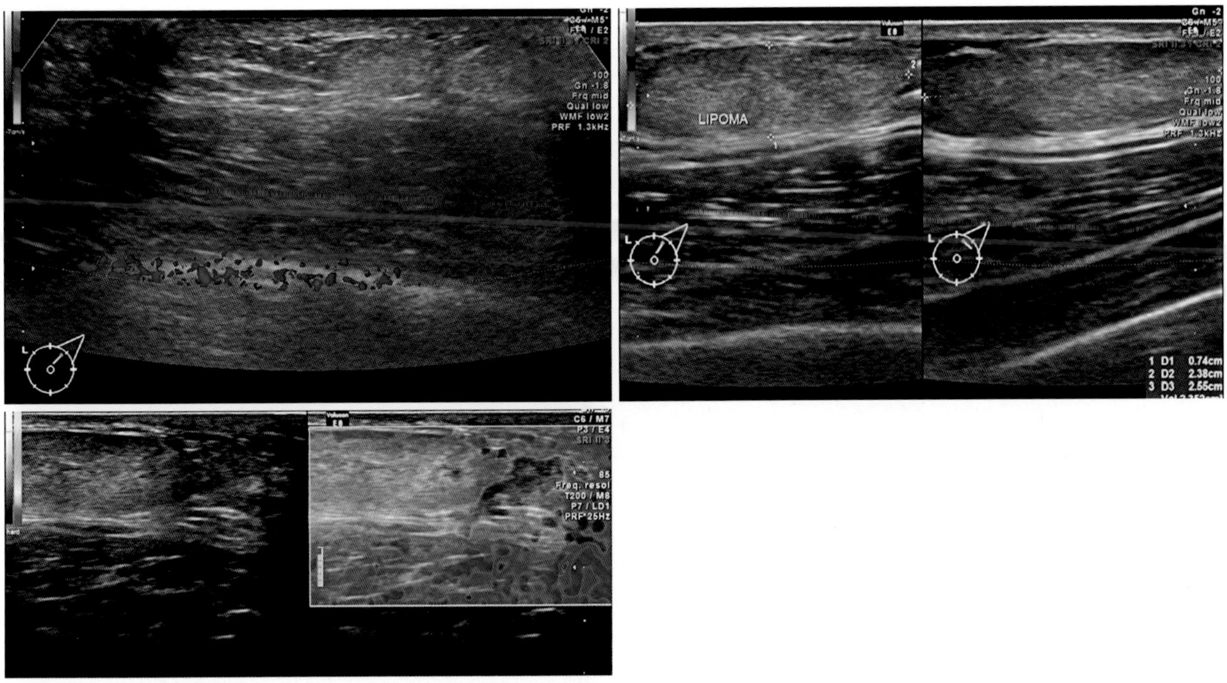

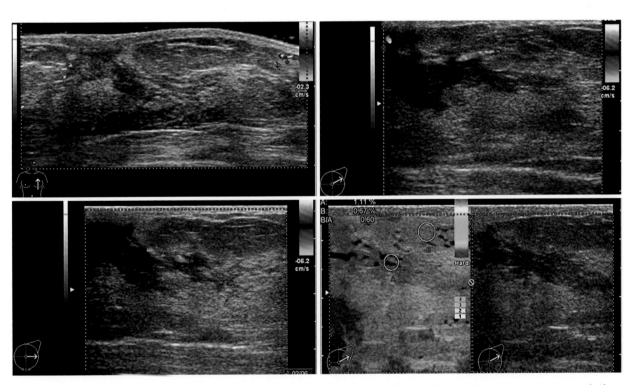

图10-1-18　患者男性，31岁。FBU检查显示假性男性乳腺发育，左乳外上象限可见一脂肪瘤

图10-1-19　患者男性，63岁，不对称男性乳腺发育。FBU检查显示右侧导管和基质分化好，而左侧乳腺芽具有假性肿瘤性低回声，边缘不规则，以导管发育为主要特征；Ueno评为1分，FLR值非常低，为0.60

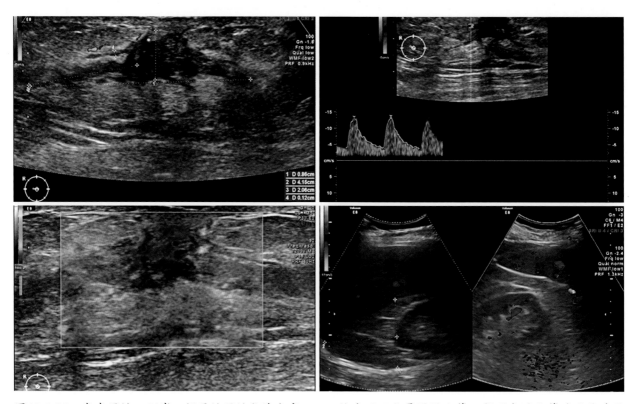

图10-1-20　患者男性，64岁，假恶性男性乳腺发育。FBU检查显示乳晕周围血管环新形成的血管系统是外周性的，分支芽的Ueno评为1分，乳头–乳晕复合体应变正常增加

合征和*CHEK2*[20]。

根据文献，大多数人接受如下假设。

第二节　男性乳腺癌

采用与女性乳腺癌相同的标准，对单纯良性男性乳腺发育和男性乳腺癌或恶性男性乳腺发育进行鉴别诊断。男性乳腺癌是一种罕见疾病，约占所有乳腺癌的1%[20]，因常在晚期才得以诊断或被误诊，故发现时病情已严重。

男性乳腺癌的病因可分为遗传、代谢、非激素及环境等，主要遗传因素的作用与女性相似，*BRCA2*突变也是男性乳腺癌遗传的主要原因。在一些情况下，男性乳腺癌患者可能存在Klinefelter综合征、阳性家族史及可疑的遗传因素，如*AR*基因突变、*CYP17*多态性、Cowden综

- 发病时，男性乳腺癌发生于一侧乳腺，且见于老年男性。

- 在大多数男性乳腺发育的病例中没有相关的癌症，然而，对于50岁以上的男性，当出现单侧乳房突然增大时视为可疑癌症。

- 男性乳腺癌的表现与女性乳腺癌相似：单个乳腺中发现包块，通常无痛和乳头溢液，但包块可能难以触及。

- 活检是确诊癌症的唯一方法。

男性乳腺癌的FBU表现类似于女性乳腺癌的表现。这种技术通过显示异常包块或病变与

导管之间的关系以说明乳腺的病因。放射扫查有助于按顺时针方向精确定位，必须仔细分析血管情况以避免过度诊断，并推荐在活检或手术治疗前进行超声弹性成像检查。导管连接对于男性乳腺癌的诊断是必须的，因为其与女性乳腺癌相似，大多数男性乳腺癌是浸润性导管癌[21, 22]，乳头状癌在男性中相对常见，而小叶癌较为罕见[23]。

根据经验，男性乳腺癌比女性更容易发现，因为乳房体积小，肿瘤周围通常没有致密的腺体结构。因此，该方法的敏感性约为100%。由于心理因素的影响，患者就诊时肿瘤的发展阶段较早，腋窝淋巴结只在极少数病例中可见。在男性患者中，我们没有发现多中心或多灶性乳腺癌，且这方面的文献也比较少

（图10-2-1~图10-2-3）。

通过多普勒技术进行血管分析，可用于新近的或急性的男性乳腺发育和病理性肿块的诊断，有以下几点需要注意[16]。

• 应避免高估多普勒作为单独超声结果时的作用，但是肿瘤穿入动脉成角[24]、管腔增宽伴血流混叠，可能是恶性征象。

• 多普勒或超声造影的价值与乳腺增强MRI相似，但多普勒超声的价值更低。然而，在传统超声和导管超声检查时使用超声造影可获得更好的结果。

• 除了Stavros[25]和超声BI-RADS标准外，多普勒特征也很有用，因为大多数乳腺超声都是忽视了新生血管而陷入误区（新生血管存在

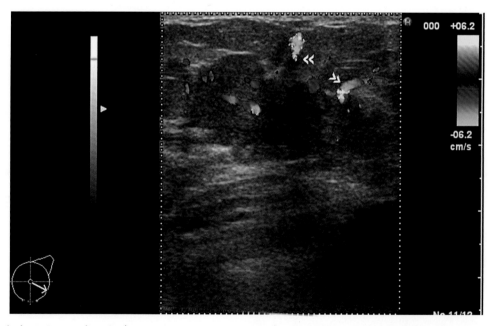

图10-2-1　患者男性，52岁。超声显示左乳4：00方向低回声偏心性肿块，与增厚导管相连，呈不规则的毛刺状边缘，其长轴平行于乳腺腺叶半径，呈恶性新生血管（多条血管、具有入射倾角、走行纡曲等特点）。肿瘤边缘导管和血管沿Cooper韧带（>>）延伸，高度怀疑恶性。超声弹性成像将作为一个补充手段，避免不必要的活检[16]

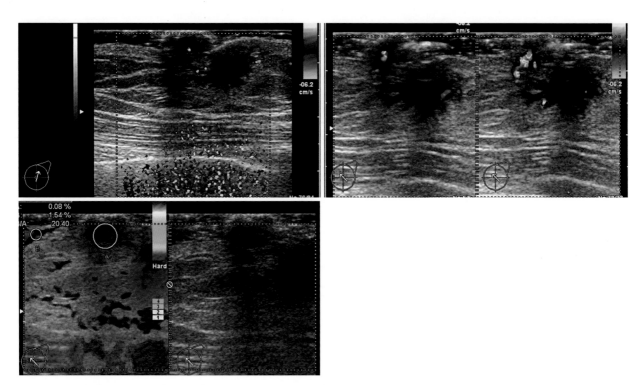

图10-2-2　患者男性，69岁。超声显示左乳5：00方向中央乳腺癌。根据Stavros标准，FBU检查显示肿块有与乳头相连、新生血管形成、肿瘤–导管–乳头硬度增加等恶性特点

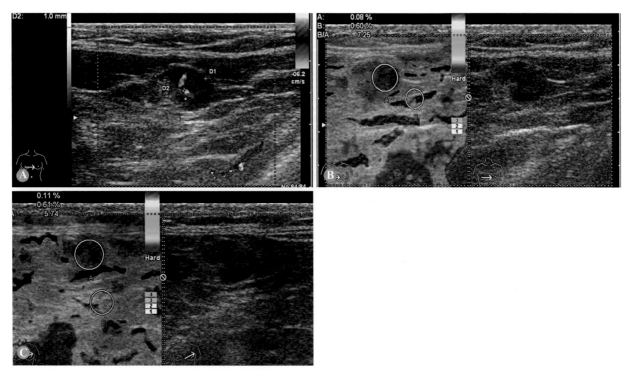

图10-2-3　与图10-2-2为同一病例，FBU检查发现乳房内下象限淋巴结（图A，图B）和左侧腋窝淋巴结（图C）

于Stavros标准为良性而实际为恶性的病变中，在经典超声显示的假恶性病变中没有新生血管，或在不确定的乳腺病变中新生血管可有多种表现）。

• 多普勒导管超声辅以超声弹性成像代表了FBU技术，这是唯一能够完成对乳腺及其软组织超声检查的方法，但是仍然存在一些技术不够标准化的问题，如不同的机器配有不同的软件和不同的阐释应变标识、超声工作者尚缺乏足够的关于导管超声和超声弹性成像检查的培训。

• 建议在活检和手术治疗前使用FBU检查，尤其是对有疼痛的男性乳腺发育患者或儿科患者，避免出现活检后疼痛、血肿及瘢痕等不良反应。

据推测，男性乳腺发育者可能患有绝对或相对的雌激素过多症，而且相关的恶性肿瘤风险可能增加。

2002年发表的一项报道，对"存在乳腺发育症的男性患其他癌症的风险是否更大"进行了研究[26]：在1970—1979年间对446名单侧或双侧乳房增大的男性进行手术，组织病理学诊断为男性乳腺发育症，经过20年的随访观察及评估，最终，这组患者构成了8 375.2人次的显著值。我们得出结论：在男性乳腺发育症患者手术2年多后患睾丸癌和鳞状细胞皮肤癌的风险明显增加。在这组患者中，有2名早期乳腺癌患者，随访期内没有发现男性乳腺癌的新发病例，这说明男性乳腺发育的诊断性手术可能降低了这一风险。我们发现存在大量不必要的乳腺手术（446例中只有2例是乳腺癌，

占0.44%），与目前先进的无创超声诊断技术相比，手术是当时的主要诊断方法。我们无法解释为何患皮肤癌的风险增高，但可以得出结论：雌激素治疗并没有使前列腺癌的进展得到改善，但可导致男性乳腺发育。

根据不同的进展风险，男性乳腺病变的鉴别诊断有很多分类。Olsson和col. 提出了一个基于发生标准的、很有价值的分类方法[26]。

I. 发生于男性的病变[26]
A. 男性乳腺发育伴实质继发性病变
• 导管增生
• 导管扩张（乳溢症）
• 乳头状瘤
• 腺瘤
• 乳腺纤维囊性改变
• 糖尿病性腺病
• Paget病（女性更常见）
• 乳腺癌

B. 非男性乳腺发育症
• 假性男性乳腺发育症
• 肌纤维母细胞瘤
• 颗粒细胞瘤（神经来源）
• 表皮包涵囊肿
• 囊性淋巴管瘤
• 静脉曲张
• 平滑肌瘤
• 脂肪瘤
• 软组织多形性透明变性血管扩张性肿瘤

II. 病变不发生于男性或极为罕见（罕见病例存在小叶，如前兆病变）

349

- 纤维上皮病变
  - 纤维腺瘤
  - 叶状肿瘤
  - 癌肉瘤
- 小叶癌

这种分类不包括从毛囊炎到脓肿在内的乳房感染，因为这类疾病通常可以通过病史和临床检查得出结论。

第三节 男性乳房发育与影像-病理的相关性

良性男性乳腺发育症占病理性男性乳房增大的主要部分，而激素失调是最常见的原因之一。导管超声是介入手术前的检查方法，因为解剖学分析为男性乳腺发育症提供了诊断和鉴别诊断方法，并且可以分析其亚型（急性/红肿、慢性/伴或不伴有肿块），推荐有针对性的激素化验和影像辅助检查，从而减少整体诊断的时间和成本[16]。

提示男性乳腺发育的最重要的激素变化会发出以下信号。

- 不孕症：一项研究纳入106例不育男性患者，结果表明雌二醇（estradiol，E2）和卵泡雌激素（follicle-stimulating hormone，FSH）呈正相关（r=0.67，$p<0.0001$）[3]，证实雌激素过多（男性乳腺发育）与不孕症（性腺功能减退）相关。基于上述结果，男性乳腺发育症可以认为是不育症的一种症状，也是不育症治

疗效果的一个观察指标。

- 甲状腺肿和垂体病：在日常工作中，很多男性乳房发育症和甲状腺肿患者伴或不伴激素变化，还有极少数患者伴有高催乳素血症。大多数病例是后天性疾病，主要表现在成年期，病因众多。Benvenga和Col.于2000年报道一位10岁患有先天性肾上腺增生症伴睾丸肾上腺残基瘤的男孩，其血清中17-OH黄体酮（17-OHP）、E2、睾酮、促甲状腺激素及泌乳素的浓度都很高，但甲状腺激素（T3、T4、FT3和FT4）和甲状腺素结合球蛋白水平正常。该病例提示E2能刺激基底细胞、促甲状腺激素及泌乳素的分泌[6]。这项研究说明了E2（男性乳腺发育症）与促甲状腺激素、泌乳素之间的致病关系，以及存在合并（甲状腺激素T3和T4正常）甲状腺肿的可能性。

- 男性高泌乳素血症有多种病因[13]，女性和男性的血清水平通常与FBU表现相关：高激素水平可以表现为导管扩张，伴血流信号弥漫性增多。无论是否存在相关的慢性乳腺炎，多普勒低信号图像总是与泌乳素相关[27]。多普勒导管超声作为高泌乳素血症的随访检查方法，与血清激素检测相比，具有检查费用低、耗时少等优点。

- 高雌激素血症与更年期激素替代治疗类似，可能与男性冠状动脉血栓形成有关[28]。相反，当导管超声诊断男性乳腺增生或导管-小叶增生时，血清E2浓度应作为评价血栓形成的危险因素。

- 老年高雌激素血症应首先考虑病理性因素，再考虑生理性因素。有些疾病的病因复杂，高雌激素血症可能被其他症状和疾病掩

盖。文献报道，一位71岁患肯尼迪病的男性患者，其临床症状为发音和吞咽困难、腭部和口腔下颌肌束震颤、下肢无力、乳腺发育和睾丸萎缩。证实该病与雌激素水平（180~220 pg/ml）增加有关[29]，也论证了男性乳腺发育症对疾病诊断的重要性。

• 男性乳腺癌与男性乳腺发育并存，当传统的诊断方法不能证实良性乳腺芽和导管时，这些疾病的治疗方案往往存在疑惑。

多数学者认为男性乳腺发育症是良性疾病或生理性乳腺发育，50%的乳腺发育患者进行过钼靶检查[10]。在老年男性患者中，男性乳腺发育症占所有乳腺疾病的65%，乳腺癌占25%，其他病变占10%。事实上，雌激素受体表达阳性率在乳腺癌患者中男性多于女性，达75%~94% [2]。

由于男性乳腺组织受激素刺激使导管和结缔组织增长，导致男性乳腺发育。男性乳腺癌的主要组织学亚型为导管或未分化类型的癌（93.7%），其次是乳头状癌（2.6%）。因男性乳腺末端小叶稀少，乳头状癌在男性患者中罕见。FBU检查的价值在于诊断男性乳腺发育症、乳腺癌及不可触及的微小肿瘤。根据我们的经验，有明显新生血管或导管增生的乳腺发育症与高雌激素血症相关，而慢性乳腺发育则伴有较少的血管结构和正常的激素化验结果（图10-1-3~图10-1-13）。

多普勒导管超声显示为大的中央导管壶腹状扩张，直径达3~4 mm，外周增厚的小叶与导管末端相连，多普勒血流信号丰富，类似于哺乳期乳腺。外科治疗证实右乳导管含乳汁[1]

（图10-1-14~图10-1-16）。

MRI检查显示右侧肾上腺肿块伴有轴向T_1WI和T_2WI的不均匀高信号，右侧肾脏有标记。WF T_1WI序列信号发生改变，呈不均匀低信号（为肿瘤的脂质成分），多是良性肾上腺腺瘤的特征（"化学位移"[16]）（图10-1-17~图10-2-3）。

第四节 小儿乳腺疾病

乳腺是由受精后前6周形成的乳芽发育而来。出生时，新生儿乳芽通常有小的导管分支，伴肿胀和压痛，有时有乳头隆起的表现。在出生后的短时间内可分泌少量的乳汁，即奇乳（witch milk，又称为初乳）。奇乳受通过胎盘转移的母体激素的影响，属于生理现象。乳腺在青春期（通常在9岁以后）进一步发育（图10-4-1）。

女孩乳房早发育表现为单纯乳房早发育或青春期前乳房发育，发生于8岁以前。有些发育中的乳腺被误认为是肿块而进行了手术治疗，导致无乳房。青春期前乳房发育是良性的、进展缓慢的，需与身体外观、青春期激素水平早于8岁女孩和9岁男孩的性早熟加以区分。性早熟、阴毛（7岁以下的男孩或女孩出现阴毛）与激素水平有关，这些身体变化会影响儿童情绪。由于骨骺闭合导致身材矮小、女孩出现月经、男孩性欲增加。超声检查还发现女孩子宫体发育、子宫体/子宫颈＞1（在青春期前，子宫颈/子宫体＞2）及卵巢内多个卵泡发育（图10-4-1~图10-4-5）。

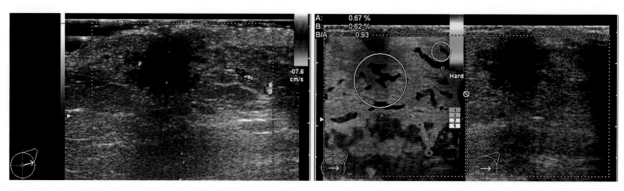

图10-4-1　正常女孩，10岁，乳腺初发育。FBU检查显示乳芽伴外周分支导管，周围包绕少量高回声的腺体间质，包含许多乳晕周围新形成的血管分支

在临床检查中，我们常见乳腺发育不对称的现象，儿童和男性单侧乳腺发育往往被误认为是乳房肿块，从而进行活检和外科治疗。儿童乳腺活检必须慎重，因为一些继发性改变的影响可能比成年人更严重，如血肿[14]和瘢痕形成会影响乳腺发育。

单纯性乳房早发育的病因众多，最重要的病因是与性早熟有关，是由下丘脑释放促性腺激素释放激素（GnRH）导致的。

大多数单纯性乳房早发育没有更多的并发症，大多数女孩正常进入青春期。

真性单纯性乳房早发育的诊断有助于筛选出有性早熟风险的患者，这些患者需先考虑中枢神经系统的异常（如肿瘤、炎症、创伤、手术和先天性异常），再考虑其他因素如家族遗传、BMI指数的增加及外源性的性激素（如家禽中的雌激素、植物雌激素、杀虫剂和邻苯二甲酸盐等雌激素类药物）[30, 31]。为了优化乳腺组织的显像，我们建议使用线阵高频探头、配用导声垫或大量声学耦合剂等对浅表病灶进行更好地评估。

第三章描述了乳房初发育前儿童的正常超

声表现，小的低回声乳腺组织被皮下脂肪组织和位于胸肌后方的线性纤维包围。在健康婴儿中，皮下脂肪组织表现为回声不均。肋骨也表现为伴有声影的低回声结构，但不应误认为是乳腺肿块。肋骨旁软骨段可表现为低回声的椭圆形结构、伴有后方回声增强和边缘阴影（Kobayashi征）、类似良性病变，但其位于胸肌后方，不与乳腺组织连接。当乳房开始发育时，乳腺芽组织表现为乳晕后方锥形低回声，其分支通常不对称伸展，主要朝向外上象限。高回声的乳腺间质内可探及明显或不够明显的新生血管，常始于乳晕周围血管，在乳腺4个象限均匀分布（图10-4-4～图10-4-8）。

文献和我们的研究结果表明，在儿童和青少年人群中，有症状的乳腺异常多为良性。体格检查、临床随访和超声检查有助于诊断。纤维腺瘤是儿童和青少年人群中最常见的乳房实性肿块，但手术治疗的确切时机尚不清楚。当乳房实性肿块没有明显的新生血管、肿块大小和生长速度没有明显变化时，我们认为应首选保守治疗，因为乳房发育过程中的小病变可能会自行缓解。此外，年轻人的纤维腺瘤通常具有多中心性、多灶性，且发生不同步。手术治疗可能增加瘢痕的数量，也可能影响乳房发育。

对超声检查为阴性的病例，经典文献中的观点是建议临床观察。我们考虑到绝大多数结节为良性，外科手术是最后的治疗手段（仅限于增大的病变或具有高度可疑特征的病变）。

近年来，随着超声仪器的发展，我们对儿童和青少年的生理性乳腺发育和特殊病变的声像图的认识有了新的突破。因此，乳腺超声检查在鉴别、描述异常情况及指导进一步研究方面最有价值。

Aruna Vade和Col.[32]的一项针对20名年龄在13~19岁的青春期女孩（因可触及乳腺肿块而就诊）的研究，超声显示为实性肿块。研究结果表明，经典超声不能对青春期乳腺患者所有的实性肿块做出正确诊断。然而，依据Stavros标准[33]，我们能够预测65%的乳腺肿块为良性，这些肿块均有组织病理学检查结果。因存在不美观瘢痕、复发及损伤发育中乳腺的风险，我们认为并非所有的乳腺良性肿块（尤其是有多个增生结节时）都必须手术切除。此外，本研究与相关文献一致认为在忽略腺体解剖结构、不清楚导管连接、多普勒的价值被低估时，Stavros标准在年轻乳腺诊断中的特异性较低。

在临床和超声评估后，对62例8周~20岁的患者[34]进行详细分类，确立了4个主要诊断：良性肿瘤（15例）、发育障碍（14例）、囊性变（11例）和先天性缺陷（7例）。其余病例：没有异常（9例）、无病理学或形态学相关证据的乳头溢液（3例）、脓肿（2例）和表皮样

囊肿（1例）。研究结果没有发现恶性肿瘤，这具有很重要的意义，但该研究不能证明超声在良性病变鉴别诊断中的准确性。此外，由于是超声检查而非解剖，所以这项基于经典超声的研究没有定义"发育障碍"和"先天性缺陷"，也无法解释乳头溢液。

经典超声在描述儿童囊性、炎性和肿瘤性病变方面非常有帮助。虽然大多数儿童的乳腺肿块是良性的，但叶状肿瘤可以是良性，也可以是恶性的。分叶状囊肉瘤虽然是最常见的乳腺恶性肿瘤之一，但在青春期，分叶状囊肉瘤很罕见。叶状肿瘤在经典超声上表现为界限清楚、椭圆形或分叶状，其特点为生长迅速、由导管周围基质发展而来、具有纤维上皮结构及有时含有囊性成分等。

Weinstein和Col.[34]在应用超声评价儿童和青少年乳腺肿块后发现：乳腺增生、囊肿、纤维腺瘤、淋巴结、积乳囊肿、导管扩张和感染，但没有发现恶性肿瘤。据Kronemer和Col.的报道，在罕见的病例中，横纹肌肉瘤、非霍奇金淋巴瘤和白血病可以转移至儿童和青少年的乳腺[35]。

大多数研究提出，在这一年龄段的肿块和有症状的乳腺中没有出现局灶性结构异常，囊肿更为罕见[34]。与此相反，随着女性年龄的增长，单纯性囊肿或纤维囊性发育不良及导管扩张的发生率也在增加。目前尚没有很好地解释，但其与基于胚胎时期"病叶"理论的囊性发育不良相矛盾[36]。

由于对儿童乳腺未按解剖学路径进行检查和阐释，传统超声的扫描结果势必导致误诊，例如，青春期的腺体组织是等回声的，被低回

声脂肪包围，或与低回声脂肪组织相比，腺体组织是等回声的。实际上，乳腺特定的腺体组织呈低回声，代表成年期的乳腺实质。在儿童中包含有分支乳腺导管的乳芽，与腺体小叶终于乳腺终末小叶单元末端。腺实质被腺间质包围，腺间质本身由周围的脂肪组织和乳腺中央区域的腺实质界定，与成年人的乳腺相似，处于发育期的腺间质由于结缔组织的成分众多而呈高回声。腺间质比脂肪组织间质厚，表现为薄的线性高回声间隔，部分间质可见彩色多普勒血流信号（图10-4-9~图10-4-16）。

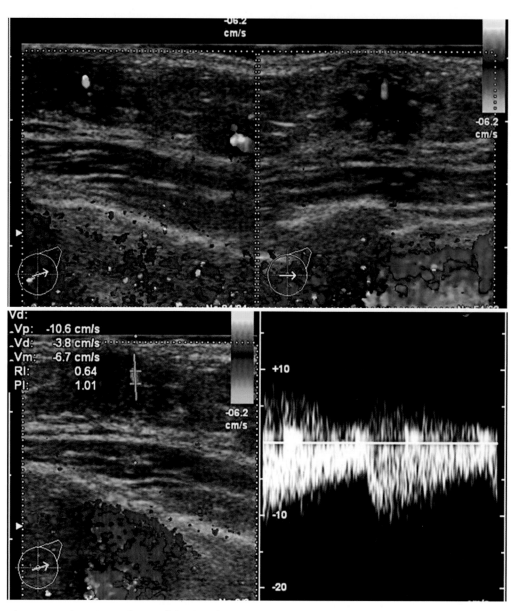

图10-4-2 患儿女，1岁，乳房提早发育

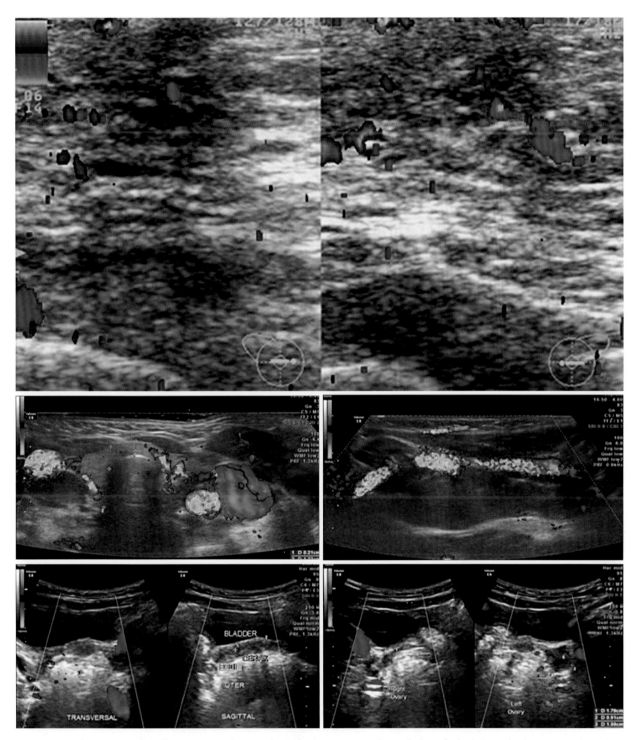

图10-4-3　患儿女，2岁，抑郁症和注意缺陷多动障碍，NF-1型（冯·雷克林豪森病），亲属NF阴性，性早熟伴乳腺早发育。彩色多普勒超声显示右颈总动脉受右颈丛状神经纤维瘤推挤移位[30]

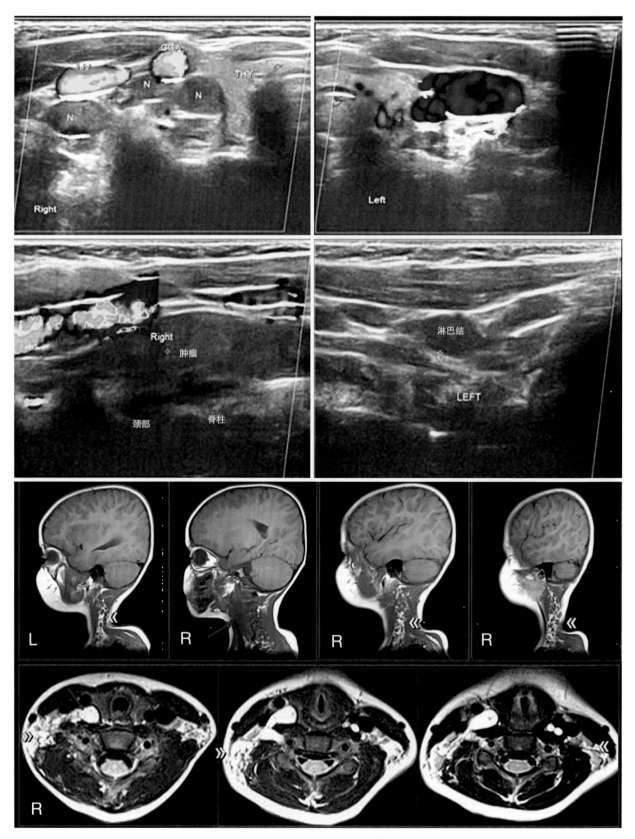

图10-4-4　与图10-4-3为同一病例，与NF-1型相关的性早熟。超声矢状面扫描显示右丛状神经纤维瘤和左侧结节状肿瘤，与矢状位T₁WI和轴向T₂WI MRI扫描类似，与前10个月检查变化不大[30]

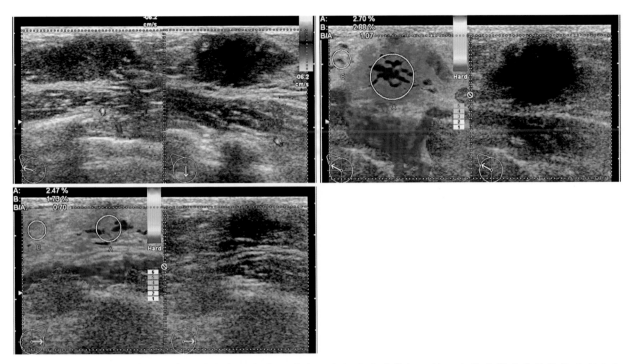

图10-4-5　患儿女，5岁，乳腺提早发育，发育不对称且有假性肿瘤特征。低回声乳腺芽的外周导管具有后方声影（Kobayashi征），且与超声弹性成像的良性评分一致

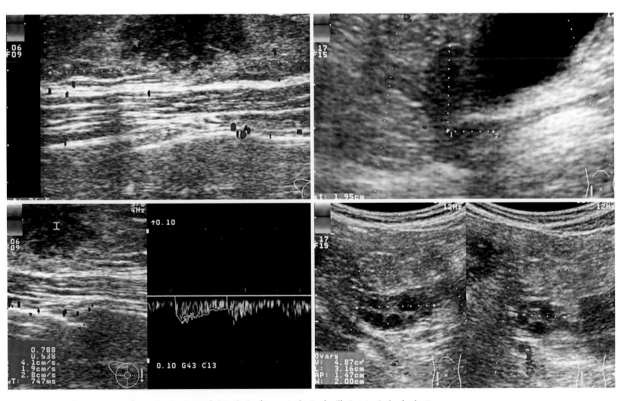

图10-4-6　患儿女，9岁，生理性乳腺提早发育，子宫和卵巢也同时发生变化

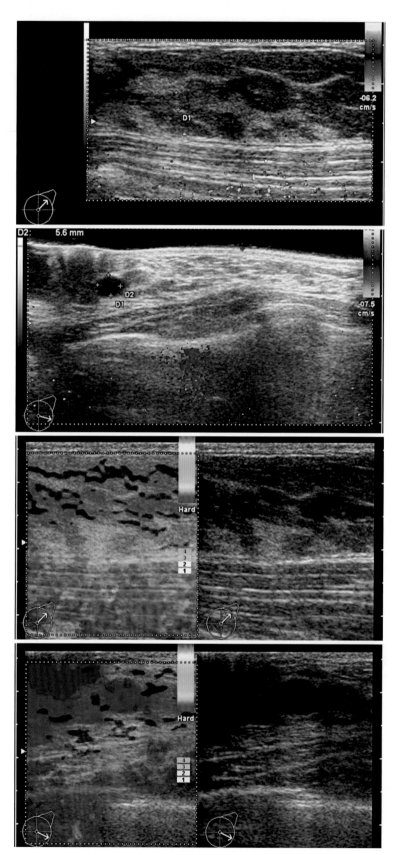

图10-4-7　正常女性，15岁，青春期乳腺，有分支导管、残留的乳芽及新生血管。超声弹性成像显示乳腺实质具有较高弹性

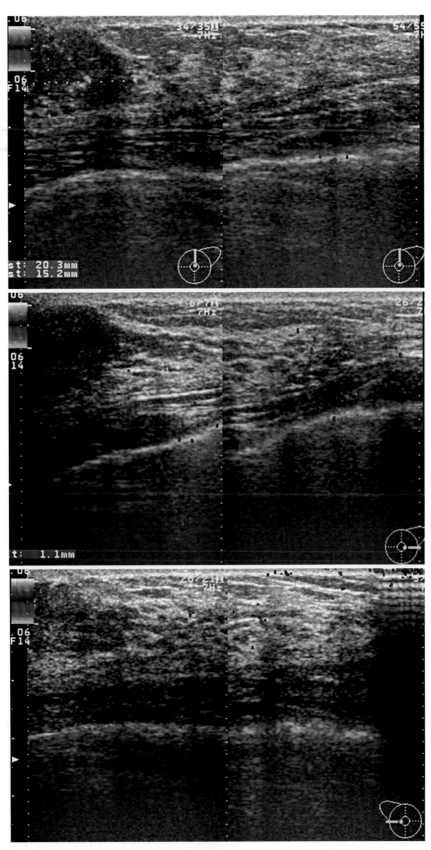

图10-4-8 正常女性，17岁，生理性乳腺早发育。导管超声显示分支导管末段由于乳晕后方的乳腺基质发育不全，残留乳芽呈假性结节状，是年轻乳腺特有的表现类型

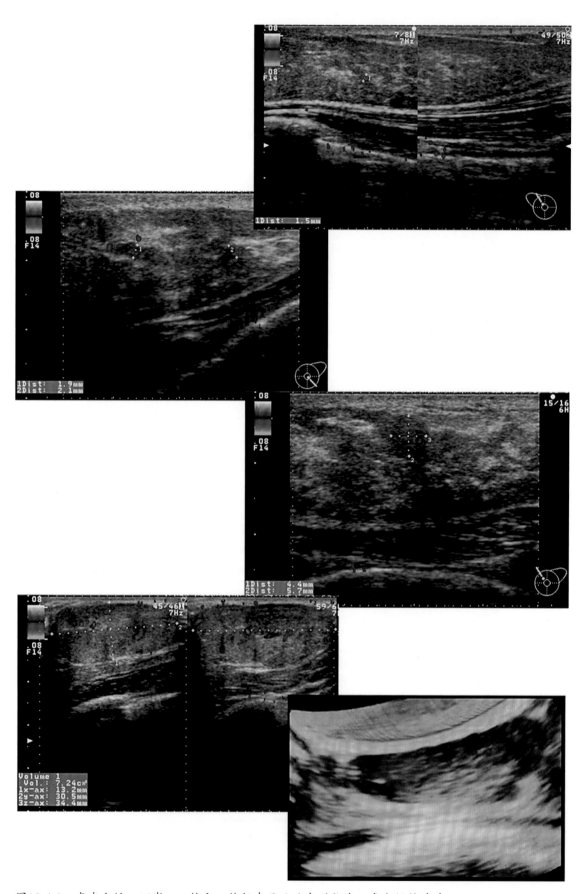

图10-4-9　患者女性，15岁，二维和四维超声显示致密型乳腺、多发纤维腺瘤

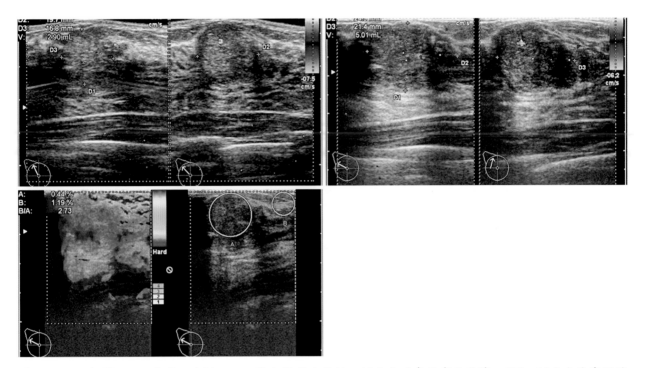

图10-4-10　与图10-4-9为同一病例。FBU检查显示右乳11：00方向正常发育的乳腺，而9：30方向为实性结节。二维超声、彩色多普勒和弹性成像均呈良性表现，提示为纤维腺瘤

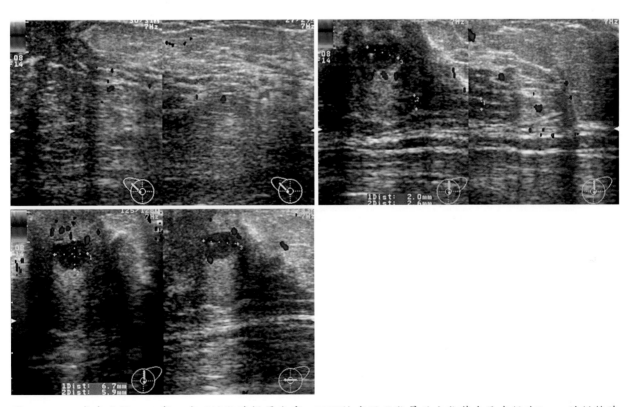

图10-4-11　患者女性，14岁，病理性乳腺提早发育。FBU检查显示乳晕后方乳芽内见直径为7 mm的纤维腺瘤、低回声、Kobayashi征、周围有新生血管。乳腺初发育时，乳房外周的间质比中央区域更发达，外周的导管明显

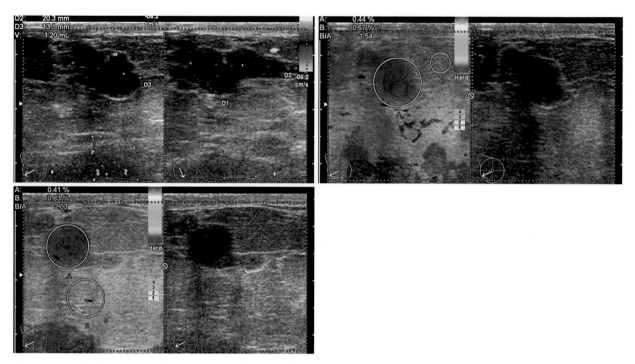

图10-4-12　患者女性，14岁，病理性乳腺提早发育。FBU检查显示右乳8：00方向乳腺导管壶腹扩大，内含液性成分，导管壁增厚，伴血流信号；BGR征象，FLR值低，良性病灶。推荐保守治疗

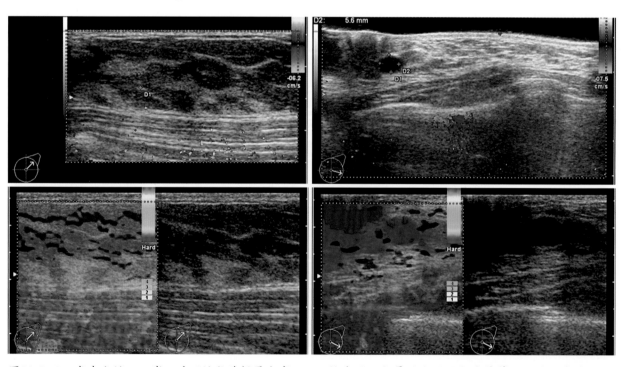

图10-4-13　患者女性，15岁，病理性乳腺提早发育。FBU检查显示乳晕后方位于新生导管之间的小囊肿

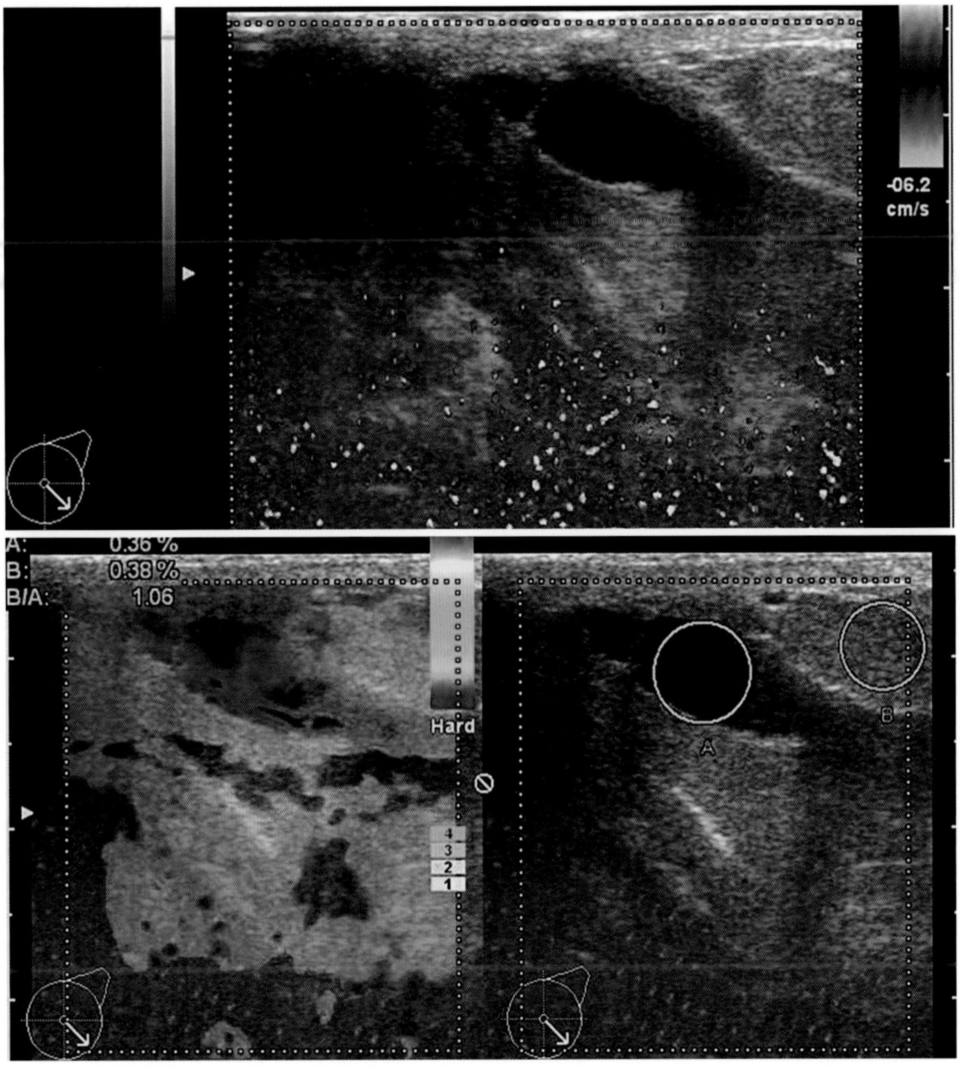

图10-4-14　患者女性，14岁，病理性乳腺提早发育。FBU检查显示左侧5：00方向乳晕周围可见多发囊肿，囊内呈无回声、壁薄、位于乳芽分支边缘，BGR征象；正常乳芽为致密低回声，Ueno评为1分

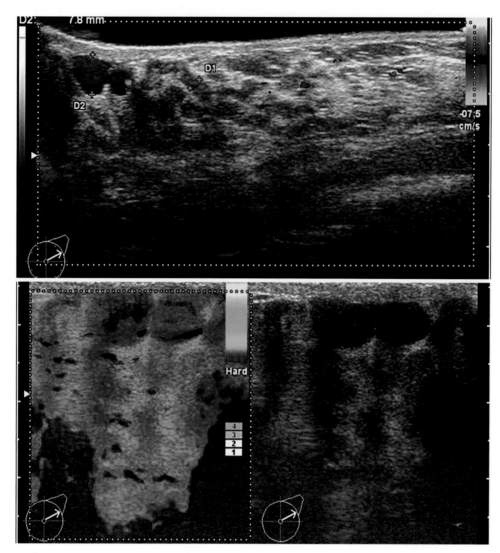

图10-4-15　患者女性，16岁，病理性乳腺提早发育。FBU检查显示左乳2：00方向呈致密型乳腺，乳腺导管较粗，腺间质较多，乳晕周围见多发相通的囊肿，囊肿内含液体/残渣碎片；BGR征象

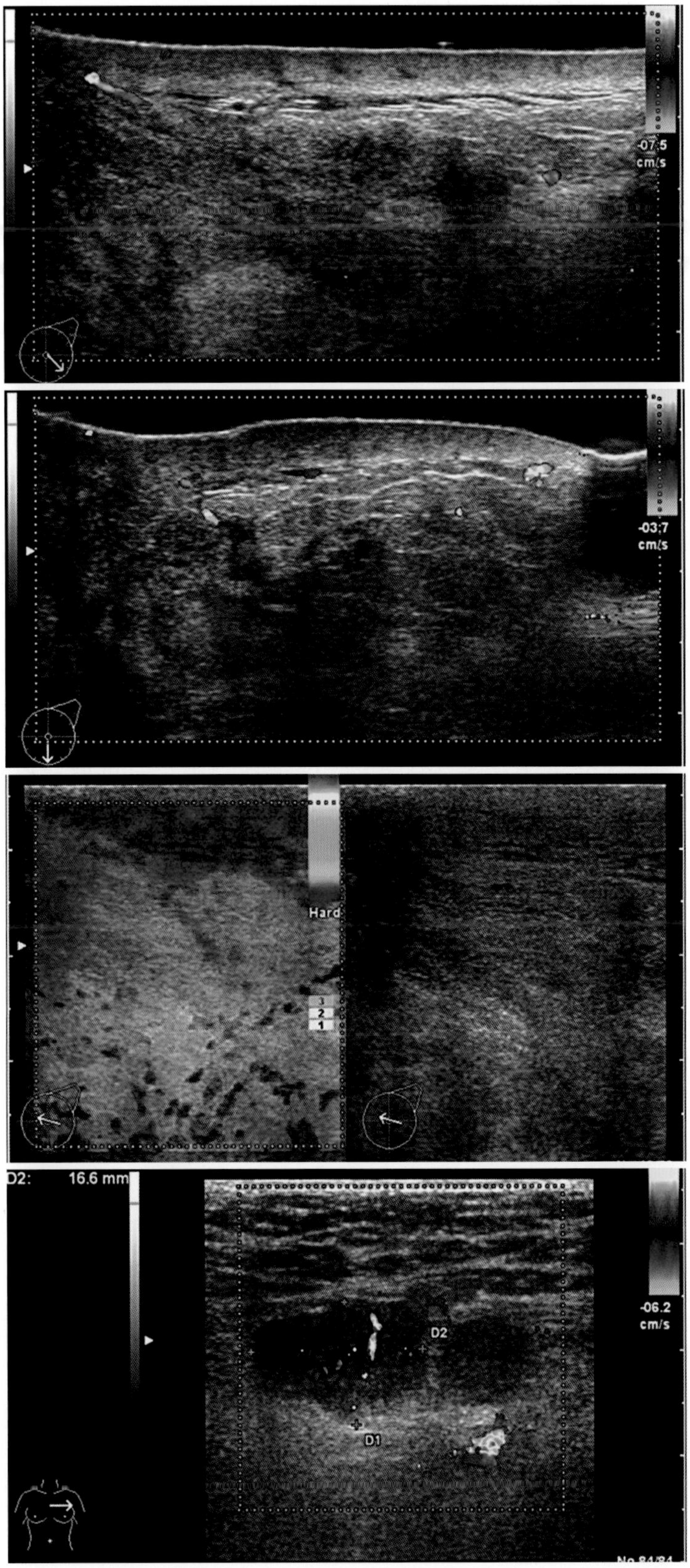

图10-4-16 患者女性，17岁，病理性乳腺早发育合并弥漫性非产褥期乳腺炎。FBU检查显示腺体前脂肪组织水肿，皮肤和淋巴管增厚，腺体组织回声增强，散在血流信号，浅表组织（皮肤和脂肪）硬度增加，腺体区域弹性正常（导管为绿色），腋窝前哨淋巴结有反应性增生改变

第五节　儿童与青少年的乳腺恶性病变

在儿童和青少年人群中，乳腺恶性肿瘤极为罕见，其可能是原发性乳腺癌或其他肿瘤的乳腺转移灶。20岁以下的原发性乳腺癌极为罕见，因为在这一时期乳腺的血管少，所以乳腺转移发生在恶性肿瘤的晚期。在年轻患者中，横纹肌肉瘤、非霍奇金淋巴瘤和白血病是转移至乳腺最常见的原发性肿瘤[37]。当这个年龄段发生乳房恶性肿瘤时，更可能是非乳腺来源的转移癌而不是原发性乳腺癌[38]。

儿童和青少年乳腺肿块的恶性表现具有与成年人相同的特征。

- 边界不规则、成角或呈分叶状。
- 后方声影。
- 垂直增长大于水平增长。
- 尽管良性肿块如纤维腺瘤也可能随着时间增长，但临床上快速增长的肿块也值得怀疑。

对于儿童或青少年，特别是那些除乳腺癌以外、有原发性恶性肿瘤病史的患者，即使是有局限性实性肿块的增大也应当谨慎看待，因为它可能是乳腺的转移灶，通过乳房没有疼痛，临床上据此来鉴别诊断是早熟性乳腺发育还是男性乳腺发育。Chateil等人[37]描述了转移性疾病的多种表现。在经典超声中，有的病灶边界清楚，有的病灶有可疑特征，如后方声影与纵横比＞1。在转移病灶中，最常见的超声特征是不均质回声。

我们研究的病例中没有恶性肿块，但是可能有来自远处转移的癌。此外，腋窝淋巴结肿大也可能起源于乳腺外，FBU检查后可以排除乳腺受累。超声弹性成像已证实在成年人组织应变评估中具有价值，但在儿科研究中应用较少。超声弹性成像主要用于评估肝纤维化、痉挛性神经病变的肌肉、甲状腺或周围淋巴结。有学者将对超声弹性成像在儿童乳腺内的软组织恶性肿瘤的诊断和疗效监测做进一步的研究。

导管超声证实了导管之间的连接、新生血管的明显增多及周围肥大小叶融合的发育过程。

参考文献

[1] GEORGESCU A C, ENACHESCU V. The diagnosis of gynecomastia by Doppler Ductal Ultrasonography. Etiopathogenic, endocrine and imaging correlations - partial data[J]. Med Ultrason, 2009, 11(3): 33-40.

[2] THOMAS D B, JIMENEZ LM, MCTIERNAN A, et al. Breast cancer in men: risk factors with hormonal implications[J]. Am J Epidemiol, 1992, 135: 734-748. PubMed Abstract.

[3] RAMIREZ-TORRES M A, CARRERA A, ZAMBRANA M. High incidence of hyperestrogenemia and dyslipidemia in a group of infertilemen[J]. Ginecol Obstet Mex, 2000, 68: 224-229.

[4] FUJIMOTO Y, HATAMA M, TEZUKA K, et al. Ultrasonic screening of the thyroid in the patients with breast complaints. In: Research and development in breast ultrasound[J]. Springer, Tokyo, 2005, 167-169.

[5] FUJIMOTO Y, KATO Y, MAEKAWA H, et al. Ultrasonic screening of thyroid in the patients with breast complaints[J]. J Ultrasound, 1988, Med 7: 39-S283.

[6] BENVENGA S, SMEDILE G, LO GIUDICE F, et al. Euthyroid hyperthyrotropinemia secondary to hyperestrogenemia in a male with congenital adrenal hyperplasia[J]. Horm Metab Res, 2000, 32(8): 321-325.

[7] DE ROSA M, ZARRILLI S, DI SARNO A, et al. Hyperprolactinemia in men. Clinical and biochemical features and response to treatment[J]. Endocrine, 2003, 20(1/2): 75-82.

[8] RECCHIA A G, VIVACQUA A, GABRIELE S, et al. Xenoestrogens and the induction of proliferative effects in breast cancer cells via direct activation of oestrogen receptor alpha[J]. Food Addit Contam, 2004, 21(2): 134-144.

[9] VIVACQUA A, RECCHIA A G, FASANELLA G, et al. The food contaminants bisphenol A and 4nonylphenol act as agonists for estrogen receptor alpha in MCF7 breast cancer cells[J]. Endocrine, 2003, 22(3): 275-284.

[10] EVANS G F, ANTHONY Y, TURNAGE R H, et al. The diagnostic accuracy of mammography in the evaluation of male breast disease[J]. Am J Surg, 2001, 181(2): 96-100.

[11] APPELBAUM A H, EVANS G F, LEVY K R, et al. Mammographic appearances of male breast disease[J]. Radiographics, 1999, 19(3): 559-568.

[12] COOPER R A, GUNTER B A, RAMAMURTHY L. Mammography in men[J]. Radiology, 1994, 191(3): 651-656.

[13] BERG W A. Operator dependence of physician performed whole breast US: lesion detection and characterization[J]. Radiology, 2006, 214: 355-365.

[14] HERTL K, MAROLT MUSIK M, KOCIJANCIC I, et al. Haematomas after percutaneous vacuum assisted breast biopsy[J]. Ultraschall in Med, 2009, 30: 33-36. doi: 10.1055/s-2007-963724.

[15] GEORGESCU A C, ENACHESCU V, BONDARI S.The full breast Ultrasonography: an anatomical standardized imaging approach of the benign and malignant breast lesions[J]. ECR, Vienna, EPOSTM.doi: 10.1594/ecr2010/C-0434.

[16] GEORGESCU A C, ENACHESCU V. The diagnosis of gynecomastia by Doppler ductal ultrasonography: etiopathogenic, endocrine and imaging correlations[J]. ECR, Vienna, EPOSTM. doi: 10.1594/ecr2010/C-0420.

[17] RENKES P, GAUCHER P, TRECHOt P. Spironolactone and hepatic toxicity[J]. JAMA 273: 376-377.

[18] THOMPSON D, CARTER J. Druginduced gynecomastia[J]. Pharmacotherapy 13: 37-45.

[19] LOUBE S D, QUIRK RA.Letter: breast cancer associated with administration of spironolactone[J]. Lancet 1: 1428-1429.

[20] WEISS R J, MOYSICH B K, SWEDE H. Epidemiology of male breast cancer[J]. Cancer Epidemiol Biomarkers Prev, 2005, 14(1): 20-26.

[21] RUDDY K J, WINER E P. Male breast cancer: risk factors, biology, diagnosis, treatment, and survivorship[J]. Ann Oncol.doi: 10.1093/annonc/mdt025.

[22] BURGA A M, FADARE O, LININGER R A, et al. Invasive carcinomas of the male breast: a morphologic study of the distribution of histologic subtypes and metastatic patterns in 778 cases[J]. Virchows Arch 449(5): 507-512.

[23] KORNEGOOR R, VERSCHUUR MAES A H, BUERGER H, et al. Molecular subtyping of male breast cancer by immunohistochemistry[J]. Mod Pathol, 2012, 25(3): 398-404.

[24] KUJIRAOKA Y, UENO E, YOHNO E. Incident angle of the plunging artery of breast tumors. In: Research and development in breast ultrasound[J]. Springer, Tokyo, 2005, 72-75.

[25] STAVROS A T, THICKMAN D, RAPP C L. Solid breast nodules: use of sonography to distinguish between benign and malignant lesions[J]. Radiology, 1995, 196: 123-134.

[26] OLSSON H, BLADSTROM A, ALM P. Male gynecomastia and risk for malignant tumours-a cohort study[J]. BMC Cancer, 2002, 2: 26.doi: 10.1186/1471-2407-2-26.

[27] GEORGESCU A C, ANDREI M E, ENACHESCU V. New horizons in breast Doppler ductal echography: the positive and differential diagnosis of ductal ectasia, with etiopathological correlations[J]. ECR, Viena, EPOSTM. doi: 10.1594/ecr2013/C-0667.

[28] PHILLIPS B G, PINKERNELL H B, JING T Y. The association of hyperestrogenemia with coronary thrombosis in men[J]. Arterioscler Thromb Vasc Biol 16: 1383-1387.

[29] LUO J J. Hyperestrogenemia simulating kennedy disease[J]. J Clin Neuromusc Dis, 2007, 9(2): 291-296.

[30] GEORGESCU A C, ANDREI M E, MANDA A. Contributions of imaging examinations in the diagnosis of the von Recklinghausen disease[J]. ECR, Vienna, EPOSTM. doi: 10.1594/ecr2015/C-1014.

[31] KAPLOWITZ P B, KEMP S, WINDLE L M, et al. Precocious puberty[J]. Medscape, 2014, 14 Oct. http: //emedicine.medscape.com/article/924002-clinical.

[32] VADE A, LAFI T A V S, WARD K A. Role of breast sonography in imaging of adolescents with palpable solid breast masses[J]. AJR Am J Roentgenol, 2008, 191: 659-663, ©American Roentgen Ray Society.

[33] BOCK K, DUDA V F, HADJI P. Pathologic breast conditions in childhood and adolescence evaluation by sonographic diagnosis[J]. J Ultrasound Med, 2005. 24: 1347-1354, 0278-4297.

[34] WEINSTEIN S P, CONANT E F, OREL S G. Spectrum of US findings in pediatric and adolescent patients with palpable breast masses[J]. Radiographics, 2000, 20: 1613-1621, ©RSNA, 2000.

[35] KRONEMER K A, RHEE K, SIEGEL M J, et al. Gray scale sonography of breast masses in adolescent girls[J]. J Ultrasound Med, 2001, 20(5): 491-496, quiz 498. [Medline].

[36] TOT T. The theory of the sick breast lobe and the possible consequences[J]. Int J Surg Pathol, 2007, 1: 68-71.

[37] CHATEIL J F, ARBOUCALOT F, PEREL Y, et al. Breast metastasis in adolescent girls: US fi ndings[J]. Pediatr Radiol, 1998, 28: 832-835, CrossRef.

[38] BOOTHROYD A, CARTY H. Breast masses in childhood and adolescence: a presentation of 17 cases and a review of the literature[J]. Pediatr Radiol, 1994, 24: 81-84, CrossRef.

缩 写 词 表

ABVS	automated breast volume scanner	自动乳房容积扫描仪
ACR	American College of Radiology	美国放射学会
BI-RADS	breast imaging reporting and data system	乳腺影像报告和数据系统
BRCA1 and *BRCA2*	breast cancer gene 1 and breast cancer gene 2	乳腺癌基因1和乳腺癌基因2
CAD	computed-aided diagnosis	计算机辅助诊断
CAFs	cancer-associated fibroblasts	肿瘤相关性成纤维细胞
CEUS	contrast-enhanced ultrasound	超声造影
CIN	cervical intraepithelial neoplasia	宫颈上皮内瘤变
CR	computed radiography	计算机射线照相/X线摄影
CT	computed tomography	计算机断层扫描
DCIS	ductal carcinoma in situ	导管原位癌
DE	ductal echography	导管超声
DOI	digital object identifier	数字对象识别器
DR	digital radiography	数字放射成像
E2	estradiol	雌二醇
ER	estrogen receptor	雌激素受体
FBU	full breast ultrasonography	乳腺多模超声
FDG-PET	(fluorine-18) fluorodeoxyglucose positron emission tomography	（氟-18）氟脱氧葡萄糖正电子发射断层扫描
FFDM	full-field digital mammography	全数字乳腺钼靶
FLR	fat-to-lesion ratio	脂肪与病变比率
FNAB	fine-needle aspiration biopsy	细针穿刺活检
FOV	field of view	视野
FSH	follicle-stimulating hormone	卵泡雌激素
IBC	inflammatory breast cancer	炎性乳腺癌
IDC	invasive ductal carcinoma	浸润性导管癌
ILC	invasive lobular carcinoma	浸润性小叶癌

LCIS	lobular carcinoma in situ	原位小叶癌
LDP	largest diameter plane	最大直径平面
LS	large format section in pathology	病理大切片
MPR	multiplanar reconstruction	多平面重建
MQSA	mammography quality standards act	乳腺钼靶质量标准法
MRI	magnetic resonance imaging	磁共振成像
NPV	negative predictive value	阴性预测值
PET	positron emission tomography	正电子发射断层扫描
PPV	positive predictive value	阳性预测值
PR	progesterone receptor	黄体酮受体
RIS	radiology information system	影像信息系统
ROI	region of interest	感兴趣区
RTSE	real-time sonoelastography	实时超声弹性成像
SE	sonoelastography	超声弹性成像
TBG	thyroxin-binding globulin	甲状腺素结合球蛋白
TDLUs	terminal ductal-lobular specific units	乳腺终末导管–小叶单位系统
THI	tissue harmonic intensifier	组织谐波增强剂
TNM staging system	classification of the solid malignant neoplasia based on the tumor, lymph nodes, and metastases	TNM分期系统（基于原发灶、区域淋巴结及远处转移）
UICC	union for international cancer control	国际癌症控制联盟
US	ultrasound	超声